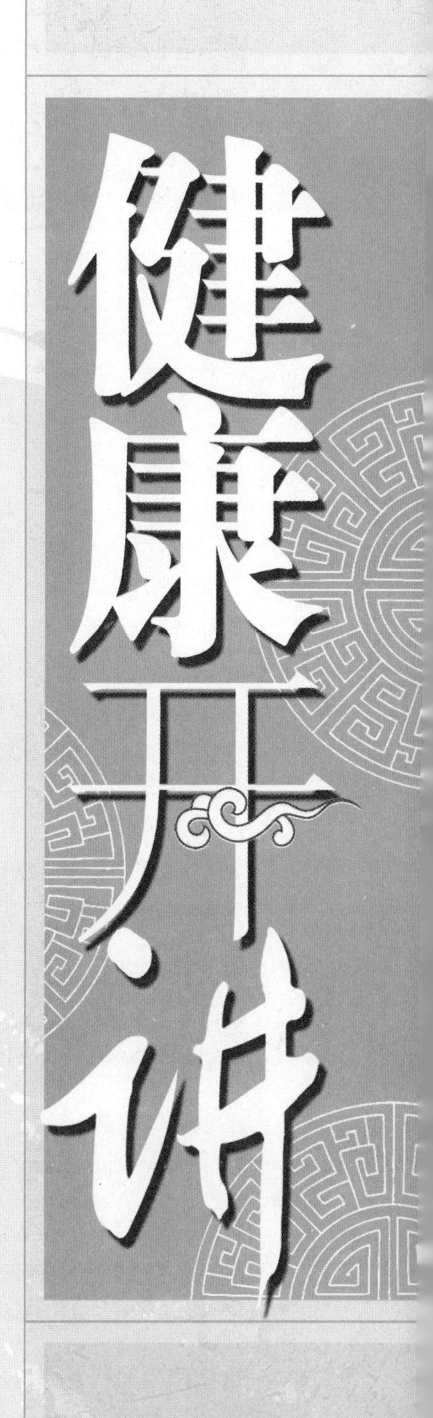

主　编　王　硕　邢远翔

副主编　林　洵　方　彤　罗　刚

编　委　赵书贵　黄泽民　周　冰　蔡顺利

中国中医药出版社

·北　京·

图书在版编目（CIP）数据

健康开讲 / 王硕，邢远翔主编 .—2 版 .—北京：中国中医药出版社，2017.7
ISBN 978-7-5132-4080-2

Ⅰ . ①健…　Ⅱ . ①王… ②邢…　Ⅲ . ①保健－普及读物　Ⅳ . ① R161-49

中国版本图书馆 CIP 数据核字（2017）第 055746 号

中国中医药出版社出版
北京市朝阳区北三环东路 28 号易亨大厦 16 层
邮政编码　100013
传真　010 64405750
廊坊市晶艺印务有限公司印刷
各地新华书店经销

开本 787×1092　1/16　印张 25.25　字数 514 千字
2017 年 7 月第 2 版　2017 年 7 月第 1 次印刷
书号　ISBN 978 - 7 - 5132 - 4080 - 2

定价　48.00 元
网址　www.cptcm.com

社 长 热 线　010-64405720
购 书 热 线　010-89535836
侵 权 打 假　010-64405753

微信服务号　zgzyycbs
微商城网址　https://kdt.im/LIdUGr
官 方 微 博　http://e.weibo.com/cptcm
天猫旗舰店网址　https://zgzyycbs.tmall.com

如有印装质量问题请与本社出版部联系（010 64405510）
版权专有　侵权必究

序　言

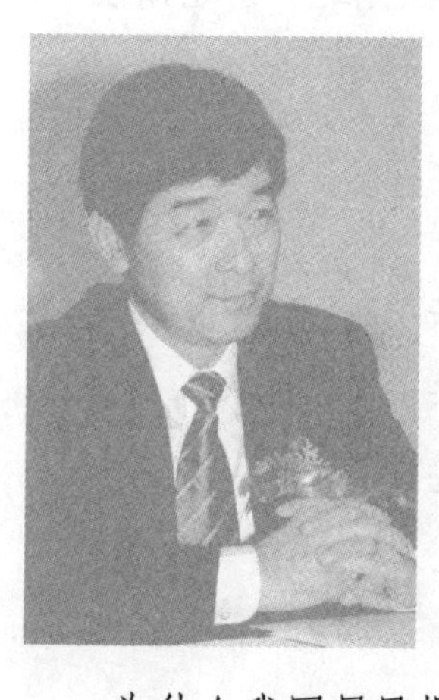

生命的长度很重要，生命的质量更重要。可是，近年来慢性非传染性疾病的逐年高发却严重威胁着我国居民的健康和生活质量。

2008 年第 4 次国家卫生服务调查结果显示，在过去的 10 年，平均每年新增慢性病例近 1000 万。其中，高血压和糖尿病的病例数增加了 2 倍，心脏病和恶性肿瘤的病例数增加了近 1 倍。高血压、心脏病、糖尿病这些慢性疾病随时都可能降临到任何一个人，任何一个家庭之上。

为什么我国居民慢性病的发病率在近些年上升得这么快？原因之一是人群平均期望寿命延长，老年人口增加；原因之二是具有高血脂、高血压、高血糖、肥胖等危险因素的人群大量增加。而造成这些危险因素上升的主要原因之一是很多人膳食结构不够科学。近年来，城市居民畜肉及油脂消费快速增多，谷类消费逐步减少；钙、铁、维生素 A 等营养素普遍摄入不足；蔬菜摄入量明显不足。还有很多人高热能食物吃得过多，这些热能被转化为脂肪储存，因而超重与肥胖的人数迅速增加。在吃得过多和吃得不合理的同时，人们的体能消耗又过于少了，不仅是体育锻炼太少了，而且连步行、上楼梯、做家务等日常活动也减少了。

要让大家既延长寿命又拥有高质量的生活，整个社会的健康素养一定要提高。为此，人们要先从改善自己的生活方式，从吃和动这两个基本方面做起，让每天的摄入量与消耗量达到平衡。

中国人需要一场膳食革命。记住科学饮食的八字方针:调整、维持、控制、增加。一调整：调整进食顺序，先吃水果后吃饭。二维持：维持高纤维素摄入和维持食物多样化。三控制：控制肉类、油脂、盐的摄入量。四增加：增加水果、奶、谷物及薯类食物。美国科学家对40岁以上中年人提出的把握膳食结构与数量的"10个网球"原则，对我国居民也有指导意义：每天吃不超过1个网球大小的肉类，吃相当于2个网球大小的主食，要保证3个网球大小的水果，还有不少于4个网球大小的蔬菜。

中国人还需要动起来。要进行规律性的锻炼，并且以有氧运动为主。耐力型锻炼有快走、慢跑、中速游泳、舞蹈、太极拳等，力量型锻炼可以使用器械、哑铃、拉力器，做俯卧撑、仰卧起坐等。锻炼的频度，每周至少3次;平均每天半小时以上;要让运动后的心率最好达到170－本人年龄。

要想预防慢性疾病，保证身体健康，只有调整生活方式，除此之外别无他法。

卫生部原副部长
中华预防医学会会长
中国工程院院士

2011年8月

前　言

说起现代人生活中哪个话题最为人关注,肯定有很多人会说出“健康”二字。而且，这个话题不仅是已经患病的人所关心的，健康人同样关心。于是，5年前我们开始酝酿，为所有的人，特别是为占人口总数80%以上的健康人和亚健康人做一个版块：让各个领域的专家登上版面，从衣食住行诸多方面，给大家讲生活中的健康知识。2007年1月，健康报的《健康开讲》正式问世，而且纳入了中央文明办、卫生部主办的“相约健康社区行”项目。

要说健康报做医学科普，历史可谓久远，涉及面可谓广泛，可是拿出一个整版，让各个领域的大牌专家一次甚至多次只选择老百姓关心的一个话题，深入浅出，说得透彻，而且一做就是几年，这在健康报历史上还是第一次。现在，我们把4年多完成的50多个话题的内容集结成书，大家可以不用上网，不用翻旧报纸，只要身边有这本书，随时随地都可以了解生活中的各种健康知识。

水是生命之源，喝水的话题我们就做过两次。第一次，专家说的是应该怎么喝水。喝水虽然不像吃饭一样定时定点，可是人们也该为自己喝水订个时间表，不要等到渴了才喝水。清晨要喝水，饭前1小时要喝水，一次慢慢喝完200毫升。这些都是专家提醒人们的喝水常识。第二次,专家告诉大家哪些水是健康安全的。烧开的自来水就是安全的饮用水。

不过烧开水也有不少技巧，您可以看看书中专家是怎么说的。专家还告诉您，纯净水、富氧水、苏打水等都算不上是健康水。

食物的营养与安全是人们近几年最为关注的话题。各种各样的食品安全问题此伏彼起，“大师”把红薯、茄子、绿豆等普通食品说成是能治病的药，还有人不时提醒人们食物的相生相克。众说纷纭，莫衷一是。看看《健康开讲》，您应该能明白不少。专家告诉您，别认准一样或几样食物吃，只有平衡膳食才是最营养最健康的；怎么喝奶能最大限度地保持牛奶独特的营养成分；如何自制调和油能让人获取平衡的油脂；蔬菜应该什么时间去买，怎么挑选；专家还告诉您，南瓜和羊肉并不相克，菠菜和豆腐也不是死对头。

家中的电器越来越多，怎么抵御电磁污染？商店里的床垫枕头名目繁多，哪种让人睡着最舒服，哪种最能保护脊柱肌肉？夏秋季节蚊子肆虐，蚊子最爱叮哪些人，哪种驱蚊方法安全有效？现代人工作生活压力巨大，如何把自己变成一个抗压的人？如何让慢性疲劳远离自己？这些问题，在书中都可以找到答案。您还可以从中学到更多的保健、防病、营养、健身以及心理健康的知识与方法。

养生保健的话题大众关心、媒体关注、企业投入，这些年大家越来越清楚地看到，与健康有关的这池水里鱼龙混杂，不然在过去的几年里怎么会出现那么多伪专家、伪大师呢，怎么会有那么多打着健康旗号的不实宣传和伪劣产品呢。让我们感到欣慰的是，在过去几年里，当那些所谓的大师、所谓的学说风靡之时，我们没有随波逐流，我们坚守着科学、客观与公正，因为我们的身后是众多医学界和其他科学领域的权威专家，我们坚持请真正的专家与百姓面对面。

健康报社社长兼总编辑 王硕

2011年8月

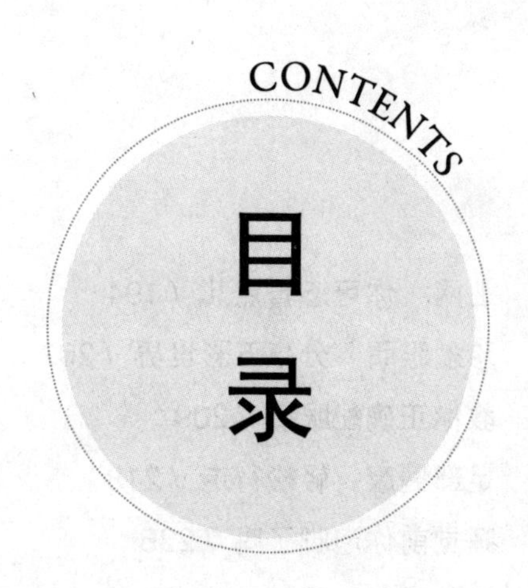

健康饮食篇

健康生活篇

健康管理篇

健康饮食篇

JIANKANGYINSHI

怎么吃　看《指南》

【专家档案】

葛可佑　中国营养学会名誉理事长

杨晓光　中国疾病预防控制中心营养与食品安全所研究员

【热点提示】

※ 国民营养与健康状况是反映一个国家或地区经济与社会发展、卫生保健水平和人口素质的重要指标。努力提高全民族的营养水平和健康素质，既是全面建设小康社会的重要组成部分，也是综合国力的核心指标。

※ 新《指南》以科学证据为依据，结合居民饮食的实际问题和认识误区进行了有针对性的评述和建议，对各年龄段的居民选择平衡膳食，获取合理营养，保障身体健康具有普遍的指导意义。

制定《指南》为哪般

合理营养是健康的物质基础，而平衡膳食又是合理营养的根本途径。为帮助我国居民合理选择食物，进行适量的身体活动，以改善人们的营养和健康状况，减少或预防慢性疾病的发生，提高国民的健康素质，我们根据营养学原理，紧密结合我国居民膳食消费和营养状况的实际情况，制定了《中国居民膳食指南》（简称《指南》）这一科学文件。其中，采用的理论、观点和方法都有充分的科学依据。

《中国居民膳食指南》（2007）由一般人群膳食指南、特定人群膳食指南和平衡膳食宝塔三部分组成。一般人群膳食指南共有 10 条，适合于 6 岁以上的正常人群。

特定人群（包括孕妇、乳母、婴幼儿、学龄前儿童、儿童青少年和老年人群）膳食

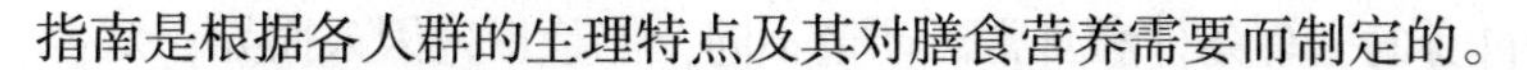

指南是根据各人群的生理特点及其对膳食营养需要而制定的。

在新《指南》中的每个条目下都设有提要、说明和提示，有的还附有参考资料，可以直观地告诉居民每日应摄入的食物种类、合理数量及适宜的身体活动量，在膳食宝塔的使用说明中增加了食物同类互换的品种以及各类食物量化的图片等，更便于居民理解和应用。

为啥要修订老《指南》

早在 1997 年，我国就制定过《中国居民膳食指南》(简称老《指南》)。但是近 10 年来，我国城乡居民的膳食状况明显改善，儿童青少年的平均身高、体重增加，营养不良患病率下降。同时，部分人群膳食结构不合理及身体活动减少，引起某些慢性疾病，如肥胖、高血压、糖尿病、高脂血症等患病率增加。在一些贫困的农村地区，营养缺乏的问题仍然存在。

为适应我国居民膳食状况的变化，帮助人们更好地根据《指南》进行膳食实践，中国营养学会受卫生部委托，于 2006 年开始组织专家对老《指南》进行修订。经过多次论证、修改，并广泛征求相关领域专家、机构和企业的意见，形成了《中国居民膳食指南》(2007)，于 2007 年 9 月由中国营养学会理事会扩大会议通过。

新《指南》新看点

新看点 1：成年人一天吃多少

新《指南》提出“食不过量”。在体重正常的状态下，食不过量是指吃饱而不吃撑。如果进食量超过实际需要，引起体重过度增加，此时食不过量就意味着要适当限制进食量。

新《指南》提出的成年人平均能量摄入水平是人群的平均水平。

	成年男子每天所需要的能量为 2200 千卡，相当于每天摄入如下食物	成年女子每天所需要的能量为 1800 千卡，相当于每天摄入如下食物
谷类	300g	250g
蔬菜	400g	300g
水果	300g	200g
肉、禽和鱼虾	150g	100g
蛋类	50g	25g
大豆类豆和坚果	40g	30g
奶和奶制品	300g	300g
油脂	25g	25g

具体到每个人，由于自身的生理条件和日常活动量不同，能量摄入因人而异。是否达到了膳食平衡，体重是最好的判定指标。每个人应根据自身体重及变化适当调整食物的摄入量。

新看点 2：一日三餐巧安排

就餐时间：早餐宜安排在 6 ：30 ~ 8 ：30，午餐在 11 ：30 ~ 13 ：30，晚餐在 18 ：00 ~ 20 ：00。两餐间隔 4 ~ 6 小时为宜。每餐的用餐时间：早餐以 15 ~ 20 分钟为宜，午、晚餐以 30 分钟左右为宜。

供能比例：早餐提供的能量应占全天总能量的25% ~ 30%，午餐应占 30% ~ 40%，晚餐应占 30% ~ 40%。可根据职业、劳动强度和生活习惯进行适当调整。

一日三餐的安排原则：天天吃早餐，并保证营养充足；午餐要吃好；晚餐要适量。

新看点 3：零食也要悠着吃

合理有度地吃零食既是一种生活享受，又可以提供一定的能量和营养素，有时还能起到缓解紧张情绪的作用，因此不能笼统地说吃零食是不良行为。但有些人只注意控制正餐的进食量，却忽视来自零食的能量，结果也会在不知不觉中导致能量摄入过多。

合理选择零食，要遵循以下原则：

- 因人而异。如果三餐能量摄入不足，可选择富含糖或含脂肪较多的零食。需要控制能量摄入的人应尽量少吃这类零食。蔬菜、水果摄入不足的人，应选择蔬菜、水果作为零食。
- 讲究营养价值。最好选择营养价值高的水果、奶制品、坚果作为零食。
- 适时。应选择两餐之间吃零食。
- 少吃。以免影响正餐的摄入。

新看点 4：酒当少喝或不喝

新《指南》不赞成劝酒，反对一醉方休或借酒浇愁。如要饮酒也要尽量少喝，最好饮用低度酒（如啤酒、葡萄酒或黄酒）。喜欢喝白酒的人要尽可能选择低度酒，忌空腹饮酒。饮酒时不要同时饮碳酸饮料，以防加速酒精的吸收。高血脂、冠心病等患者应忌酒。

成年人饮酒的限量值：

- 男性：一天饮用酒的酒精量不超过 25g，相当于啤酒 750ml，或葡萄酒 250ml，或 38° 白酒 75g，或高度白酒 50g。
- 女性：一天饮用酒的酒精量不超过 15g，相当于啤酒 450ml，或葡萄酒 150ml，或 38° 白酒 50g。

新看点 5：说啥也别缺了水

水是膳食的重要组成部分，是一切生命必需的物质，在生命活动中发挥着重要功能。

体内水的来源有饮水、食物中含的水和体内代谢产生的水。水的排出主要通过肾脏，以尿液的形式排出，其次是经肺呼出，经皮肤和随粪便排出。进入体内的水和排出来的水基本相等，处于动态平衡。水的需要量主要受年龄、环境温度、身体活动等因素的影响。

一般来说，健康成人每天需要水 2500ml 左右。在温和气候条件下生活的轻体力活动的成年人每日最少饮水 1200ml（约 6 杯）。在高温或强体力劳动的条件下应适当增加。饮水应少量多饮，不要感到口渴时再喝水。饮水最好选择白开水。

新看点 6：减油少盐难也做

食用油和食盐摄入过多是我国城乡居民普遍存在的问题。2002 年中国居民营养与健康状况调查结果显示，我国城乡居民平均每天摄入烹调油 42g，已远高于 1997 年《中国居民膳食指南》的推荐量 25g。每天食盐平均摄入量为 12g，是世界卫生组织建议值的 2.4 倍。同时，相关慢性疾病的患病率迅速增加。与 1992 年相比，成年人超重上升了 39%，肥胖上升了 97%，高血压患者的患病率增加了 31%。

为此，新《指南》建议我国居民每人每天烹调油用量不超过 25 ~ 30g，食盐摄入量不超过 6g，包括酱油、酱菜、酱中的食盐量。

新看点 7：每天走路 6000 步

步行外出、做家务都是锻炼机会，不意味社会地位低或经济条件差。体力付出是你健身的机会，不仅有利于促进健康，也能体现你对环境的珍视。为此，新《指南》建议我国居民每天要达到相当于走 6000 步的活动量。骑车、跑步、游泳、打球、健身器材练习等活动都可以转移为相当于走 6000 步的时间，完成相当于 6000 步的活动量。但运动锻炼应量力而行，体质差的活动强度可以小一点儿，运动量少一点儿；体质好的可以适当增加运动强度和运动量。

【你问我答】

问：在正常饮食的情况下，还需要吃营养补充剂吗？

答：新《指南》指出，满足营养需求有三条途径，一是平衡膳食，这是最高境界。二是对食品进行营养强化。就是说，当食物不可及或食物中的营养素不够时，就需要对食品进行营养强化。比如碘，由于部分地区的自然环境原因，当地居民碘的摄入量很少，所以要在食盐里强化碘。三是增加营养补充剂。对于不能通过正常膳食满足营养需要的人，比如说病人处在恢复期，或者孕妇在怀孕后三个月对于铁等特殊营养素的需求有所增加，这些人就可以选择服用适合自己的营养补充剂。

问：新《指南》为何提倡吃大豆？

答：与其他杂豆的营养构成相比，大豆的蛋白质可以达到40%，而且氨基酸的组成比较平衡、合理。提倡吃大豆对改善以植物性食物为主的地区的居民营养具有重要作用。况且近年来对大豆成分的分析研究越来越多，大豆对于健康的益处正在逐渐被认识。而杂豆的蛋白质只有百分之十几，氨基酸组成也不如大豆合理，目前对各种杂豆化学成分的分析研究也不充分。所以，人们不要以为只要吃豆就行，吃绿豆、红豆可能起不到像大豆那样好的改善营养的作用。

问：什么是深色蔬菜？

答：新《指南》提倡多吃深色蔬菜，主要是因为深色蔬菜的营养价值优于浅色蔬菜。

深色蔬菜是指深绿色、红色、橘红色、紫红色的蔬菜。这类蔬菜富含胡萝卜素（尤其是β胡萝卜素），是我国居民维生素A的主要来源。深色蔬菜还含有叶绿素、叶黄素、番茄红素、花青素和其他芳香物质，它们赋予蔬菜特殊而丰富的色彩、风味和香气，不仅有促进食欲的作用，一些活性物质还具有特殊的生理功效。

常见的深绿色蔬菜为：菠菜、油菜、冬寒菜、芹菜叶、蕹菜（空心菜）、莴笋叶、芥菜、西兰花、西洋菜、小葱、茼蒿、韭菜、萝卜缨子等。

常见的红色和橘红色蔬菜为：西红柿、胡萝卜、南瓜、红辣椒等。

常见的紫色蔬菜为：红苋菜、紫甘蓝、蕺菜等。

问：为什么提倡城市居民适当减少猪肉的摄入量？

答：目前，我国大城市居民食用动物性食物较多，尤其是猪肉进食过多，应调整肉食结构，适当增加鱼和禽肉的摄入。但相当一部分中小城市和多数农村居民食用动物性食物的量还不够，应适当增加。

成人每日动物性食物摄入推荐量为：鱼虾类 50 ~ 100g、畜禽肉类 50 ~ 75g、蛋类 25 ~ 50g。

问：糖尿病患者能用新《指南》指导膳食吗？

答：这个指南是针对健康成人的，糖尿病患者应该在医生的指导下严格执行特殊的膳食指南。

问：老年人一天吃多少粗粮合适？

答：老年人容易发生便秘、糖脂代谢异常，患心脑血管疾病的危险性增加，适当多吃粗粮有利于健康。研究表明，每天食用 85g 或以上的全谷类食物可帮助控制体重，减少若干慢性疾病的发病风险。因此，建议老年人每天最好能吃到 100g（2 两）粗粮或全谷类食物。

问：《指南》中有没有预防食物中毒的内容？

答：新《指南》介绍了常见的有毒食物。

河豚鱼：应按照卫生部的规定禁止食用。

毒蕈：又称毒蘑菇。为预防毒蕈中毒，不要轻易品尝不认识的蘑菇。如果不慎误食，应及时采取催吐、洗胃、导泻等有效措施，并及时就诊。

含氰苷类植物：氰苷类化合物存在于多种植物中，特别是木薯和块根、苦杏仁、苦桃仁等果仁中含量比较高。食用上述果仁，必须用清水充分浸泡，再入锅蒸煮。食用木薯前必须将木薯去皮，加水浸泡 3 天以上，再入锅蒸煮，熟后再置清水中浸泡 40 小时。

未成熟的马铃薯：避免食用未成熟（青紫皮）以及发芽的马铃薯。

鲜黄花菜：食用鲜黄花菜前应用水浸泡或用开水浸烫后弃水炒煮食用。

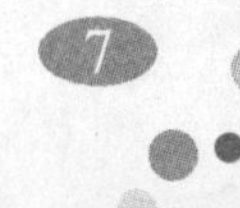

你会喝水吗

【专家档案】

于　康　北京协和医院临床营养科主任医师

柴巍中　北京大学公共卫生学院营养与食品卫生系副教授

【热点提示】

※ 水，在国际上被列为“膳食宝塔”的基座。

※ WHO 调查发现：人们当前的饮水习惯决定其 10 年后的健康状况。具体表现为生理和神经、精神功能减退，容易发生结石、痛风、肿瘤和肥胖等。例如，美国西雅图和华盛顿等地的研究发现，一天喝 5 杯水比一天喝 2 杯或更少水的妇女患癌症的风险小 45%，男性小 32%。英国的一项研究证实，饮水充分的妇女患乳腺癌的风险要比饮水不充分的妇女小 79%。

※ 根据美国的一项全国性调查，部分人（尤其是婴儿、老人和运动员）往往没有口渴感，或者不能充分表达口渴的感觉，因此总是处于轻度脱水的状况。

※ 美国哈佛大学公共卫生学院最近在《美国临床营养学杂志》发表论文指出：经过 40 年的跟踪观察发现，每人每天喝一罐汽水，每年可增加体重 15 磅！

喝水十要素

要素 1——主动饮水

很多人饮水的唯一原因是感觉口渴。然而，口渴这个生理反应与机体的缺水状态并不同步——“渴”相对滞后。当人感到口渴的时候，机体部分细胞已经处于脱水状态了。此时即使喝水，也为时已晚。所以，我们把口渴时喝水叫被动饮水。如果长期被动饮水，人体会处于长期缺水状态，不利于人体的正常代谢。

为了避免机体长期缺水，我们提倡主动饮水，使自己不出现口渴的感觉。主动饮水不仅有利于机体代谢，还能起到“内洗涤”的作用，有利于改善内分泌及内脏功能，提高机体免疫力。

要素 2——定量饮水

不同年龄段对水分的需要量各有不同。

⌘ 老人每日饮水量可以控制在 1500ml 左右。

⌘ 在出汗多的情况下，所有成人应适当增加水量，同时，适量补充盐分（1000ml 水加食盐 2g）或瓜果，以维持水和电解质平衡。

要素 3——制定饮水时间表

每个人应按照自己的生活起居和工作特点，制定自己的饮水时间表，并持之以恒。

要素 4——养成正确的饮水习惯

不要一次性大量喝水（一次性喝水超过 500ml）。在短时间内大量喝水，不仅容易影响消化功能，还能引起反射性排汗亢进，增加心脏和肾脏的负担。

口渴时不要随便喝两口水了事。口渴时喝水已经属于被动饮水了，如果只是随便喝两口水了事，是很难缓解体内缺水状态的。

正确的饮水方式为：一次性将整杯水（200ml）缓慢喝完，这样可以使身体有效地进行吸收利用。老年人可将一杯水分为两次（每次 100ml）缓慢喝完。

要素 5——清晨饮用一杯水

每天清晨饮用一杯水，水分能很快被胃肠道吸收，不仅能够有效降低血液黏稠度，加快血液循环，还能扩张血管，增强血管弹性，并净化血液，尤其有利于高血压、脑栓塞等疾病的防治。清晨饮水还能有效防治便秘。因此，建议人们每天清晨饮用 250ml 温水。

要素 6——饭前 1 小时饮水

此时适量饮水（100 ~ 150ml），水能随着血液循环补充到全身的组织细胞中，到进餐时，体内便能产生充足的消化液。因此，建议人们饭前 1 小时饮水，以利于消化。

要素 7——控制饮水的温度

温度过高或过低的水都不适于饮用。烫水容易灼伤口腔、食道和胃黏膜，已被证实是导致上消化道癌症的一个物理因素。而冰水则容易引发胃肠道痉挛。

适宜的水温为：将水烧沸 3 分钟，待自然冷却至 20℃ ~ 25℃。此时，水中的气体减少，内聚力增大，与人体细胞的亲和性增强。经常饮用这样的水，所取得的饮水效果最佳。

要素 8——不喝生水

未经有效措施处理的生水可能存在氯气、细菌、虫卵、残留有机物质等，可对人体健康构成潜在的威胁，导致急性胃肠炎和部分传染病。因此，不喝生水应成为人人遵守的饮水安全准则。

要素 9——不喝陈水

在空气中暴露 4 小时以上的白开水，很容易受到细菌和杂质的污染，水的生物活性可丧失 70% 以上。

在室温下存放 3 天的水，每升水可产生 0.914mg 亚硝酸盐。常喝这样的陈水，不仅能使血液丧失输氧能力，还存在潜在的致癌风险。

水垢是以碳酸钙为主的多种重金属（包括镉、铅、砷等）和盐类的混合物，这些物质对身体有害。所以，应设法对水壶里的水进行除垢，并及时倒掉瓶底的水。

要素 10——不喝反复煮沸的水

沸腾了很长时间的水，以及在电热水器中反复煮沸的水，被人们称为千滚水。这种水中的硝酸盐可转变为亚硝酸盐，水中的重金属含量也会增高。长期饮用这种水，不仅能干扰胃肠功能，引起腹泻、腹胀，还存在潜在的致癌风险。

饮水三不该

一不该：晨起饮用淡盐水

在一些人当中，流传着一种“晨起饮用淡盐水”的说法。但实际上，晨起饮水是为了补充人体在夜间丢失的水分，且研究表明，白开水才是承担这一任务的最佳“角色”，饮用任何含盐、糖、油或兼而有之的其他饮品，不论浓度高低，都不能起到饮白开水的保健功效。

清晨是所有人在一日中血压最高、血液黏稠度最高的时间段。虽然对健康人来说，晨起饮用淡盐水尚不至于引起血压“出界”，但对于高血压病人或伴有高血压的糖尿病患者而言，却能增加血液黏稠度和血管紧张度而导致血压上升。对心脏病患者来说，清晨同样是最危险的、病情最容易发生波动的时间段，而此时饮用淡盐水，同样能增高血液黏稠度，加重心脏的负担。

正确的做法：如果没有特殊的需要，人们完全没有必要在清晨饮用淡盐水，更没有必要养成这种习惯。在正常生理条件下，人体对盐的需要量仅为每日 2 ~ 3g，完全可以通过正常饮食来满足。

二不该：运动后立即饮凉水

这种只图一时痛快的做法很容易引起胃部血管和平滑肌痉挛，严重时可引发胃出血。

正确的做法：运动者在运动后应先休息一会儿，再缓慢喝一些温水或淡盐水。

三不该：出汗后猛喝水

这种喝水方式不仅会增加心脏和肾脏的负担，还容易导致电解质失衡。因为大量出汗会使身体丢失盐分，如果大量饮水，会进一步稀释血液。此外，在大量出汗时，胃肠道的血管处于收缩状态，吸收能力差，以致水在胃肠道里积聚，使人感到闷胀不适，并引起消化不良。

正确的做法：先用水漱口，润湿口腔和咽喉，再喝 50 ~ 100ml 淡盐水；休息 30 分钟后，再继续饮水，但不要饮用冰水。

水有七大功劳

水是维持人类生命活动的基本要素，被营养学家列为六大营养素之首。

没有水，生命只能延续几天。没有任何一种营养素的缺乏，会对生命与健康产生如此严重的后果。这是为什么呢？让我们一起来看看水有哪些生理功能。

功能 1：提供营养。水是构成人体的重要组成成分（人体的组成约 70% 是水分，体液和血浆中 90% 是水，肌肉中 72% 是水，骨头含水 25%，牙齿含有 10% 的水）。

功能 2：进行催化。水直接参与人体的新陈代谢反应，帮助维持各种生理活动。体内的全部化学反应都是在体液媒介中发生的。没有水，人体内的一切代谢反应都将停止，从而生命也将终止。

功能 3：体内运输。水作为载体，在体内运送养料和氧气，向体外运出代谢废物和毒素。

功能 4：溶解物质。人体一切具有生理活性的物质和废物必须溶解在水中才能发挥作用并被排出体外。

功能 5：润滑组织。眼睛、关节、生殖道、消化道、呼吸道等需要水的润滑。泪液防止眼球干燥，唾液和消化液有利于咽部润滑和胃肠消化，各个关节部位、内脏与内脏之间，都需要水来润滑保护。

功能 6：调节体液。水可调节体内温度、肌肉张力、细胞内外的渗透压和酸碱平衡，维持体重稳定。水摄取不足会导致电解质不平衡、血浆浓缩，危及细胞功能。

功能 7：缓冲保护。水能缓冲皮肤、器官、肌肉组织和脊椎所受到的冲撞，保护人体，减少损伤。

特别提示

在正常情况下，成人每产生 1 千卡热量，就需要 1ml 的水进行参与。就是说，按每日能量需要量为 2000 ~ 2500 千卡计算，一个身体水分状况良好而缺乏运动的成年人，每天至少需要摄取 2500ml 不含咖啡因和酒精的液体。

当然，人的饮水量还与年龄、体重、活动量和环境温度等因素有关。例如处在高温、低湿或高海拔地区的环境下，或在进食、旅行、锻炼、怀孕、哺乳、摄取高蛋白膳食或发生了某些疾病的情况下，人们就需要适当增加饮水量。

【你问我答】

问：我的孩子平时不爱喝水，只喝果汁或可乐，请问这些饮料能代替水吗？

答：目前市场上常见的饮料大致分为：碳酸饮料（汽水）、果汁及蔬菜汁型饮料、含乳饮料、植物蛋白饮料、茶饮料。如果将喝饮料等同于喝水，甚至认为饮料具备更多的功能而优于水，则大错特错了。

（1）能量过剩。很多饮料含有较高的糖分，无形中导致能量摄入增加。在每 100ml 含糖饮料中，能量从 20 千卡至 100 千卡。如果长期饮用，势必造成能量摄入过多，导致肥胖。

（2）营养缺乏。多数饮料（如碳酸饮料，即汽水）除了水之外，其主要成分为糖或糖精、色素、香精、碳酸水，几乎不含什么营养。部分所谓果味型碳酸饮料，实际上是用香精配制而成的。

（3）损害牙齿。饮料的 pH 值多为 2 ~ 4，即呈酸性，常喝饮料能给口腔细菌提供良好的繁殖条件，逐渐溶解牙表面的珐琅质，增加患龋齿的危险。即使饮用无糖型碳酸饮料，其酸性仍很强，同样可能导致齿质损害。

（4）影响消化。碳酸饮料中含有大量的二氧化碳，对饮料中的细菌可产生一定的抑制作用，但同时也会抑制人体内的有益菌，从而对人体的消化功能产生不利的影响。

（5）导致骨质疏松。碳酸饮料（尤其是可乐）含有磷酸，如果大量、长期饮用，会造成磷酸摄入过多，引起钙、磷比例失调，影响钙质的吸收，甚至导致骨质疏松。

（6）影响儿童大脑发育。很多饮料添加了香精、色素和防腐剂，大量饮用对人体不利。有研究提示，大量饮用饮料，可对儿童的大脑发育产生影响，可能是儿童多动症的病因。

问：我儿子上初中，平时老爱买功能饮料喝，请问这对身体有益吗？

答：部分功能性饮料可为人体提供电解质，即一定量的盐分。但如果在机体并未消耗盐分的情况下饮用这种饮料，有可能导致钠离子摄入过量，加重内脏的负担，甚至导致血压升高。

问：因为工作繁忙，加上烧水带来的麻烦，我经常饮用市场上销售的纯净水。可是有人告诉我，老喝这种水不好，可造成体内矿物质缺乏，这种说法有道理吗？

答：纯净水的优点是最大限度地去除了原水中的细菌、病毒、重金属、有机污染物，这是常规自来水处理工艺无法实现的。其缺点是同时清除了钙、镁、氟、碘、硒等人体所必需的常量元素和微量元素。所以，如果没有特殊需要，我们不提倡长期饮用纯净水。但食物是获取各种营养素的主渠道，所以，只要保持平衡合理的膳食，饮用纯净水应该不会导致矿物质缺乏。

问：在商场购物时，导购小姐向我们介绍“健康饮用水”有这样那样的好处。其实，我并没有弄明白普通开水到底和“健康饮用水”有什么区别，请予以解答。

答：联合国颁布的《饮用水指导方针》和我国发布的强制性《生活饮用水安全标准》之所以强调饮用水的安全，目的是减少居民因饮用不洁水而引起的疾病。从“干净”这个最低限度来说，普通饮用水也叫安全饮用水，其主要来源为自来水、井水等。

你喝的水安全健康吗

【专家档案】

李复兴 国家发改委公众营养与发展中心饮用水产业委员会主任

赵飞虹 北京保护健康协会健康饮用水专业委员会会长

【热点提示】

饮用安全水是健康的第一要素和基本生存权利，它与食品安全同样重要。

水源污染已成为世界性问题，联合国呼吁各国将饮用安全水作为基本国策。

关注饮用水质量，掌握饮用水的安全知识和方法，能有效预防疾病，提高生命质量。

水质的下降不容忽视

饮用安全、清洁的水是每个人的基本生理需要。然而，20世纪70年代以前水污染就发生了。那时自然界中的水系统是以无机物重金属污染为主，后来是以有机物污染为主。根据美国的调查，水体中的有机物多达2221种，其中自来水中有765种。这使得人类健康受到了显著影响：由黑水、臭水、污水引起的怪病、慢性病、癌症逐年增多。资料表明，目前由短缺、污染、退化和灾害等因素共同构成的水危机已成为世界第一危机。

为此，特提出以下建议：

（1）制定中国饮水安全法。目前政府已经出台《食品安全法》，建议在此基础上出台中国饮水安全法。

（2）取消《饮用纯净水标准》。由于长期饮用纯净水对人体健康不利，目前也没有其他国家制定饮用纯净水标准，因此应取消《饮用纯净水标准》，或将其改为饮料标准。

（3）制定健康饮用水标准。《国家生活饮用水标准》是安全水标准，而健康饮用水标准比前者更高、更严、内容更广泛。例如水的浊度，自来水的标准为3，健康水的标准为1。又如水的硬度，自来水的标准只有上限（450mg/L），而健康水还规定了下限（不低于50mg/L）等。

（4）建立健康饮水安全保障体系。

体系1：饮用水源安全保障体系，使饮用水源达到1～2类标准。

体系2：城镇供水安全保障体系，即尽量减少和杜绝城镇居民饮用的自来水的二次污染。

体系3：家庭饮水安全自我保障体系，即通过使用桶装水、分质供水或中央水净化系统以及家庭净水器等方式，使每个家庭或单位、团体都能对自来水中可能存在的污染物进行深度处理。

饮水第一原则：安全

自来水一直作为我国城市居民的饮用水，但随着我国地下水和地表水的污染加剧，自来水厂现有的加工设备和工艺改造速度，远远赶不上水源水的污染速度。因此，我国输配管网的管道污垢和微生物污染程度比较严重。尤其是南方水源水的有机物污染程度和城市输配管网污染程度均比北方严重。据统计，全国76%的自来水厂供应的终端自来水的一些指标尚未达到国家标准。

在我国，自来水在出厂时已经达到国家饮用水标准。但是，由于部分输配管网老化而存在污垢和微生物污染的问题，因而可能导致到达居民家庭的自来水受到不同程度的污染。因此，居民在饮用自来水时需要注意：

（1）注意观察生活饮用水的水质。首先观察水的颜色，看其是否出现异常颜色或浑浊，有无异物。其次是闻水有无异味（如土腥味、金属味、青草味等）。如果发现异常情况，要马上向当地卫生管理部门报告，以得到及时的处理。

（2）饮用水前先放水。饮用自来水前要先打开水龙头，让水流放几分钟。当然，放掉的水不能浪费，可用于清洁卫生等。

（3）正确处理污染的自来水。不要直接饮用被污染的自来水，一定要烧开后再喝。在水污染严重的地区，可采取以下方法解决饮水问题：①可临时购桶（瓶）装水作为饮用水。②有条件者可购买净水器，对自来水进行深度处理。但净水器需定期清洗、消毒和维护。③在住宅区采用分质供水方式。

烧开水的小诀窍

✣ 应把水烧开 3 分钟再关火，以杀灭微生物，破坏致病菌所生成的或本身所具有的毒素。

✣ 清晨打开水龙头后，应将水排放 5 ~ 10 分钟，或把水放在一个容器中自然净化和澄清后再烧开饮用。

✣ 在水快烧开时打开壶盖，让水中残留的挥发性有机物挥发掉，再盖上壶盖烧开 3 分钟后关火。

✣ 不喝“千滚水”。千滚水是死水，饮用千滚水可促进人体老化。所以，水最好现烧现喝，不要隔夜。

✣ 定期清理水垢。

瓶装水安全

瓶装水不是水种的概念，只是采用包装容器的一种补充供水方式。其种类包括天然矿泉水、纯净水和净水。但是，瓶装水的负面影响是惊人的：①消耗了巨大的能源。生产瓶装水要比生产自来水所消耗的能源高 1 万倍。②可带来严重的环境污染。据美国容器回收研究所的调查，86% 的塑料瓶被当作垃圾处理。如果将其掩埋，需要 1000 年才能降解。③促使无节制地索取水源。而水短缺已成为 21 世纪全球最严重的生态、经济与政治危机。

饮水机安全

据不完全统计，我国大中城市 15% 以上的家庭拥有饮水机。但据 2005 年上海市公布的抽检结果，使用饮水机处理的水重金属超标达 16%。国家质检总局 2006 年 8 月公布的饮水机处理的水不合格率高达 34.4%。其普遍存在的问题为：①二次污染。所有饮水机都有 5 个与外界相通的部分，即两个龙头、一个进水口、一个空气口和一个排水口。二次污染主要是随空气进入饮水机的微生物、藻类等，它们可在空气口和排水口这些死角大量繁殖，污染整桶水。②水垢带来安全隐患。烧水时出现的白色沉淀物大部分是难以被人体吸收的碳酸盐类，这些物质能影响热交换效率，并带来安全隐患。③易生成老化水。长期反复加热可促进水的老化。④可生成致癌物亚硝酸盐。饮水机中的微生物会促使硝酸盐转化为亚硝酸盐。研究表明，硝酸盐可在胃酸的作用下生成致癌物亚硝酸盐。⑤杀菌效果欠佳。尽管当水温在60℃以上时普通微生物可被杀灭，但对于芽孢杆菌而言，需用80℃以上的温度并维持10 ~ 20分钟，方可将其杀灭。⑥可能溶出有害物质。如果使用了劣质不锈钢内胆材料的饮水机，水中可溶出有害物质。

建议：①选择符合国家卫生标准的饮水机。②定期清洁饮水机的龙头、进水口、空气口、排水口和除垢。③长期不用饮水机时应关闭电源，以免造成水的老化，还可以省电。

天然最好　自然最美

泉水、矿泉水是一家

在国家拟定天然矿泉水标准之前，天然矿泉水与天然泉水、天然山泉水是一家。据调查研究，它们都具有接近零污染、pH值呈微碱性、小分子团化、水龄长、矿物质种类丰富等特点。其区别在于：饮用天然泉水、山泉水的特征成分的含量尚未达到国家规定的天然矿泉水的指标。

最好的水：冰川矿泉水

冰川是地球上最多的淡水资源，也是最好的原生水源，保持了远古原生态水的生理活性。冰川泉水一般处于远离工业和人群的地方。据考，我国是世界上冰川最多的国家之一。在祁连山、西昆仑山和西藏高原腹地，一些冰川的冰龄在10万年以上，具有很高的生命活性。

研究发现，住在冰川附近的居民（如西藏扎洪人等）比一般人长寿。经测试，四川达古冰川泉水、海螺沟冰川泉水、新疆帕米尔冰川泉水在提高生物代谢及免疫力、降低血脂、改善代谢等方面均具有显著的生物生理效应。在被誉为世界第五个“长寿乡”的我国广西巴马地区，平均10万人就有30.9位百岁寿星，而这里的人大多都饮用山泉水。

后起之秀：海洋深层水

近年来，我国开发出极具发展潜力的海洋深层水。所谓海洋深层水是指海洋200米以下海洋深层的大循环带水。夏威夷海洋深层水是全球唯一由上涌区汲取的深海大循环水，是海洋深层水中的极品。其特点为：完全符合国际饮用水标准，含有90余种人体所需的矿物质元素；矿物质元素的比例与人体组织中的矿物质比例完全吻合；具有超强的抗氧化性能，呈弱碱性，能在20分钟内到达人体组织细胞内。

养成饮水的好习惯

脱水：百病之源

脱水是指细胞内水分缺失。尽管水分的摄入和丢失存在着很大的差异，但机体仍会尽力通过调节使之保持稳定状态。

10 年前，美国霍普金斯大学学者发现水通道蛋白，并确认水通道蛋白参与了水的转运，以及细胞膜水通道蛋白的功能，并因此而获得了 2003 年诺贝尔化学奖。

当身体缺水时，水通道蛋白的含量就会受到影响。当限水 48 小时后，肾皮质和髓质的水通道蛋白可增加 2 倍以上，充血性心衰、肝硬化等患者的水通道蛋白就会出现变化。

脱水可致衰老

尽管衰老是生命过程的必然，任何人都无法抗拒，但是水的退化（即水的生理功能降低）也是促进衰老的重要原因之一。

水不但是物质代谢的载体，也是传递生命信息的媒体。当水出现退化时，水的营养与生理功能必然会降低。如果经常喝新鲜的充满活性的水，就能促进人体排出废物，从而延缓衰老。反之，经常喝没有活性的退化的水，体内的废物就不能有效排出，从而促进衰老，甚至导致疾病的发生。

有关衰老的研究发现，随着人的年龄增长，水在人体中所占的比例逐渐下降。从某种意义上说，衰老的过程（例如皮肤干燥、皱纹增多等）就是人体脱水的过程。

其原因包括以下几点：

（1）细胞减少。人体细胞内的水分占人体总水分的 55%。随着体细胞减少速率的加快，细胞内水分的下降速率也会加快。研究显示，30 ~ 70 岁时，人体细胞平均每年减少 3.6%；70 岁以后，平均每年减少 9%。

（2）脂肪增加。体脂含量可随着年龄的增加而增加，而水分则相应降低。

（3）代谢减慢。随着人体的衰老，体内的新陈代谢能力降低，水的代谢速度也相应减慢。

（4）排泄增加。膀胱容量可随年龄的增长而逐渐减少。一般来说，青少年的膀胱容量平均为 500 ~ 600ml，而老年人的膀胱容量平均为 250ml。因此，通常老年人的排尿次数会增多。

这些人该怎么喝水

老年人

⌘ 尽量选择优质水。在购买水的时候，要注意看标签所标注的内容，例如水源地的位置、水的组成成分等。其中，钙、镁、钠的含量应低一些。

⌘ 老年人口渴感觉迟钝，所以要养成主动喝水的习惯，但要避免暴饮。

⌘ 保证每天的饮水量。在夏季或空调环境下，补水量应比平时多1倍。

⌘ 养成睡前喝水的习惯。同时可以加一些蜂蜜，这对预防便秘有一定的好处。半夜睡醒时，也可以适当喝些水。

⌘ 洗澡前后要喝水，特别是在洗桑拿浴前后更要注意。

孕妇

尽量少喝饮料，特别是不喝含酒精和咖啡因的饮料，而要多饮水，以免导致胎儿畸形或降低婴儿的出生体重（出生体重与成年后心血管疾病的发病率呈正相关）。根据美国食品和药物管理局的建议，孕妇的咖啡因摄入量应限制在每日300mg以下（相当于2 ~ 3杯咖啡、4杯茶或可乐）。

婴幼儿

⌘ 用奶粉喂养的婴幼儿比用母乳喂养的婴幼儿需水量更多。

⌘ 婴幼儿更需要饮用健康水。因为其需要从饮水中摄入的矿物质的量比成人多。

⌘ 禁止婴幼儿饮用纯净水。

学生

⌘ 变被动喝水为主动喝水。许多孩子经常放学回家一进门就“咕嘟咕嘟”灌一大杯凉开水，说明孩子体内的细胞已经脱水了。所以，学生应养成主动喝水的习惯。

⌘ 要吃早餐，更要喝水。有些学生上课时间长了就会感到疲劳，精神不集中，除了固体营养物质摄入不足外，也与细胞脱水有关。因此，学生不但要养成吃早餐的习惯，而且要养成早晨和课间喝水的习惯。

【你问我答】

问：是不是喝纯净水、富氧水、苏打水更有利于健康？

答：答案是否定的。先说纯净水。纯净水和蒸馏水在本质上是相似的。最初为了工业和医用，我国由国外引进了纯净水与蒸馏水技术。之后，由于水污染的日益严重及广大消费者安全饮水意识的加强，纯净水开始以瓶装形式进入市场。随着饮水机的普及，桶装纯净水已作为大众饮用水进入千家万户。但人们已逐渐认识到长期饮用纯净水对人体健康所带来的负面作用。WHO在2005年的营养报告中明确指出：饮用水必须含有矿物质。

再说富氧水。有一段时间，全国很多城市氧吧开得十分红火。许多正常人在氧吧吸氧，却导致中毒现象。于是，氧吧很快就销声匿迹了。之后市场上又出现了富氧纯净水和矿泉水。厂家互比高低，好像水中氧含量越高，就越有利于健康，其产品质量也越好。但实际上，喝富氧水能抗疲劳的说法缺乏科学依据，建议读者慎饮。

最后说说苏打水。准确地说，含二氧化碳气体的水，也叫苏打水、斯帕克林水、塞尔查水。而天然矿泉水的分类方法，就是看矿泉水中是否含有二氧化碳气体及所含二氧化碳气体的方式。因此，苏打水就是矿泉水的一种类型。消费者可以根据自己的具体情况选用。

问：喝矿泉水会得结石病吗？

答：有些人认为常饮矿泉水会得结石病，这没有任何科学依据。产生这种说法的原因主要有两点：

一是把日常生活中开水壶中的结垢现象与人的结石病联系在一起。实际上，开水壶内的结垢与人体结石病是风马牛不相及的。虽然水经过煮沸后会生成水垢，但水垢并非有毒物质，而且难以被人体吸收。

二是缺乏对结石病成因的了解。实际上，结石病是由体内脱落的上皮细胞、凝血块、细菌、蛔虫残体或虫卵等作为核心，并由体内的磷酸盐、草酸盐、尿酸盐等沉积其上而形成的。它与遗传、性别、年龄、食物结构、疾病、职业等诸多因素有关。高胆固醇、高脂肪、低蛋白质饮食容易造成胆固醇结石。前列腺增生容易造成膀胱结石。有些结石病还具有地区性特点，例如广东的东莞就是肾结石的高发区。消费者应该多加了解，切勿人云亦云。

问：喝饮料能代替喝水吗？

答：的确，目前我国城市中的大部分中小学生都是靠饮料来解渴的。一方面，饮料的酸甜味道具有诱惑力；另一方面，学生们觉得自带水麻烦，而学校准备的开水又太热。实际上，喝饮料不能代替喝水。因为喝饮料会引起脱水，而喝白开水才能给人体补水。

问：宝宝喝牛奶可以代替喝水吗？

答：有些家长认为，婴幼儿喝含水量高的母乳或牛奶，所以不需要补水。其实，这是错误的观点。

牛奶虽然是一种营养比较全面的饮品，但牛奶含有大量的钙、磷和钠等矿物质，其中钠的含量约为人乳的2倍。所以，常喝牛奶易使体内缺水。如果不注意补水，就容易使婴幼儿发生便秘，并引起疼痛、烦躁和啼哭。

更为重要的是，人们往往忽视水中的矿物质也是婴幼儿营养的重要来源。以锌为例，初乳含有10mg/L，到4个月时就会降低到1.2mg/L。尽管母乳中的锌利用率高，但对于4～6个月的婴儿来说，仅从母乳中摄取的锌已远远不能满足其生长发育的需要。因此，世界卫生组织在婴儿饮水标准中规定，锌的含量为3mg/L，钠的含量不得超过20mg/L，硫酸盐的含量不得超过200mg/L。国外对于婴儿饮用水的质量标准要求很高，而且要求必须在标签上标明“婴儿饮用水”。

问：用什么样的水杯喝水更安全？

答：这个问题提得好。因为在日常生活中，人们往往忽视了水杯的安全性。而选择和使用水杯是有学问的。

玻璃杯：玻璃是无机硅酸盐类烧结而成，不含有机物化学物质。而且玻璃杯易清洗，所以，用玻璃杯喝水是最安全的。

陶瓷杯：最好不选用内壁五颜六色的彩釉杯，因其可能有有害物质溶出。应选用内壁为本色的陶瓷杯。

功能杯：所谓功能杯，是指在加工时加入一些功能材料，从而改变水的微观物理结构，使水呈现一定功能作用的水杯。目前功能杯主要为磁化杯和能量杯。消费者应选用由单极磁铁制作的磁化杯。此外，研究证实，使用能量杯能使大分子团水转变为小分子团水状态。而小分子团水易被人体细胞吸收，能更有效地参与细胞代谢活动，改善人体的生理功能。

塑料杯：塑料属于化学高分子材料，而多数高分子化学材料容易对人体健康产生有害作用。所以，我们不提倡消费者使用塑料杯喝水。

【延伸阅读】

什么是健康水

健康水是指在满足人体基本生理功能和生命维持的基础上，经过长期饮用可以改善、增进人体生理功效和健康水平的水。

根据对全国优质饮用水源（特别是长寿地区饮用水源）的调查和分析，符合以下七条标准的水是健康水：

1. 不含对人体有毒、有害及有异味的物质。
2. 水硬度适中。
3. 人体所需矿物质含量适中，比例适宜。
4. pH 值呈中性或微碱性。
5. 水中的溶解氧及二氧化碳含量适中。
6. 水分子团小。
7. 水的生理功能（渗透力、溶解力、代谢力、氧化还原性）较强。

衰老的水不能喝

水的分子式是 H_2O。水会衰老，而且老化的速度很快。其原因在于水分子中的氢元素。水分子之间可以通过氢键一个连一个，彼此“手拉手”，形成长长的链状结构。如此聚成一块的水分子能形成大分子团水并丧失活性，成为衰老的水。这种失去活性的水容易腐败，饮用后能加速人体衰老。

吃油要健康

【专家档案】

何再庆　国家粮食局科学研究院教授级高级工程师

【热点提示】

⌘ 最新科学研究发现，只有摄入 ω-3 脂肪酸达到一定比例的食用油脂，才能改善细胞携氧能力，软化血管，降低血液黏稠度，否则，ω-3 脂肪酸与 ω-6 脂肪酸比例失调，会导致细胞功能紊乱，引发心脏病、糖尿病、癌症、脑功能减退和关节炎等疾病。

⌘ 调查表明，在广东省的经济发达地区，居民的动物性食物消费量持续上升，脂肪的供热比超过了世界卫生组织推荐摄入量的 30%，城市居民超重患病率为 26.4%，比农村高 6.7%。

⌘ 我国食用油年消费总量在 1700 万吨左右，人均消费在 13 千克以上。

您了解油脂吗

脂肪是人体七大营养素之一。脂肪，又称真脂、中性脂肪及甘油三酯，类脂是指胆固醇、脑磷脂、卵磷脂等。

脂肪是人体贮存能量的仓库，可提供热能，保护内脏，维持体温，协助脂溶性维生素的吸收，参与机体的代谢活动。

我们在饮食中摄取的脂肪包括油和脂两类。在常温下呈液态的为油，多数植物脂肪为油，但有的植物油，如椰子油为脂。在常温下呈固态的为脂，多数动物脂肪为脂，但有的动物油，如鱼油为油。

为了说明油脂对健康的重要意义，我们先来看一看脂肪的分类与功能：

（1）饱和脂肪。常见的饱和脂肪有肥肉（猪、牛、羊）、奶油、棕榈油、椰子油等。迄今所有研究都得出了相同的结论：长期过量食用饱和脂肪，可造成血清胆固醇升高及动脉硬化。

（2）不饱和脂肪。除了棕榈油、椰子油，不饱和脂肪包括几乎所有常见的食用植物油。根据其脂肪酸分子结构中不饱和键距分子末段的位置，我们又将不饱和脂肪分为ω-3脂肪酸、ω-6脂肪酸及ω-9脂肪酸。

（3）必需脂肪酸。除了从食物中得到脂肪酸，人体还能合成多种脂肪酸，包括饱和脂肪酸、单不饱和脂肪酸和多不饱和脂肪酸。但ω-3脂肪酸和ω-6脂肪酸既不能用人工方法合成，又不能在人体内合成，必须依靠从食物中获取，因此被称为必需脂肪酸。人体可将这两种脂肪酸合成花生四烯酸、EPA和DHA等高级脂肪酸。

ω-3脂肪酸：ω-3脂肪酸是生命的核心物质，参与体内磷脂的合成与代谢，是维系人类进化和身体健康的重要物质。

EPA和DHA：ω-3脂肪酸在人体内的代谢母体是α-亚麻酸（学名为十八碳三烯酸），其中间代谢产物是人体需要的EPA和DHA。EPA和DHA对人体健康和智力发育具有极其重要的作用。但是在现代人类的食物结构中，ω-3脂肪酸的含量较少，远不能满足人体生理代谢的需要，必须予以补充。

常见食用油有缺陷

花生油、豆油、葵花子油等是常见的植物油。长期以来，人们都听说为了预防心血管病，要多吃富含多不饱和脂肪酸的植物油。然而，当花生油、豆油和葵花子油等植物油早已成为广大居民的主要食用油后，心血管病的发病率并没有因此而降低，反而越来越高。这究竟是为什么呢？

最新的科学研究发现，只有ω-3脂肪酸达到一定比例的食用油脂才能改善细胞携氧能力，软化血管，降低血黏度。而在常见的植物油中，ω-6脂肪酸占有主要组分。换句话说，就是ω-3脂肪酸含量过低。这是常见植物油存在的重大缺陷。

研究证实，脂类物质在人体内所产生的生理功能，与体内重要的体液因子花生四烯酸系统紧密相关。花生四烯酸系统主要包括前列腺素、血栓素、白细胞三烯等体液因子，这些体液因子可以造成血管栓塞、大脑功能减退、炎症反应、头痛、恶性肿瘤等生理或病理现象。而合成这些因子的主要原料是食物中的脂类因子ω-6脂肪酸。与此相反，ω-3脂肪酸则在体内被转化成一些可以抗血小板凝聚、舒张血管、改善大脑功能、减轻炎症反应及避免细胞损伤的DHA和EPA等物质。如果ω-6脂肪酸摄入过量，ω-3

脂肪酸摄入严重不足，即 ω-3 脂肪酸与 ω-6 脂肪酸摄入比例严重失调，即可导致细胞功能紊乱，进而引发心脏病、糖尿病、癌症、脑功能减退和关节炎等各种疾病。

就目前人们的饮食与健康状况来看，最好从现在开始将植物油按一定比例进行调和，以快速补充 ω-3 脂肪酸。因为亚麻子油是一种富含 ω-3 脂肪酸的植物油，其 ω-3 脂肪酸的含量是 ω-6 脂肪酸的 3 ~ 4 倍，1 汤匙亚麻子油约含 7gω-3 脂肪酸。

合理自制调和油

一般来说，只要将 ω-6 脂肪酸与 ω-3 脂肪酸的比例控制在 6:1 以内，就足以使人体代谢得到良好的保障。美国人的比例为 15:1，而平均寿命最长的日本人则达 1:1 至 4:1。在我国，这一比例则高达 15:1 至 20:1，说明我们平时摄入的 ω-3 脂肪酸太少了。

我们推荐的比例是：一份亚麻子油与两份花生油或大豆油调和食用。如果与橄榄油及茶子油调和食用，则保健效果更佳。需要指出的是，目前市场上销售的调和油比较多，由于目前我国调和油的国家标准尚未出台，调和油市场比较混乱，因此，消费者应尽量购买单一品种的油自己进行调和比较安全。

温馨提示

别用亚麻子油当煎炸油

ω-3 脂肪酸不饱和度较高，在空气、温度和光的作用下容易发生氧化反应，使其失去原有的功效。所以，无论是单独食用亚麻子油，还是将其与其他食用油调和食用，都不能使烹调温度过高，更不能将其用做煎炸油。用亚麻子油炒菜时，油温应控制在未见冒烟为限，也可用于凉拌菜。

油多油少都有害

中国营养协会推荐的成人每日脂肪摄入量为：不超过膳食总能量的 30%。对于广大消费者来说，使用这个方法较难计算和把握。比较简单的计算方法为：成人每日每千克体重摄入 1g 以下脂肪基本适宜，包括全部主食、副食的含油总量。

（1）吃油过量。超重或肥胖者摄入的所有食品中，油脂的单位能量最高。1g 油即可为人体提供 9 千卡能量。如果每人每天多吃 15g 油（约 1 汤匙半），过剩的能量就会转化为脂肪在体内储存，一个月后体重可能增加 700 ~ 800g，一年内可能增加体重近 10kg。

超重或肥胖可引发一系列健康问题，使高血压、高血脂、糖尿病、冠心病、脑梗死、脂肪肝等慢性病的发病风险随之增大。过量吃油，可导致血液中的脂肪酸过多。脂肪酸过剩时，将主要以甘油三酯的形式贮存，从而造成血脂增高。过多的脂肪会附着、沉积在血管壁上，造成动脉硬化和血栓形成，引发心脑血管疾病。

研究表明，部分恶性肿瘤，如结肠癌、乳腺癌、前列腺癌等，与油脂过多有着直接或间接的联系。

（2）吃油过少。油脂摄入不足导致必需脂肪酸缺乏，可发生营养不良，造成生长迟缓、生殖力下降、内脏下垂、脂类转运异常、血小板聚集能力增强、脱发、皮肤粗糙、湿疹样皮炎、皮肤感染及伤口愈合不良等。

烹调时控制油温

2006 年 12 月 5 日，美国纽约市颁布法律，禁止市内所有餐馆使用人工反式脂肪酸。欧洲国家，如丹麦政府于 2003 年就立法规定食品中加入的人工反式脂肪酸不得超过食品所含脂肪量的 2%。这是为什么呢？

原来，反式脂肪酸是正常脂肪酸的异构化产物，即油脂在加氢时或长时间处于高温状态下发生了结构上异化而生成的。例如，在植物油中加氢，可制取起酥油和人造奶油。经常吃用这类油加工的食品，就会使人们摄入反式脂肪酸过量，导致肥胖、心血管疾病及糖尿病等。

目前一些快餐和油炸食品往往是使用含有大量反式脂肪酸的油脂制作的。如果超过 5% 的热量来自反式脂肪酸，就会对身体产生明显的负面影响。由于我国食品标签上大部分不标“氢化处理”的字样，所以在此提醒大家，为了健康，尽量少吃那些富油的糕点。另外，还要请您注意，炒菜时油温过高也会产生较多的反式脂肪酸，因此，烹调时控制油温也很重要。

【你问我答】

问：橄榄油是最好的油吗？

答：橄榄油是以 ω-9 脂肪酸系列中单不饱和（油酸）为主的食用油。它的优点是抗氧化稳定性较强，不易氧化酸败。但是，ω-9 脂肪酸不是必需脂肪酸，这种油脂肪酸组成的缺陷是必需脂肪酸含量较低。从营养学观点来看，长期、不间断地将其作为主要膳食食用油，将会产生必需脂肪酸摄入不足的后果。所以，我们建议将橄榄油与其他油调和食用。

问： 转基因油安全吗？

答： 这个问题现在尚存在争议，美国和加拿大持赞成态度，而欧洲则持反对态度为主。我们国家强制规定，转基因植物油必须在包装上注明，以便消费者选择。

问： 到底吃哪种油更好？

答： 人们吃油的主要目的是获取脂肪酸。要获取对人类健康至关重要的必需脂肪酸，最好的吃法是不要只吃一种油，几种油变换着吃才更健康。另外，现在常见油中都比较缺乏 ω-3 脂肪酸，如果在日常的食用油中适量加一些亚麻子油就比较理想了。目前市场上很少有亚麻子油的销售，有关这方面的研究与开发可咨询相关专家。

问： 零食里的油该怎么算？

答： 在人们日常食用的很多食物中都含油。根据它们存在的方式，可以粗略分为看得见的脂肪和看不见的脂肪。

看得见的脂肪指人们从感官上可知的含脂肪多的食品，如动物油、花生油、豆油、橄榄油等，很多人往往能有意识地限制这些脂肪的过多摄入。

看不见的脂肪顾名思义，这类脂肪不容易为人所注意，例如肉类、蛋类、奶制品、动物内脏、豆制品，还有坚果类食物，如花生、瓜子、核桃、杏仁、开心果、松子等，均含有较多量的脂肪。即使是谷类、蔬菜、水果，也含有微量的脂肪。如果在日常生活中食用量较大，也会使脂肪摄入超量。例如，15 粒花生米或者 30 颗瓜子、3 个核桃等，都基本上相当于 10g 纯油脂（约 1 勺油）的含脂量。这些看不见的脂肪恰恰是人们容易过量食入的，肥胖也会由此而来。

问： 平时吃肉少，炒菜时多放点儿植物油好吗？

答： 我们平时吃肉，主要目的是为了摄入足够的动物蛋白质。吃肉少，易缺的是优质蛋白，而不是脂肪。有些人总认为不能多吃动物脂肪，植物油多吃点儿无碍，这是错误的。吃油量的原则是控制总的脂肪摄入量在 1g/kg 体重。

问： 环境污染物能在植物油的制作过程中去除吗？

答： 能够进入植物油的环境污染物主要是来自油料中的有机氯、有机磷农药残留及黄曲霉毒素，这些污染物在油脂加工过程中基本能够去除。所有上市销售的食用植物油都应该符合国家标准《食品中敌敌畏、乐果、马拉硫磷允许残留量标准》、《食品中黄曲

霉素 B_1 允许量标准》的规定。

问：如果血脂偏高，需要控制植物油的摄入量吗？

答：对高脂血症患者，在控制动物性油脂摄入的同时，一定要同时控制植物油的摄入量。那种认为“植物油是素油，多吃无妨”的观点是错误的。因为植物油产生的能量与动物油一样，每 1g 植物油产生 9 千卡能量。不控制植物油，同样可导致能量摄入超标，造成体内能量过剩，引发超重或肥胖，从而进一步增高血脂。

最新的研究证实，从长期的效应看，食用过多的植物油，同样可增高血栓形成和动脉硬化的风险，引起心肌梗死等症。

问：塑料桶盛油好不好？

答：以多不饱和脂肪酸为主的植物油的保护方法主要是避光、隔氧、低温、添加抗氧化剂。尤其是像亚麻子油这样的植物油，科学的加工方法是保留油中的天然抗氧化剂（天然维生素 E），并用铁桶充氮包装，以避光、隔氧。但目前市售植物油大多数都以大塑料桶包装，这对三口之家来说，确实是个负担。买回这种油，应先分装在一个容量为 500ml 左右的玻璃瓶内，供平时炒菜用，其余部分密封后置于避光的纸箱中或用黑纸或黑布遮盖，并置于阴凉通风处保存。建议人口少的家庭选购小包装的油。

【延伸阅读】

美国的科研成果显示，当人体内 ω-3 脂肪酸不足时，会产生下列疾病：

1. 高血脂、高血压、高血糖及肥胖症。
2. 降低人体的免疫功能，导致各种免疫性疾病。
3. 导致血栓性疾病和脑中风。
4. 阻碍神经发育，造成儿童智力低下，引发老年痴呆。
5. 阻碍视觉神经发育，引发少年近视和老年性眼疾。
6. 加速衰老过程。

目前市场上销售的橄榄油和茶子油都富含 ω-9 脂肪酸，ω-3 脂肪酸含量很低。从营养学观点来看，这类 ω-9 脂肪酸油不适宜单一、长期、不间断食用，因为 ω-9 脂肪酸的优点仅为抗氧化稳定性较强，不易氧化酸败，但它不是必需脂肪酸，长期、不间断地将其作为主要膳食食用油将会产生必需脂肪酸摄入不足的后果。所以，我们建议将橄榄油或茶子油与其他油调和食用更为合理。

吃菜的学问

【专家档案】

张德纯 中国农业科学院蔬菜花卉研究所研究员

【热点提示】

《中国居民膳食营养指南》建议，一个健康的成年人每日食用蔬菜量应为500g。在保证每日蔬菜摄入量的前提下，建议成年人每日最好能吃3种以上的蔬菜。

我国目前人工栽培的蔬菜种类（包括种、亚种及变种）在15类300种以上。

蔬菜所能提供的营养主要为维生素、矿物质、膳食纤维和抗氧化物等。

天下蔬菜知多少

蔬菜是可供佐餐的草本植物的总称。“菜”字是由“采”字演化而来的。“采”字的上半部为“爪”，以喻人的手指，下半部为木，比喻植物。“爪”和“木”结合在一起，意为以手指摘取植物之意。后来又从“采”字分化出“採”和“菜”两字，“採”系动词，“菜”系名词。野菜是自然生长未经人工栽培的蔬菜，栽培的蔬菜源于野菜。

我国考古学家在河南安阳商朝（公元前1562～1066）都城遗址挖掘出的甲骨文中有“圃”的字样，圃是用篱笆围起来的小块菜地，说明蔬菜作为食物早于中国文字的产生。

《诗经》是我国最早（公元前544年）记载蔬菜的古籍，全书有37篇提及蔬菜，其中多数是野菜。

《齐民要术》完成于1470余年前，是世界上现存最完整的一部农业古籍。书中比较详细地记载了31种蔬菜的栽培方法和70多种可食用的野菜。

《四时纂要》由唐代人韩谔撰写。本书在古代蔬菜品种的基础上，增添了薯芋、百合、牛蒡和莴苣等品种。

《农桑辑要》由元朝司农司编印，书中累计蔬菜51种。

《农政全书》由明代科学家徐光启编撰，所记载的蔬菜达60种。

《农桑经》由《聊斋》作者蒲松龄老先生撰写，记载了49种蔬菜的栽培方法。

《植物名实图考》由清朝吴其浚所著。书中记载了百余种蔬菜，基本奠定了近代蔬菜种类的格局。

《中国蔬菜栽培学》和《中国农业百科全书蔬菜卷》由中国农业科学院蔬菜花卉研究所编著，收录了15类（根茎类、薯芋类、葱韭类、白菜类、芥菜类、甘蓝类、绿叶菜类、瓜类、茄果类、豆类、水生菜、多年生及杂类菜、食用菌类、野生蔬菜和芽菜类）约200种蔬菜。

说说特菜和奥菜

特菜有五类

美国加州大学蔬菜专业的学生有一门必修课，称为“specialvegetable”，可译为特菜。近年来，随着我国蔬菜生产的迅猛发展，消费者对蔬菜产品的需求正在由数量消费型向质量消费型过渡。人们开始追求花色品种、色泽、包装、营养、食疗，以及清洁、无污染、食用方便等高层次的品质目标。为了适应市场的变化，蔬菜在种植花色品种上发生了很大变化。目前，特菜包括以下五类：

（1）引进的蔬菜。如青花菜、结球生菜、软荚豌豆、抱子甘蓝、散叶莴苣、芽球菊苣、石刁柏、紫甘蓝、西洋芹菜、香芹、根芹、球茎茴香、樱桃萝卜、樱桃番茄、水果型黄瓜、四棱豆、黄秋葵、牛蒡、玉米笋、网纹甜瓜等。

（2）稀有蔬菜。如落葵、千叶红、蛇瓜、莲藕、香芋、紫菜薹、荆芥、金丝瓜、菜用当归等。这类蔬菜过去只在特定的地域少量种植，被视为地方名特优品种。

（3）易地种植的蔬菜。指由南方引入北方种植的蔬菜，或由北方引入南方种植的蔬菜，如蕹菜、苋菜、菜心、芥蓝、大叶茼蒿、佛手瓜、棱丝瓜、瓠瓜、鱼腥草等。易地种植蔬菜主要是借助栽培设施和技术的发展，以满足生长环境的需求而栽培成功的。

（4）人工栽培的野生蔬菜。如马齿苋、蒲公英、菊花脑、马兰头、蒌蒿、苦买菜、刺嫩芽等。这类野生蔬菜虽然经过人工栽培，却仍具有较强的“野性”（即抗逆性和抗病性），在生长过程中很少发生病虫害，很少需要打药。山野菜种类繁多，口味各异，营养丰富，维生素含量较高，因此深受消费者的欢迎。

（5）新颖芽菜。中国是世界上生产、食用芽菜最早的国家，但传统的芽菜只有绿豆芽、黄豆芽、蚕豆芽、赤豆芽等少数品种。近年来，市场上出现了多种新颖芽菜，如香椿芽、豌豆苗、萝卜苗、黄芥苗、荞麦苗、苜蓿芽、枸杞头、花椒脑等。

由于特菜富有特色、富含营养、风味各异，具有一定的食疗保健功效，并且便于净菜上市，适于精细包装，符合了蔬菜产品消费发展的潮流，因此特菜已经成为一种消费时尚。

奥菜越来越多

为迎接 2008 年奥运会，我国不仅为各国宾客准备了丰富的中国传统食品，还考虑到外国朋友的口味，准备了他们所喜欢的食品，包括蔬菜，这就是奥运蔬菜的由来。人们在大型超市看到的黄秋葵、羽衣甘蓝、抱子甘蓝、婆罗门参、绿芦笋、洋蓟球、皱叶欧芹、菊苣、根芹菜等，都是世界各国和地区人们所喜欢食用的蔬菜。为了保证供应，北京市政府已建成奥菜供给基地，专门进行奥菜生产。改革开放以来，越来越多的国外蔬菜品种被引进，逐渐走上我国普通百姓的餐桌。

与我们常见的蔬菜相比，无论是特菜还是奥菜，不过是在色彩、形状和口感上有一些特点，可以引起人们的新奇感，但营养价值和我们日常食用的蔬菜差不多。只要吃新鲜的、适量的、多品种的蔬菜，就可以满足人体的营养需求，人们不必刻意追求奇特。

把握吃菜的质和量

每日应吃多少菜

《中国居民营养膳食指南》建议，成年人每日食用蔬菜量为 500g。而目前在我国大城市，很多居民每日蔬菜食用量未达到这一标准。

此外，在保证每日蔬菜摄入量的前提下，建议成年人每日最好能吃 3 种以上的蔬菜，包括绿叶蔬菜、茄果类蔬菜、根茎类蔬菜、豆类蔬菜等。

吃菜最需讲究鲜

蔬菜是一种天然易富集硝酸盐的植物性食品，据检测，人体内 81.2% 的硝酸盐来自蔬菜。经体内微生物的作用，硝酸盐极易还原成亚硝酸盐。亚硝酸盐是一种有毒物质，可与人体内的胺类物质结合，形成亚硝胺。现已证明，亚硝胺是致癌物。

买好菜有窍门

早晨的菜比较新鲜，蔬菜一般在清晨上市，所以，早晨的菜大都比下午新鲜。

新鲜菜含水量充足。所谓鲜鱼水菜，其中说的就是含水量充足的菜比发蔫的菜新鲜。

其他窍门：买茄子要选那些表皮暗黑色，摸起来有点涩手的，这样的茄子比较鲜嫩。买西红柿不选顶上出尖、颜色不均的，要选表皮鲜亮、从果顶到果蒂颜色一致、用手摸起来紧实有弹性感、成熟度适中的西红柿。而颜色过于深红，摸起来发软的西红柿就有点过熟了。买冬瓜要选表皮带霜、摸上去比较硬实的。买倭瓜要买用指甲掐不动瓜蒂的，这样的倭瓜老绷，口感好。

膳食营养　五菜为充

早在公元前三世纪，我国古代医书《素问》就提出“五谷为养、五果为助、五畜为益、五菜为充”的较为朴素的膳食营养学概念。我国古代著名医学家李时珍在《本草纲目》中进一步阐述了“五谷为养，五菜为充”的理论，指出“菜之于补非小也”。

现代营养学认为，蔬菜所能提供的营养主要如下：

（1）维生素。一般来说，叶菜的维生素C含量比较高，多在25mg/100g以上。经检测，每100g大椒的维生素C含量为140～220mg。绿色和橙色蔬菜富含胡萝卜素。胡萝卜素进入体内后能转变为维生素A，每1mgβ-胡萝卜素可在身内转化成557U的维生素A。绿色和橙色蔬菜还含有丰富的维生素E、维生素K和叶酸。需要纠正的错误做法是：把芹菜叶和萝卜缨扔掉。

（2）矿物质。雪里蕻、苋菜、茴香、芹菜叶、小萝卜缨、荠菜、马兰头、草头，特别是扁豆、豌豆苗、小白菜、油菜、塌棵菜等含钙量均很高，在150mg/100g以上，而且铁、碘、硅、锰、锌、硒等微量元素的含量也很丰富。

（3）膳食纤维。每天适当吃菜，其中的膳食纤维可促进肠道蠕动，使废物及时排出体外，大大减少有毒物质侵袭人体的机会，有助于降低肠癌的发病率。膳食纤维还能在肠道内与食物中的胆固醇结合成人体不能吸收的复合体，从而减少胆固醇的吸收。在维持血糖正常平衡方面，膳食纤维也能起到重要作用。

相比之下，蔬菜的蛋白质、脂肪、糖的含量都较低。例如，叶菜的糖含量多在5%以下，根茎类蔬菜在5%～10%，土豆、山药类可达到15%。蔬菜所能供应的热量也很少，叶菜多在每100g 10～40千卡，而根茎类可达80千卡。可见，超重和肥胖者多吃些蔬菜有助于减肥。

蔬菜的特殊功能

维持体液酸碱平衡

人吃的食物可分为酸性食物和碱性食物两种。食物的酸碱性是由食物在体内代谢产物的酸碱度来决定的，而不是靠味觉来区分的。几乎所有的动物性食物，如鱼、肉、蛋、奶等都属于偏酸性食品，所有五谷米麦类、所有糖类及甜食、少部分豆类等也属于偏酸性食品。

在正常情况下，人的体液微偏碱性。如果进食酸性食品过多，又不能用碱性食品加以调节，机体就会不断动用缓冲系统加以中和，使体液维持偏碱性状态。长此以往，机体负荷增加，容易产生肌肉酸痛、周身疲乏、精神不振等症状。

温馨提示：减少酸性食品的摄入量，多吃碱性食品。蔬菜是很好的碱性食品，洋葱的碱性度是 1.68，茄子是 1.93，黄瓜是 2.16，南瓜是 4.35，马铃薯是 5.36，而番茄是 13.67。

高效抗氧化

蔬菜之所以有诱人的色泽，是因为它含有叶绿素和花青素两种色素。叶绿素是植物呼吸时进行光合作用的物质，其功能基是由含镁的物质组成的。镁能促进人体生长发育，是造血、造骨、维持人的正常新陈代谢及保持神经肌肉正常功能所不可缺少的微量元素。常吃绿色蔬菜可以使人体获得充足的镁。花青素则包括使蔬菜从红到紫的多种鲜艳的颜色。

过去，人们普遍认为色素只是增加了蔬菜的色彩，可诱发人的食欲。然而，科学研究发现，蔬菜中的色素对人体健康具有重要的作用。例如，番茄中的番茄红素具有高效抗氧化特性，经胃肠道吸收进入血液循环后，能有效地阻止自由基对组织细胞的损伤。

温馨提示：人体自身不能合成番茄红素，必须从食物中摄取。番茄红素在自然界中分布范围很窄，主要存在于番茄、西瓜、葡萄柚、木瓜等食物中，其中以番茄含量最高，为 14mg/100g。果实的成熟度对番茄红素含量的影响较大，在番茄刚开始成熟时，番茄红素的含量可达到最大值。但番茄红素存在于番茄的细胞内部，因此，要想获取番茄红素，最好吃熟番茄，例如我国新疆出产的番茄酱，番茄红素高达 40mg/100g。

药食同源

辛香类蔬菜包括紫苏叶、薄荷叶、蒌蒿、藿香、茴香、芫荽、水芹、蕺菜、旱金莲、蜂斗菜，以及作为调料的葱、姜、蒜、花椒、八角、桂皮等。传入我国的辛香类蔬菜有日本的鸭儿芹、山葵，印度的咖喱、小豆蔻、胡椒及印尼的丁香等。这类蔬菜的气味是由酯类、醇类及酮类等多种挥发性物质构成的。

辛香类蔬菜含有多种对人体有用的化学成分，如紫苏含有紫苏醛、紫苏醇、薄荷酮、薄荷醇、丁香油酚、白苏烯酮等。中医学认为，紫苏叶有发汗、行气、镇咳、镇痛、健胃、利尿和解鱼蟹毒之功效，其梗有顺气、安胎、散寒和化痰的功效。又如鲜薄荷，可作为蔬菜凉拌食用，也可以除腥去膻，是烹调牛羊肉的必备调料。薄荷具有解热、祛风、防腐、消炎、镇痛、止痒、健胃等功效。此外，现代医学研究证明，每天进食少量葱、蒜，可降低血液中的胆固醇水平。大蒜中有6种有效成分可以抑制肝脏中胆固醇的合成，同时使高密度脂蛋白升高，也有防治心血管疾病的作用。

温馨提示：由于辛香类蔬菜具有一定的药性，因此，食用时应谨慎，一是少量食用，二是病人应咨询医生后再决定是否食用。

护肤美容

充足的营养是美化肌肤的基础，均衡的饮食是维持健康肌肤的条件。有些蔬菜含有果酸，使菜（如番茄等）具有爽口的酸味，能促进食欲和帮助消化。果酸还具有柔软皮肤角质、使皮肤保湿的功效。

温馨提示：如果每天睡觉前将西红柿切片用来敷面，坚持一段时间后，会有一定柔嫩皮肤的效果。

【你问我答】

问：蔬菜生吃还是熟吃好?

答：能生食的蔬菜最好生食，因为生食能最大限度地保存蔬菜中的养分，而且清脆爽口。像糖拌西红柿、酸黄瓜、炝苦瓜等都是营养丰富、口味宜人的菜肴。还有一些蔬菜，如从荷兰引进的芽球菊苣，生食味道微苦，清凉爽口，如果熟食，那真是糟蹋了好菜。

考虑到中国人讲究煎、炒、烹、炸的烹饪习惯，在烹饪一些用于熟食的蔬菜时要大火快炒，以减少营养的损失。但是像菜豆、黄豆等蔬菜，则不但要熟食，还要熟透了才能吃，以免发生食物中毒。

问：吃水果能代替吃菜吗？

答：人们时常将水果和蔬菜统称为果蔬，可见二者十分相近，有时甚至难以区分。早在1883年，有一位名叫约翰·尼克斯的美国人从西部印第安群岛带回一批番茄到纽约。海关认为番茄属于蔬菜而要征税，但尼克斯说番茄是水果，并将海关告上法庭。这段公案拖了7年才最终解决，法院最后判决番茄应属于蔬菜，约翰·尼克斯败诉。公平地说，番茄既是蔬菜又是水果。

虽然蔬菜和水果都含有较高的维生素C、膳食纤维和多种矿物质，但大体上还是能够划分的。从总体上说，水果含糖量高于蔬菜，因此有些人（如糖尿病病人）就要限制水果的摄入量。再如，蔬菜的风味繁多，便于丰富菜肴的味道和增加食欲。所以说，蔬菜不应被水果等食物所代替。

问：能用吃维生素制剂的办法代替吃菜吗？

答：中国有句俗话：药补不如食补。这是千真万确的科学道理。在早年航海中，船员由于长期缺少新鲜蔬菜，很多人患有坏血病。虽然服用维生素C药片对于坏血病患者来说是必要的治疗手段，但人体还要通过吃菜获取其他营养成分，例如食物色素、膳食纤维等，以满足健康的需要。如果长期不吃蔬菜或蔬菜摄入量不足，而用药片进行维生素补充，势必导致消化不良、食欲不振等健康问题。劝君按量吃菜，除非身患重病，切莫以药代菜。

问：如何才能去除蔬菜中的残留农药？

答：2001年农业部启动了《无公害食品行动计划》，使我国5年来城市蔬菜合格率达到了93%以上，基本上在生产中控制了剧毒、高残留农药的使用。但是，为了满足城乡居民对于蔬菜的巨大需求，我国允许在蔬菜生产中使用安全范围剂量的农药。为了清除蔬菜表面残留的农药，人们对买回的蔬菜应用流动水认真加以清洗，或者对土豆、黄瓜等能去皮的蔬菜，在削皮后食用。

问：怎样清除蔬菜中的其他有害物？

答：方法1：用水焯。菠菜、笋、木耳、苋菜、空心菜等都含有较多的草酸。草酸不仅影响口味，还能与食物中的钙结合成不溶解的草酸钙，使食物中的钙不能被人吸收利用。草酸盐还能阻碍人体对食物中的铁的吸收。长期食用含草酸高的食物，还可能导致肾结石。因此，最好对这类含草酸多的菜在烹调前用开水焯一下，以除去部分草酸。

方法2：炒熟炖透。有些蔬菜，例如四季豆（尤其是秋天下霜前后的四季豆）所含的有毒物质皂甙、红细胞凝集素较多，每年公共食堂发生的扁豆中毒事件，都是因为吃了未炒熟炖透的扁豆造成的。因此，食用四季豆时必须炒熟炖透，以免中毒。

方法3：不吃发芽的土豆。土豆龙葵素含量大，因此最好不吃发芽的土豆。

方法4：吃煮熟的干黄花菜。鲜黄花菜含有大量的秋水仙碱，可致中毒，因此鲜黄花菜不能吃。如果要吃，也要吃煮熟的干黄花菜。

方法5：充分加热。蔬菜在种植过程中如施用农家肥，可使蔬菜沾染寄生虫卵和各种病菌，需要在烹调前认真清洗、去皮，或通过充分加热予以去除。

少数人在吃了蚕豆、蚕豆芽后发生急性溶血性贫血，也叫蚕豆病。本病是一种遗传病，90%为男性，多见于5岁以下儿童，这类病人不能吃蚕豆、蚕豆芽。

问：怎么保存蔬菜好?

答：蔬菜不宜长时间储存，最好现买现吃。如果一时吃不完，应用保鲜膜包好，放在冰箱中保存，温度控制在4℃，保存时间不要超过3天。

今天你吃水果了吗

【专家档案】

张德纯 中国农业科学院蔬菜花卉研究所研究员

【热点提示】

✠ 很多国家在调整传统的食品方案过程中，都明显增多了果品的补给。

✠ 成人每日水果的食用量应在500g。人们从果品中获取的主要营养有碳水化合物、维生素、矿物质、有机酸等。

✠ 据统计，全世界果树有近3000种，其中较重要的约有300种；我国有果树670余种，大致可分为六类。

膳食营养 五果为助

水果是维生素的“富矿”

维生素C：鲜枣、刺梨、猕猴桃、山楂、柑橘、柠檬含量居多。健康成人每日需要50 ~ 100mg。

维生素P：通常维生素C含量高的水果，维生素P的含量也高。健康成人每日需要维生素P 25mg。它是维生素C的增效剂。柠檬汁不仅含有维生素C，还富含维生素P，适于坏血病患者服用。

准妈妈应多吃草莓

维生素B_9：维生素B_9即叶酸。在鳄梨、柑橘等果品中，叶酸的含量比较丰富，其中草莓的叶酸含量最为丰富。成人每日需要叶酸0.2 ~ 0.4mg。研究发现，缺乏叶酸可引起贫血，如果育龄妇女和怀孕3个月之内的孕妇体内缺乏叶酸，可致胎儿先天性神经管畸形。而我国居民每日平均从膳食中获得的叶酸仅为50 ~ 200μg，因此，孕妇应当多吃些富含叶酸的水果。

贫血者可多吃葡萄

维生素K：每100g葡萄含维生素K 0.07 ~ 2.01mg。健康人每日需要维生素K70 ~ 140μg。在正常情况下，人体借助肠道微生物即可获得足够的维生素K。但是，当患有肝脏和肠道疾病或长期服用抗生素时，就要适量服用维生素K了，因为维生素K的合成会受到抑制。研究证明，维生素K不仅可以用来止血，还可以治疗肝病、肠病，提高抗病能力。

孩子应适量吃红黄色水果

胡萝卜素：通常果品的颜色越深，所含的胡萝卜素就越多，如柑橘、杏、菠萝、柿子等红黄色的水果。维生素A是许多生理过程（如视觉、生长、骨骼发育）的重要物质。胡萝卜素在人体内能转变为维生素A，所以被称为维生素A前体。

老人宜吃些坚果

维生素E：杏仁、榛子、花生、核桃等坚果含有丰富的维生素E。研究证实，维生素E不仅有助孕的作用，同时是一种强氧化剂，能保护细胞免受氧自由基的损害。

肥胖的人应少吃西瓜

果糖：几乎所有水果都含有果糖。在所有糖中，果糖甜度最高，是最甜的糖，以下依次为蔗糖、葡萄糖、麦芽糖、半乳糖。西瓜之所以吃起来很甜，就是因为西瓜所含的糖主要为果糖。

葡萄糖：多数果品含有大量葡萄糖，尤以葡萄含量最多，樱桃、李子、杏、柿子、越橘等次之。

蔗糖：桃、杏、李子、龙眼、树莓、苹果等含蔗糖较多。

麦芽糖：葡萄、穗醋栗、黑莓等含有麦芽糖。

淀粉：在无花果、龙眼、板栗等果实中含量较多。

纤维素和果胶：它们不仅能吸附细菌和毒素，还能促进肠道蠕动，增强肠胃功能。果胶被肠道微生物分解后，还能促使铅加速排出体外，并能降低血液中胆固醇的含量，保护心血管的功能。

蛋白质和脂肪可兼得

矿物质：有些果品，如橄榄、扁桃、榛子、杏仁、枇杷、山楂、刺梨、柑橘等富含钙，榛子、扁桃、杏仁、核桃等富含磷，阿月浑子、榛子、扁桃、樱桃、杏仁等富含铁，扁桃等含有锰、锌等。

有机酸：有机酸能增进果实风味，促进消化。一种果实通常含有多种有机酸。

蛋白质和脂肪：核桃、榛子、杏仁、扁桃、香榧、椰子等果实中含有丰富的蛋白质和脂肪。果实中还含有各种氧化酶、过氧化物酶、过氧化氢酶、淀粉酶、蛋白酶、蔗糖酶、脂酶和果胶酶等。这些酶不仅对人体的物质代谢有直接或间接的作用，也能对果实的成熟、品质和贮藏产生影响。

果品的特殊功效

抗氧化——番茄红素出类拔萃

衰老是人体新陈代谢的客观规律，是体内的“垃圾”，如自由基等逐渐累积，对人体组织器官产生损伤所致。因此，自由基素有“恐怖分子”之称。

研究发现，抗氧化剂可以提高机体的防护能力，而很多水果含有抗氧化剂成分，尤其是番茄和西瓜所含的番茄红素具有高效抗氧化剂的特性。

番茄红素属于类胡萝卜素，除了赋予果品鲜艳的色泽外，还具有许多明显的保健功效。经胃肠道吸收进入血液循环后，番茄红素能有效阻止自由基对组织细胞和基因的毒性作用和损伤，减少男性罹患前列腺癌的危险，对于消化道、胰腺、肺、口腔等多种癌症也有预防作用。日本的科学家最近还发现，血液中存在番茄红素时，低密度脂蛋白不易被氧化，从而减少其在动脉壁上的沉着，降低动脉粥样硬化的发生。

保健康——多种果品独具功效

杏仁所含的维生素 A、维生素 C、儿茶酚、黄酮类物质及苦杏仁甙等，有一定消炎、止咳的功效。

山楂所含的三萜类和黄酮类物质可调节心律，降低血胆固醇，所含的金丝桃甙等有一定消炎、止咳的功效。

罗汉果所含甜味物质的甜度高于食糖 300 倍，因此糖尿病患者适用。

杏仁、腰果、榛子、核桃、板栗、开心果、花生、葵花子统称为坚果食品之“八珍”。八珍果含有大量不饱和脂肪酸、氨基酸和维生素 B_1、B_2、B_6、维生素 E，以及钙、磷、铁、锌等。适量吃八珍果，对缓解脑细胞衰老和改善健忘症状很有帮助，还可减缓视力减退。

可入药——50种水果收载“本草”

在中国历代医书中，有很多果品是作为药用的，如《本草纲目》第29卷、30卷、31卷，共收入果品50余种。

梨：具有清热、止咳、平喘、化痰等功效。在秋冬交替之际，适量吃梨，能有效缓解烦渴、咳嗽、咽痛、失音等“上火”症状。

枣：俗话说，日食三颗枣，医生不用找。据《本草备要》记载，枣能补中益气，滋脾胃，润心肺，通九窍，和百药。

柿：据《本草纲目》记载，柿子乃血分之果，其味甘气平，性涩而能收，故有健脾、润肠、治咳、止血之功效。现代药理学研究证明，柿子和柿叶所含的有效成分，对预防心血管硬化有一定作用。

吃水果四注意

吃新鲜水果

“民以食为天，食以鲜为先。”新鲜的水果不仅口感最好，营养也最好，能使人体最大限度地获取水果中的维生素等营养物质。

吃时令水果

所谓时令水果，就是指当季的水果。当季水果因为处于良好的生态环境，饱受充足的阳光照射和雨露滋润，多为自然成熟，因而营养更为丰富，口感更甜美，气味更为芬芳，价格相对便宜。

吃多种果品

吃水果，人们同样应推崇一个“杂”字，即食用果品也要多样化，以获取多种营养，促进营养均衡。

吃适量果品

果品的热量远远超过蔬菜。吃同样多的果品和蔬菜，果品更容易使人发胖，因此需要适量食用。

有些果品（如柑橘）如果过量食用可致胡萝卜素血症。橘子吃多了可能“上火”。

又如柿子，鞣酸的含量较多，与胃内的蛋白质混合后可形成不溶于水的鞣酸蛋白，可导致胃石症，更不要和白薯、土豆一块吃。而荔枝含有大量果糖，能被细胞利用的葡萄糖的含量较低，过量食用可能导致低血糖症状。

【你问我答】

问：饭前还是饭后吃水果好？

答：饭前还是饭后食用水果，要依各人体质而定。美国的研究发现，饭前 1 ~ 2 个小时吃水果或饮果汁，水果或果汁内的糖分能在一定程度上满足体内热量的需求，从而减少对食物的需求量。因此，想减肥的人不妨在饭前 1 ~ 2 个小时吃点水果。但是，消化功能不良者最好在饭后 1 小时再吃水果。

问：水果应该带皮吃还是削皮吃？

答：通常果皮中的维生素 C 比果肉含量多。在 100g 鲜柑橘、柠檬和甜橙的果皮中，维生素 C 的含量分别为 130mg、140mg 和 170mg；而 100g 鲜柑橘、柠檬和甜橙的果肉中，所含的维生素 C 分别为 38mg、65mg 和 55mg。100g 苹果果肉仅含 12 ~ 13mg 维生素 C，而 100g 鲜苹果皮含维生素 C 60mg。因此，从获取维生素 C 的角度讲，水果带皮吃好。

但考虑到水果在采摘前可能被喷打农药，采摘后又人工催熟，或为了储藏保鲜而进行表皮上蜡，为安全起见，水果还是削皮吃好。但是葡萄不好削皮，因此吃前要认真清洗。而且葡萄皮所含白藜芦醇较多，白藜芦醇对保护血管有效。

问：烂水果削掉腐败部分后还能吃吗？

答：有人认为，把坏的部分去掉了，吃余下好的部分不会影响健康。也有街头不法小贩将出现部分腐烂的西瓜、哈密瓜、菠萝切块卖给顾客。其实，病原微生物侵入果品造成局部溃烂，肉眼很容易看到，但在腐败过程中产生的有害、有毒物质会污染尚未发生病变的果肉，则是肉眼看不到的，有些真菌及其毒素还具有致癌作用，食用后对人体有害。所以，就算已经剔除了腐烂的部分，这样的水果仍不能吃。

问：是不是进口的水果更有营养？

答：加入 WTO 后，很多“洋水果”进入了中国市场。由于品种、栽培技术、气候条件、分级包装等技术手段，使得进口水果的外观胜出一筹。尤其是其精湛的上蜡工艺，更使得果品色泽鲜艳，光亮照人。为了达到防腐保鲜的目的，有的进口果品还在涂料中加入了激素、防腐剂、石蜡、树胶等物质，尽管大部分果品涂料具有可食性。其实，进口水果不一定比国内果品更有营养，人们不必过于追新求异。

问：吃菜可以代替吃水果吗？

答：一些水果所含的具有特殊功能的物质，如白藜芦醇、苹果酸、苦杏仁甙、柠檬苦素、木瓜蛋白酶、番茄和西瓜中的番茄红素等，对人体均能产生特殊的功效，而这些物质都是蔬菜所没有的。因此，我们应当既吃蔬菜，也吃水果。

问：食用反季节水果安全吗？

答：在科技发达的今天，利用日光、温室等科技手段和设备，即使是在冰天雪地的北方，人们也可以吃到现摘下的西瓜、草莓、葡萄、甜瓜，甚至是热带水果木瓜、番石榴等。

所谓反季节水果，就是指这些利用设备栽培的水果。虽然反季节水果比贮藏的水果新鲜，但又存在一些不可克服的缺点：比同类应季水果贵，可质量并不一定高，不仅维生素C含量低，而且往往风味不足，口感欠佳。一些不法商贩为了销售货品，常利用化学试剂催熟反季节水果。如用催熟剂乙烯利催熟葡萄，尽管此药毒性较低，但长期食用对人体有害。还有的商贩为了让香蕉表皮嫩黄好看，使用二氧化硫熏蒸香蕉。二氧化硫及其衍生物不仅对人体的呼吸系统产生危害，还会引起其他脏器的病变。用催熟剂、膨大剂等激素类物质催熟增大的草莓，个儿大，形状不规则，外观挺好看，但味道很差。

问：怎样去除水果上残留的农药？

答：了解、掌握购买果品的常识性知识，才能辨别水果的正常颜色、气味、成熟度，才能买到优质水果。通常颜色和形体异常的果品可能在生长中使用了激素、色素或进行了熏蒸。果品表面留有药斑或有异常、刺鼻化学味道的果品更不能买。

为安全起见，买到家的水果，要在食用前认真清洗。对于表皮不光滑的水果，要用毛刷刷洗。能去皮的水果可在去皮后食用。

问：如何挑选新鲜水果？

答：一看：新鲜的水果表皮光滑，色泽亮丽，有光彩。不新鲜的水果因失水而造成萎蔫，表皮发皱，不光亮。自然成熟的水果果皮颜色均匀，人工催熟的水果果皮颜色不自然，色泽深。个头儿超大的果品很可能使用了膨大剂。二摸：自然成熟的水果有弹性，而不熟的或人工催熟的水果手感较硬，果实发沉。三闻：成熟适度、品质优良的水果有其特有的果香。四尝：好不好，一尝就知道了。

问：水果应该怎样保存？

答：果蔬维生素C的下降程度主要取决于果蔬的种类及贮藏条件。多数维生素C含量高的果蔬，在贮藏过程中损耗得也多。水果最好吃多少买多少，放得愈久，水果的营养及口味就愈差。大部分水果无须清洗即可直接放进冰箱保存，并应在一周内吃完，否则容易腐烂变质。而香蕉、凤梨、芒果、木瓜、柠檬等水果，只需在室内阴凉的角落处存放即可，不宜长时间冷藏。

【延伸阅读】

果品源自野果

我们常吃的各种果品，均来自不同起源的古种果树的野生群落。野生的果树经过历代人类的选择和驯化，才有了现在丰富的品种，至今已有3000年以上的历史。从古埃及、巴比伦、希腊墓葬石刻、壁画中，我们可以大致看出古代果树栽培的概貌。

果树靠什么传播种子

果肉能为种子提供良好的营养条件。未成熟的果实由于不可食用，因而能有效保护种子发育成熟。而成熟果实美丽而鲜艳的颜色和芳香的气味，能吸引无数昆虫和鸟兽将其作为食物，从而把种子遗留到地面，起到传播种子的作用，使果树得到繁衍。在自然选择的过程中，色彩鲜艳、香气浓郁、味道鲜美的各种果实具有更大的竞争力，因而得以保留下来。

色香味各显神通

（1）诱人的颜色富含营养。水果是最美丽、诱人的食品。《圣经·创世纪》中的亚当、夏娃就是经受不住它的诱惑，偷吃了树上的苹果，而被赶出了伊甸园。

决定植物颜色的三类植物色素包括叶绿素和类胡萝卜素（为脂溶性色素），叶绿素可将植物染成绿色，类胡萝卜素可使植物呈现橙色；花青素为水溶性色素，具有紫色。花青素与钾、钠、铁等金属离子相互作用可产生蓝色，与酸性物质相互作用可产生红色。

不同种类的果实，由于色素体的各种有色化合物含量不同，呈现的颜色会有差异。有些果实在成熟时，其表面可产生蜡质，可影响果实的光泽和质感。

水果的色素不仅能使水果呈现艳丽的色彩，有些还对人体健康大有裨益。例如黄酮类物质，对维持人体心血管功能起着重要的保护作用。

（2）芳香的气味清新空气。成熟果实的特有芳香，主要取决于果实所含的挥发性有机化合物的种类与数量，其中许多挥发性有机化合物，如乙醇等为多数水果所共有。其含量通常非常低，只占果实重量的百万分之几。

多数水果均含有百种以上小分子量的挥发性化合物，从而构成不同的气味。即使这些化合物的含量极小，如成熟苹果的香气成分乙基-2-甲基丁酯，在空气中的嗅觉阈值浓度仅为0.1μg/L，即1/百亿的浓度，但仍能被人察觉。

水果的香气不仅使人感到愉悦，还有清新空气、除污杀菌的功效。慈禧太后曾长年在起居房间内置放一口大瓷缸，里面放有各种时令鲜果，并定期更换，能使室内空气保持清洁和芳香。

每天喝牛奶 强壮全家人

【专家档案】

于 康 北京协和医院临床营养科主任医师

【热点提示】

⌘ 温家宝总理在 2006 年 4 月 23 日考察重庆光大奶牛科技园时题词：我有一个梦，让每个中国人，首先是孩子，每天能喝上一斤奶。

⌘ 牛奶至少有 280 多种化学成分，其中水、蛋白质、脂肪、碳水化合物、矿物质和维生素等都是人类赖以生存的营养物质。

⌘ 2004 年国家统计局的统计数据表明，我国城镇居民平均每人每月鲜奶、酸奶和奶粉的消费量仅为 2.09 公斤。

饮用牛奶好处多

牛奶的营养价值和对人类健康的贡献已由无数科学家经过严谨的研究并获得大量证据而被全世界所公认。正因为如此，每年 5 月的第三个星期二被定为“国际牛奶日”。

当然，这并不是说要用牛奶替代水来喝。因为任何一个食物，不管它有什么优点还是缺点，一定是放在一个合理膳食的前提下去论证的。我们提倡成年人一天饮用一袋牛奶，是有重大意义、现实意义的。

牛奶补钙可壮筋骨

大量证据表明，牛奶对人体健康存在非常广泛的益处。从骨骼效应来看，对青少年骨骼发育，特别是骨骼量的累积具有重要作用。20 岁以前，我们骨骼中的钙累积得越多，将来发生骨质疏松的几率就越低。对于成年人来说，虽然骨量峰值已不能变化，但牛奶（尤其是强化了维生素AD的奶）作为最佳的钙补充来源，仍能起到十分重要的作用。牛奶含有丰富的乳脂，使钙更易于吸收。

增强营养，改善体质

除补钙之外，饮牛奶还能很好地补充蛋白质和微量元素，为提高人体的整体营养水平打下很好的基础。

很多国家（包括美国、英国、日本、丹麦等）一直在倡导并且大力推广学生奶计划，通过学生饮奶而改善整个民族的素质。比如日本，在改善国民体质方面有一个重要内容，就是让一个人每天喝一袋牛奶，而且他们喊出了一个非常响亮的口号——“一袋奶强壮一个民族”。

蛋白质牛奶含有酪蛋白、少量的乳清蛋白和共同沉淀物，其生物利用率为85%，而谷类蛋白质的生物价值仅为50% ~ 65%。此外，牛奶蛋白包含人体生长发育所需的全部氨基酸，这是其他食物无法比拟的。牛奶中的蛋白质与热量的比例也非常合理。

脂肪乳脂含有500多种不同的脂肪酸和脂肪酸衍生物，其中含66%饱和脂肪酸，30%单不饱和脂肪酸和4%多不饱和脂肪酸，占全奶热量的48%。乳脂不仅使牛奶具备特殊而醇厚的香味，也有利于人体消化。

矿物质每100g牛奶里面平均含钙135mg，与磷、钾、镁等多种矿物质搭配得十分合理，容易被人体吸收。

一天喝多少牛奶好

要回答这个问题，首先应看人体每天需要摄入蛋白质的量。根据中国营养学会公布的符合我国人群特点的膳食推荐标准，1kg体重应每天摄取1g蛋白质。那么，一个60kg体重的人一天需要摄取60g蛋白质。在某些特殊情况下，可能上浮或者下降。

我们再来看看一袋鲜奶（约250ml）所含蛋白质的量。经测试，一袋牛奶所含的蛋白质为7 ~ 8g，占国家推荐标准的12.5%。有人说，牛奶所含的蛋白质比母乳高3倍，难以消化。但这是针对1岁以内的婴儿来说的，而不是儿童、青少年和成年人。

你会正确喝奶吗

时间

实际上，在一天的任何时间段饮用牛奶并无实质差别，人们可根据个人习惯而定。

现在有一种“晚上喝牛奶有助于睡眠”的说法，但其证据不足。

如果从钙的吸收角度看，由于晚上睡觉后钙的吸收效率较白天高，因此睡前饮用一袋牛奶不失为一种好的选择。

数量

每日饮用牛奶的总量以 250 ~ 500ml（1 ~ 2 袋）、每次饮用量不超过 250ml（1 袋）为宜。

首先是考虑饮用牛奶的耐受性问题。由于我国居民中普遍缺乏乳糖酶，如果一次性饮用大量的牛奶，可能因乳糖不耐受而导致腹胀、腹泻等不耐受反应。据目前的初步调查数据看，每次饮用一袋牛奶（250ml）出现不耐受的几率不超过 15%，但一次性饮用两袋者（500ml），不耐受的发生率可超过 30%。其次，还要考虑牛奶中钙质的吸收问题。一次饮用过多的牛奶，奶中钙质的吸收率不仅不会增高，反而可能降低。

饮用顺序

喝牛奶前应先进食一些主食或其他含有动物蛋白的食物（如鸡蛋等），牛奶应放在每餐的最后饮用。

这是因为空腹饮用牛奶，牛奶在胃肠道通过的时间较快，而肠道对奶中营养素的吸收率会因此而降低，同时，还可能增加发生乳糖不耐受的风险。在进食其他食物后再饮用牛奶，可延长牛奶在肠道的停留时间，使营养素吸收增加，并减少胃肠不适。

饮用温度

饮用牛奶的温度以 20℃ ~ 30℃为宜，不宜从冰箱中取出后直接饮用，以防引起胃肠不适。事实上，一些人确实因为饮用过凉的牛奶而引起了胃肠不适，甚至胃肠痉挛。一般从冰箱取出的牛奶在室温下放置半小时后即可饮用，也可煮沸后降温至适宜温度再饮用。

喝牛奶也有误区

误区 1：空腹喝牛奶

对于乳糖不耐受的人而言，空腹喝牛奶容易导致腹胀和腹泻。还由于空腹喝牛奶，牛奶在胃肠道通过时间较快，以致吸收率降低。

解决方案：①先进食馒头、面条、面包、点心、鸡蛋、蔬菜等固体食物，将牛奶放在一餐的最后饮用。②与这些固体食物混合进食，以增加人体对乳糖的耐受性和提高人体对牛奶各种营养物质的吸收率。

误区 2：与茶或咖啡一起饮用

牛奶含钙丰富，属于补钙饮品。茶和咖啡属于脱钙饮品。因为茶叶含有单宁酸，它能与钙反应并产生不溶解的钙盐，从而影响钙的吸收。咖啡所含的咖啡因也是强脱钙剂。据统计，长期大量饮用茶和咖啡的人群，特别是喜欢喝浓茶、浓咖啡的人，骨质疏松的发生率较高。

解决方案：①不饮用浓茶和浓咖啡。有饮茶或喝咖啡习惯的人，可选用淡茶或低咖啡因咖啡。②不把牛奶与茶或咖啡一起饮用。如果想在喝牛奶后饮用茶或咖啡，至少要间隔半小时以上。

误区 3：用高温或低温方式处理牛奶

受传统观念的影响，或是害怕不卫生，一些人喜欢用刚刚烧开的水冲奶粉。其实，这种方法并不科学。

从营养角度来说，高温会使奶粉中的蛋白质变性。牛奶中的蛋白质在高温的作用下，会由溶胶状转变成凝胶状，导致沉淀物出现，不利于人体吸收而使营养价值降低。从卫生角度来说，即使用 100℃的开水来冲，也起不到消毒作用。况且用高温久煮的方法对牛奶进行消毒也大可不必，因为正规厂家生产的牛奶都是经过消毒的。

有的人以为冷冻能使牛奶长时间保鲜，就把牛奶放在冰室里储存。但实际上，冷冻会使牛奶中的蛋白质变性、脂肪分层，解冻后蛋白质和脂肪同样会发生凝固和沉淀的现象，也不利于人体吸收，使牛奶的营养价值降低。

解决方案：①用 60℃ ~ 70℃的温开水冲奶粉。②在 4℃的冷藏、避光条件下保存鲜牛奶。③在室温状态下或适当加热后饮用牛奶。

误区 4：用牛奶送服药物

在有些药物说明书上可能会注明“牛奶不影响该药物的吸收”。

无论如何，送服药物最好用白开水，而不要用牛奶送服。因为牛奶能够显著影响人体对药物的吸收速度。其原因为：牛奶中所含的蛋白质能与多种金属离子结合，影响一些含金属离子的药物在人体内发挥正常药效；牛奶还容易使药物表面形成覆盖膜，使牛奶中的钙、镁等矿物质与药物发生化学反应，生成非水溶性物质，从而影响药物吸收，降低药效，甚至对身体造成某些危害。

解决方案：①用清水服药。②服药与喝牛奶最好间隔 1 小时以上。

误区 5：在牛奶中添加果汁

为了增加牛奶的风味，有人喜欢在牛奶中添加橘汁或柠檬汁。

实际上，橘汁和柠檬均含有果酸，果酸会使牛奶中的蛋白质变性，影响人体对蛋白质的吸收，从而降低蛋白质的营养价值。

解决方案：将牛奶和果汁分开服用。

五驳“牛奶有害论”

大量证据表明，喝牛奶能对维护人体健康带来多种益处。而最近有一些“颠覆性”的说法，让老百姓对喝牛奶这件事产生了疑惑。以下就让我们对这些说法逐一进行分析。

驳“蛋白质摄入过量”

从营养学的观点来看，蛋白质是不能摄入过量的。问题在于，如果个别人出现了蛋白质过量的问题，是不是由喝牛奶引起的。

如果拿牛奶和等量的其他常见食物相比较，我们会发现牛奶并非高蛋白食品。在100g 的各种食物里，牛奶蛋白质的含量是 3g，大米是 7 ~ 8g，面粉是 10g 左右，豆制品、鸡蛋、猪肉、虾、海产品等要比牛奶高出 3 ~ 5 倍。我们平时喝一袋鲜奶，大约是250ml，里面含蛋白质总量为 7 ~ 8g，只占国家推荐标准的 12.5%。因此，如果有人认为自己蛋白质吃得过量了，那不一定是喝牛奶引起的，至少不是由正常饮用了一袋牛奶而引起的。

驳“常饮牛奶易致癌”

所谓牛奶致癌论的依据，是来自美国康奈尔大学坎贝尔教授的研究。他用含大量酪蛋白的饲料喂大鼠，发现酪蛋白可增强黄曲霉毒素对大鼠的致癌作用。于是，有人就引申为喝牛奶易致癌。

我们认为，从大鼠的实验结果直接推论到人是不合理的。因为坎贝尔教授的那项研究是把酪蛋白作为大鼠饲料里面的唯一蛋白质，接受实验的大鼠几乎不食用任何含其他蛋白质的食物，这种膳食方式在人类膳食中几乎是不可能出现的。

从实验数据来看，癌细胞的增殖是在老鼠摄入这种酪蛋白达到或超过身体生长速率所需的蛋白质摄入量时才可能发生。而一个人一天喝 250ml 牛奶，所摄入的蛋白质也不过 8g，酪蛋白仅为 6g。把这样低的摄入水平与一个超过身体需要量的动物膳食模式划等号，显然不合理。

我们说一种蛋白质是好还是坏，关键看人体对它能不能很好地吸收、消化和利用。而牛奶中的酪蛋白是一种优质蛋白（母乳也含有30%的酪蛋白），是因为其氨基酸组成与人体需要的模式很接近，它比大米、面粉中的植物蛋白更容易被人体吸收、消化和利用。

驳“牛奶越喝体质越酸”

有人说，牛奶含大量蛋白，可在体内代谢过程中产生大量的酸性物质，使体质偏酸。所以越喝牛奶，体质越酸，腿越疼。

我们说，凡是食物里含有氯、硫、磷等较多，在体内最终生成的代谢产物呈酸性的食物叫做成酸性食物；而食物中含钙、钾较多，在体内最终生成的代谢产物呈碱性的食物叫做成碱性食物。根据中国最新食物成分表，每100g牛奶里面平均含钙135mg，磷仅为60 ~ 80mg。按照食物酸碱度分类，牛奶应归属于碱性食物。

驳“喝牛奶可致糖尿病”

来自国际社会的研究发现，出生6个月以内的婴儿，如果用牛奶代替母乳喂养，成年以后或者若干年以后会出现糖尿病发病率升高的现象。但这是针对6个月以内的婴儿而言。迄今没有任何证据表明儿童、青少年和成年人正常饮用牛奶会增加糖尿病的发病风险。

驳“喝牛奶易过敏”

喝牛奶的过敏发生率有多高呢？根据全世界（包括国内）的调查发现，喝牛奶的过敏发生率不到3%。这个比例相对于喝牛奶不过敏的人来说是很低的。如果我们把牛奶与鸡蛋、花生、鱼、虾、海产品甚至橘子相比就会发现，牛奶导致的过敏远低于这些食品。如果因为有3%的人喝牛奶过敏，就作出97%的人不能喝牛奶的结论，这无异于一叶障目。

有些人喝牛奶后感到不舒服，是因为牛奶所含的乳糖需要特殊的酶（乳糖酶）去分解，而很多中国人的体内缺乏乳糖酶，但这并不代表这些人不能喝牛奶。约90%的人在一次饮用一袋牛奶后不会出现腹胀、腹痛等症状，约10%的人喝了牛奶后可能出现腹胀和腹泻。

大家可以采用以下办法来解决这个问题：①把一袋牛奶分成两次喝。②用酸奶来替代牛奶。因为酸奶在加工过程当中，有1/3的乳糖已经被分解了。

在我国，老百姓人均每年牛奶摄入量只是欧美国家的居民每年牛奶摄入量的三十几分之一，还远没有享受到正常饮用一袋牛奶所能获得的好处。把一个发达国家每人每天喝大于700ml牛奶的数据，直接拿到每人每天喝20ml的国家里去大谈所谓超量饮用牛奶带来的坏处，不仅不合理，还会产生误导。

【你问我答】

问：是不是应该夏天喝酸奶，冬天喝热奶？

答：实际上，饮用酸奶或牛奶并无季节差异。从钙质和其他营养素的补充角度看，饮用等量的牛奶和酸奶并无实质性差异。从胃肠耐受性角度看，对乳糖不耐受者，饮用酸奶较牛奶更安全。但不论饮用何种奶制品，不论在哪个季节，温度过凉或过烫均是不适宜的。因为夏季饮用刚从冰箱冷藏室拿出的酸奶，可引起胃肠不适；而冬季饮用长时间高温煮沸的牛奶，会破坏牛奶的营养。

问：有人说晚上喝奶容易长胖，是这样吗？

答：从总体角度看，长胖的核心原因是体内能量过剩，即摄入的能量超过了消耗的能量。因此，减肥要着眼于全部食物，而非某一食物。只要总能量控制合理，每日饮用250 ~ 500ml牛奶就不会发胖。相反，总能量超标，即便不饮用牛奶，照样有发胖的风险。

此外，美国第三次国家健康和营养调查研究（针对380位美国成年女性膳食钙和体脂的关系进行了分析）的结果表明，如果把每日钙摄入量为255mg这一组人群的肥胖风险度设为1，那么，随着钙摄入量的增加，各组人群与最低钙摄入人群的肥胖风险比值比会逐渐下降。这说明钙摄入量越大，发生肥胖的风险越小。

另一项针对肥胖的非洲裔美国成年男性进行的调查研究发现，在给予富含钙的奶制品饮食12个月后，肥胖者的体重平均下降了4.9kg。目前有关学者对其机制的解释是，钙摄入不足可导致血液维生素D_3和甲状旁腺激素水平上升，从而刺激脂肪细胞钙离子内流，使脂肪合成增加，脂肪分解作用减弱，最终使体脂增加。而补钙可抑制这个过程，从而降低肥胖的风险。

问：我喝牛奶就肚胀，有时还腹泻，我该怎么办？

答：喝牛奶腹胀或腹泻的主要原因是乳糖不耐受。牛奶中的糖主要为乳糖，在牛奶中的含量为4.5% ~ 4.7%，占牛乳中总糖量的99.8%。在正常情况下，乳糖在人体小肠上皮细胞刷状缘内，经乳糖酶水解为葡萄糖和半乳糖后被吸收。当体内乳糖酶缺乏时，乳糖在小肠内不能被分解吸收，而被完整地转运到大肠。之后，乳糖在大肠细菌的作用下被发酵，进而产酸、产气，刺激肠道黏膜，导致腹胀、腹鸣、肠痉挛，甚至腹泻。

乳糖不耐受在全球范围内是一种多发病，以成年人最为常见。其发生率存在人种差别，约95%的亚洲成年人、约70%的成年黑人有乳糖不耐受现象，而在西方国家，白人的发病率仅为10%～15%。

对喝牛奶后出现腹胀、腹泻者，可尝试以下办法：

（1）将250ml牛奶分为2～3次饮用。

（2）用酸奶代替牛奶。

（3）采用无乳糖奶粉代替牛奶。

（4）采用豆浆、豆奶等代替品。由于其营养价值有所下降，所以应在上述三条均无效的情况下再考虑此方法。

问：喝脱脂奶是否更有利于身体健康?

答：通常我们不主张单纯饮用脱脂奶。

首先，牛奶之所以有特别的香气，全靠脂肪中的挥发性成分。如果没有了脂肪，香味就不足，喝起来也就没有味道。

其次，牛奶中含有多种维生素，其中脂溶性维生素A、D、E、K都藏在牛奶的脂肪当中。如果把牛奶中的脂肪除去，这些维生素也就容易跟着失去，对孩子的生长发育不利。

再次，牛奶脂肪中含有多种抗癌物质，比如含量较多的共轭亚油酸。这种亚油酸能抑制多种癌细胞，还能抑制致癌物在体内发挥作用，对预防乳腺癌等特别有效。所以，如果完全脱除牛奶的脂肪，会影响其营养价值、口感、风味和保健作用。即便对于需要减肥和患有心血管病的人来说，脱脂牛奶也应该和普通牛奶交替食用。

喝一杯全脂牛奶，只能得到约7.5g脂肪，而吃100g瘦猪肉，却会获得20g脂肪；做菜时放油稍多，一个菜就会多出10g以上的脂肪。所以，通过喝低脂奶来减少膳食脂肪，并不是一种好方法。同时，是否饮用全脂牛奶就一定导致血脂增高，目前并没有充足的研究证据。但由于不同人群的健康需求各不相同，比如肥胖者、糖尿病患者、消化能力较弱或腹泻的婴儿以及中老年人，比较适宜饮用强化了维生素AD的低脂牛奶。如果医生要求病人喝脱脂奶，而每日饮奶数量又达2杯以上，就可以暂时选择脱脂奶。由于脱脂牛奶脂肪含量较低，所以不宜长期用于喂养婴儿，也不适合正处于生长期的青少年。

增加益生菌 减少亚健康

【专家档案】

康 白 中国微生态学首席科学家

于小冬 国家发改委宏观院公众营养与发展中心主任

【热点提示】

⌘ 人体微生态失衡会引起亚健康状态和各种慢性病，而亚健康状态和各种慢性病是我国公众健康的主要威胁。

⌘ 益生元可激活人体内双歧杆菌或乳酸菌等益生菌群，对促进人体微生态平衡具有显著的作用。

⌘ 2006年3月，国家首次将"推进公众营养改善行动"纳入国民经济与社会发展第11个五年规划纲要，这是我国公众营养改善事业前进的里程碑。

人体与细菌共生

研究生物体与其正常微生物群的相互关系的新的生命科学分支——微观生态学与宏观生态学，是生命科学研究的两个层次。微生态学是细胞水平或分子水平的生态学，相关研究不断阐明生命的发展规律，并为促进人类健康开创新局面。

益生菌是人体、动物体及植物体体内和体表寄居的正常微生物群落中的对宿主有益的或生理性细菌。人一出生，就会被这些生理性益生菌寄居。人、动物及植物作为宏观生物，都要与其自身携带的微生物共生，相互依赖、相互制约、共同发展进化。

成年人体内和体表寄居着500 ~ 1000种生理性微生物（微生态学把这些生理性微生物称为正常菌群），其重量约为1.275kg，体积相当于一个人的肝脏那么大，其数量为

100 万亿～1014 万亿个。人体自身的细胞只有 10 万亿个。也就是说，每个人体细胞就有 10 个细菌相陪伴。一位美国著名的微生态学专家 SAVAGE 说，正常菌群是人体的一个系统，发挥着不可或缺的生理功能。

亚健康是谁闹的

如今越来越多的都市人感觉自己不舒服，时常陷入疲劳、反应迟钝、适应力下降、焦虑的状态，去医院检查又往往查不出确切的原因。似病非病，生活变得很糟，医学上把这类现象称为亚健康。亚健康是身体功能退行性变化的一种反映，也是“虚病”向“实病”转化的一个中间过程。

据介绍，符合世界卫生组织关于健康定义的人群只占总人口数的 15%。这些人不仅没有疾病，而且身体、心理和社会适应能力都很好。有 15% 的人处在疾病状态，而 70% 的人处在亚健康状态。

随着社会竞争加剧、环境污染加重以及不良生活方式的影响，以慢性疲劳为主要症状的亚健康发生率逐年增加。持续的亚健康状态容易导致肿瘤、心血管疾病、呼吸及消化系统疾病和代谢性疾病。因此，亚健康状态已成为当今危害人类健康的头号隐形杀手，也是现代医学面临的难题之一。

虽然目前对于造成亚健康状态的原因尚无定论，但多数研究认为，人体亚健康状态与压力过大、身心状态失衡、饮食结构与习惯不健康、缺乏生活规律、生活方式不科学、情感生活质量下降、人际关系紧张和环境污染等密切相关。

但是不久前，一项由公众营养与发展中心和中华预防医学会微生态学会发起的《中国人口亚健康与微生态失衡状况调查》，揭示了亚健康的一个重要起因——人体微生态环境失衡。

菌群失衡与亚健康互为因果

研究显示，人类亚健康的发生、发展和转归，都伴随着肠道微生态菌群的变化和失衡。

在正常情况下，各类微生物在人体内环境中是一种和平共处的关系。就拿与人的健康密切相关的肠道微生态环境来说，当肠道微生态环境平衡时，肠内益生菌占据着优势地位，并在肠道内参与糖类、脂类、蛋白质的分解，协助人体完成胆汁酸、胆固醇等物质的代谢过程，增进人体对各种养分的摄取，从而使人达到健康状态。

但是，当肠道微生态环境失衡，或是发生由肠内本来无害的细菌导致内源性感染，或是让有害菌占据优势地位，并产生毒性物质或内毒素时，就会使人产生便秘、腹泻、食物过敏、厌食、免疫力低下等症状。

所以说，人体微生态状态与健康息息相关。几乎所有引起亚健康的诱因都能导致肠道微生态的失衡，而肠道微生态环境失衡既是亚健康的结果，又能加重亚健康，最终导致疾病。

菌群失衡有对策

菌群失衡，为什么

在正常情况下，人和正常微生物群是和谐、平衡的。但是，当人体处在不良环境中或承受巨大的精神压力时，正常的生理功能就会改变，寄居在体内的正常微生物群在种类和数量上也会发生异常，形成菌群失衡。

初步调查发现，近年来，随着我国经济的不断发展，居民膳食结构也发生了极大变化。人们吃肉类和脂肪类食物多了，含纤维多的植物性食品吃得少了。加上食品加工越来越精细，食物中大部分维生素和益生元在加工过程中流失。一边是有益物在流失，另一边却是有害物在涌入——环境中的有害物质不断通过大气、水等各种渠道直接或间接地作用于人体。当有害物的摄入量超过了人体所能承受的限度时，再加上抗生素的滥用，就会导致体内微生态环境失衡。

菌群失衡可引起亚健康和疾病。据调查，由于环境、食物和压力的影响，70% 以上的人（例如高血压、高血脂、高血糖、肥胖症和癌症的前期）都处于亚健康状态。

菌群失衡，怎么办

菌群失调可分为生理性失调和病理性失调，前者是可逆的，可自然恢复；后者是不可逆的，不加以调节就不能恢复平衡。

国际微生态学界普遍认为，补充益生菌和益生元是个好办法。例如，把人体固有的生理性细菌（如双歧杆菌、乳杆菌等）从人的肠道中分离出来，进行培养、扩增、冻干，再制成粉剂或液体供口服，以补充因菌群失衡所造成的这些生理性细菌的减少或缺失，达到调整菌群的目的，改善亚健康。但这种方法在使用上有不利的地方，因为益生菌的存活期较短，因此限制了其应用价值。

近年来，国外率先推出了益生元。所谓益生元，是一类低聚寡糖。它在人、畜的上消化道内不能被吸收，只能在结肠内由生理性细菌所产生的酶分解，并被生理性细菌消化吸收。由于益生元是双歧杆菌、乳杆菌等生理性细菌所必需的营养和生长促进物质，因此使用益生元能增加有益菌，抑制有害菌，调整肠道菌群失衡的状态，使人体逐渐由亚健康转为健康状态。由于益生元有效期较长，因此有利于推广应用。

选择益生元　需要注意啥

由于双歧杆菌是一种对人类极为重要的益生菌，所以人们最早发现的益生元是双歧因子——各种寡糖类物质（即低聚糖）。

在自然界中，有多种植物含有天然的低聚糖。但权威的研究报告显示，人们每天只能从日常食物中获得 0.145 ~ 0.25g 的短链功能性低聚糖，远远满足不了人体的需要。所以，除了膳食，还应适当补充低聚糖。

常见的益生元有低聚果糖、低聚半乳糖、低聚乳果糖、低聚木糖、棉子糖、大豆低聚糖、乳酮糖。目前使用最普遍的是低聚果糖和低聚半乳糖，我国已将低聚糖添加到乳制品、婴幼儿食品、饮料、保健品、烘焙制品和酒等食品中。

但摄入益生元所产生的功效与益生元每天的摄入量密切相关。以低聚果糖为例，其最低摄入量应为每日 3g，一般摄取量应为每日 5 ~ 8g。又如低聚半乳糖，其最低有效摄入量应为每日 2 ~ 2.5g，一般摄取量应为每日 10g。对于一个健康成年人来说，益生元的每天补充量应达到最低有效摄入量，否则就收不到应有的效果，而服用太多则会导致排出性腹泻。因此，消费者在直接服用或选择含益生元的食物时，一定要注意标签上标注的益生元的种类、含量和健康提示。

谁为益生菌提供食物

调节人体微生态的主要手段

保持体内微生态平衡的重要性逐渐为人们所认识，使用微生态制剂已经成为改善人体肠道微生态的主要手段。

从 20 世纪初梅切尼科夫在欧洲提倡饮用酸牛奶以来，微生态制剂逐渐在世界各地推广开来。在日本特定的健康食品中，40% 添加了微生态制剂。在欧盟也是如此。

微生态制剂的最大特点

在世界微生态学界，已经对使用微生态制剂能“已病治病，未病防病，无病保健”达成共识。有人预言，抗生素之后的时代将是生态制剂的时代。

目前微生态制剂包括以下三个部分：

（1）益生菌：益生菌是一类口服的有益的活菌制剂，能改善肠道菌群平衡，有益于人体健康。

（2）益生元：益生元（如各类功能性低聚糖）是指不被宿主消化吸收，却又能选择性地促进益生菌的代谢和繁殖，从而间接地增进宿主健康。

（3）合生元：将益生菌和益生元合二为一的制剂称为合生元。目前国内外对于益生菌与益生元的联合运用已进入研究高潮。

益生菌食物：低聚果糖

所谓益生元，是包括低聚果糖在内的体内正常微生物的营养物质。这类营养物质虽然能给体内正常微生物提供营养物质，却不能被正常微生物的宿主所吸收，既能维持正常微生物的生长，又能保护宿主的健康。研究发现，益生元可以使双歧杆菌增殖，促进钙、镁、锌、铁等矿物质的吸收，进而调节血糖、血脂，提高人体免疫力。

益生元该怎样用

目前益生元已在国际上成功应用。在欧洲，低聚果糖常被添加于酸奶、乳酸饮料、干酪、涂抹酱、焙烤类食品和汤料中。其目标人群包括青少年、工作繁忙及压力过大的人士和老年人。然而在我国，益生元的应用尚不到应使用范围的5%。正因为如此，国家公众营养与发展中心已于今年启动益生元的使用推广项目。

传言不可信

传言1：益生元就是双歧杆菌

错。益生元不是益生菌，也不是双歧杆菌。益生元是益生菌的食物，可以促进各种益生菌的生长。

传言2：双歧因子就是益生元

错。当双歧因子可以增加小肠（或发酵乳制品）中双歧杆菌的数量时，可以被认为是益生元。但在其他状况下，双歧因子就不能被称为益生元。

传言3：非消化性寡糖都是益生元

错。因为当非消化性寡糖促进有益菌的生长繁殖时，才可以被称为益生元。而在乳糖不耐受等情况下，非消化性寡糖也能促进有害菌的生长繁殖，从而产生有害效应，此时就不能把非消化性寡糖称为益生元了。

传言 4：结肠食品都是益生元

错。所谓结肠食品，是指不能被人类胃肠消化酶分解的碳水化合物，它们大部分是多糖，包括纤维素、半纤维素、果胶、木质素及低聚寡糖（乳果糖、大豆寡糖、棉子糖、水苏糖、低聚果糖、低聚异麦芽糖等）。多糖在小肠内是不能被分解吸收的，只有到了结肠，才能被肠腔中的细菌所分泌的酶部分或全部酵解。所谓结肠食品更偏重于膳食纤维的功效，并不一定是益生元，而益生元则一定是结肠食品。

【你问我答】

问：什么是国家公众营养改善 OLIGO 推广项目？

答：国家公众营养改善 OLIGO（益生元）推广项目的具体内容是：把一定种类和数量的低聚寡糖作为食品强化剂，按照科学的方法适当地添加到粮、油、奶等食品中，以改善食品品质，弥补因现代食品加工技术过精、过细，造成益生元流失的缺陷。其目标是调整人体菌群，使亚健康状态得到改善。

问：日常生活中有哪些因素能影响肠道菌群平衡？

答：人、动物和植物必须与环境相适应。适者生存，不适者死亡。完全适应即健康，不完全适应为亚健康，完全不适应就发生疾病甚至死亡。而生物体与环境的适应过程，是生物体与菌群的平衡过程，也是健康与疾病的转化过程。同时，是自身的正常微生物群适应生物体生理变化的过程。

影响正常菌群的因素包括自然因素和社会因素。自然因素包括物理、化学和生物三类自然环境。社会因素则包括饮食结构、精神生活、社会压力、医疗质量等。而抗生素的滥用是直接破坏生态平衡的重要因素。

问：常喝酸奶能保持肠道菌群平衡吗？

答：酸奶是通过益生菌（主要是乳酸菌）发酵而制成的，因此常喝酸奶对维护人体健康具有十分积极的意义。人类饮用酸奶已有 100 多年的历史，最早是由在法国巴斯德研究所工作的俄国微生物学家、诺贝尔奖获得者梅达尼科夫教授提倡的，目前已经普及到全球。其作用是增加人体肠道内的益生菌，使肠道菌群失衡恢复正常。

问：除了常喝酸奶，还有哪些保持菌群平衡的方法？

答：①改善饮食结构，减少高热量、高脂肪、高糖饮食，少吃精粉、精米及其他精制食品，适当增加粗粮的摄入。②多吃地下茎类食物。包括菊芋、菊苣、山药、胡萝卜及芋头等。因为这类食物含有大量的益生元，有利于促进益生菌的生长繁殖。③保护肠道菌群平衡。在不得已使用抗生素类药物时，要注意先抗后调。如能进行菌群检测，应设法抑制数量多的菌群，补充数量少的菌群。如使用了广谱或多种抗菌药物，应对肠道正常菌群予以扶植。

问：为什么益生元能促进人体微生态平衡？

答：形象地说，人的身体好比地球，上面生存着大量的菌群，其中益生菌的多寡是一只反映"地球"健康与否的"体温表"。而益生元是益生菌赖以生存的食物。在众多益生元中，欧力多是一种天然存在于母乳和动植物中的优质益生元。它能有效减轻便秘，降低肠道 pH 值，恢复肠细菌平衡。

问：益生元是药吗？使用后会不会产生副作用？

答：它不是药，其主要功能是从总体上促进身体健康，减少患病的危险。益生元只能通过日常饮食加以补充，而不能把它作为药物来治疗某种疾病。益生元不会对健康产生任何副作用。

问：每天摄入多少益生元合适？

答：每个人都应尽可能多地摄取益生元。多数人可采取多摄入食物纤维的办法来补充。但少数人由于对食物纤维比较敏感，如在进食含膳食纤维较多的食物后会产生腹胀的症状，而食用含益生元的食品则不会让人产生腹胀等不适感。个别人如果在正常的饮食范围内出现不舒服的感觉，经过多次使用也会逐渐适应。

问：食品的欧力多标志有何寓意？

答：欧力多标志是将人体益生菌的代表双歧杆菌作为图形，寓意是吃了欧力多就能促进健康。消费者应选择标有欧力多标志的产品，有此标志的产品代表其欧力多的含量符合国家公众营养改善欧力多推广项目的推荐量，食用后确实能促进健康。现已证实，连续 30 天食用欧力多者，体内益生菌的数量可增加 5.8%，有害菌的数量可减少 8.6%，机体免疫力可得到提高，因此被国家公众营养与发展中心推广使用。

你缺乏矿物质吗

【专家档案】

蔡东联 第二军医大学临床营养学教研室主任

柴巍中 北京大学公共卫生学院营养与食品卫生系副教授

【热点提示】

⌘ 世界卫生组织的报告指出，全球微量营养素缺乏增加了疾病的发病率、传染性疾病的死亡率和智残率，是造成全球疾病负担的重要因素。

⌘ 科技部、卫生部和国家统计局三部委联合调查结果表明，我国居民微量营养素（维生素和微量矿物质的统称）摄入不足的状况普遍存在，相关疾病呈现快速发展的趋势。

⌘ 全国多次营养调查表明，我国居民比较容易缺乏钙、铁、锌、维生素A、B_1、B_2、叶酸等；生活在特殊地理环境的居民，可能缺乏碘、硒。即使是中轻度的营养缺乏，也会对居民健康带来不良影响。

矿物质　您身体的一部分

人体矿物质从哪儿来

矿物质也称无机盐，主要由无机化学元素组成，是生物体内除碳、氢、氧、氮以外所有化学元素的统称。营养学将食物或机体组织代谢后残留的灰分也称为矿物质。

矿物质是地壳中自然存在的化合物或天然元素。在人体新陈代谢过程中，通过不断与外界环境进行物质交换，使人体组织中几乎含有自然界存在的各种元素，而且与地球表层元素的组成基本一致。

迄今发现的自然界中的化学元素有115种，天然存在的有92种，在人体中可以检测出81种。人体中矿物质的含量占人体总重量的4% ~ 5%。

微量与常量

根据矿物质在体内的含量，矿物质可分为微量元素与常量元素。

微量元素是指在人体内含量甚微，总量占人体总重量0.01%以下，每日需要量从几微克到几毫克的矿物元素。主要包括铁、铜、碘、锌、锰、硒、氟等。

常量元素是指在体内含量较多（占人体矿物质总量的60% ~ 70%），含量占人体总重的0.01%以上，每日膳食的需要量在十分之几克到1克以上的矿物质。主要包括钙、镁、钾、钠、硫、磷、氯7种。

必需与非必需

根据矿物质的生理功能，矿物质可分为必需元素与非必需元素。

必需元素指人体生命活动和正常生理功能不可或缺的元素。1995年，世界粮农组织（FAO）和世界卫生组织（WHO）认定，生命必需元素有17种，包括7个常量元素（钙、镁、钾、钠、硫、磷、氯）和10个微量元素（铜、铁、钴、铬、碘、锰、钼、氟、硒、锌）。最新报道的生命必需元素的数量增至25种。

非必需元素指目前研究尚未得到证实对维持人体正常生命功能必不可少的元素。FAO和WHO认定，硅、镍、硼、矾为非必需元素。

有毒元素

有些元素不但对健康无益，反而有害，这类元素叫有毒元素。FAO和WHO认定，铅、镉、汞、砷、铝、锡、锂等有潜在毒性，为有害元素。

每日消耗需要补充

矿物质是一类无机营养物质，虽然不提供热能，却是构成机体组织和维持正常生理功能不可或缺的物质。矿物质能够被吸收入血，在体内能够进行自由转运，也能够通过肾脏排出体外。其生物利用率与功能发挥不仅受食物、饮水、环境、健康状况等因素的影响，各种矿物质之间或与其他营养素之间也存在着协同、拮抗，或既协同又拮抗的复杂的作用关系。一旦缺乏、过量或不平衡，会导致其他营养素不能被人体正常利用。在人体每日的新陈代谢过程中都要消耗一定的矿物质，因此必须通过膳食及时补充。

2000年，中国营养学会制定了《中国居民膳食营养素参考摄入量》，对绝大多数矿物质制定了适宜摄入量（AI）或推荐摄入量（RNI），对一些过量摄入可能引起毒副作用的矿物质制定了最高摄入量（UL）。

人为什么会缺乏矿物质

正常人体可以通过平衡多样化的膳食，一般可以得到矿物质的良好补充。但是由于各种原因，有些人也会发生矿物质缺乏。目前导致我国居民矿物质缺乏的主要因素为：

不健康的饮食方式

矿物质在食物中的含量不同，每天均有一定量的损耗，只有通过平衡和多样化膳食，才能够得到良好的补充。海产品、动物性食物、五谷杂粮、坚果类食物的矿物质含量丰富。动物性食品不仅比植物性食品富含锌、铜、铁等必需微量元素，而且吸收利用率也比较高。如果有偏食、挑食、素食、饮食过于精细等习惯，就容易发生矿物质缺乏。酗酒、抽烟等也会干扰矿物质的吸收利用。

食物加工不当

谷类食品中的矿物质主要存在于谷物的外皮和胚芽当中，如果加工过于精细，谷物外皮和胚芽中矿物质就随糠麸一起丢失。水果和蔬菜削皮，过分淘洗米和菜，蔬菜切得过碎，烹调时间过长，也会使矿物质损失增加。

食物中含拮抗物质

食物中草酸盐、植酸盐能够与钙、铁、锌、镁等金属元素结合，形成人体难以吸收的盐类，从而降低人体对矿物质的吸收利用。如菠菜、柿子、苋菜、竹笋、茶叶含草酸、植酸、鞣酸较多，能干扰矿物质的吸收。膳食纤维、茶叶和咖啡中的酚类化合物干扰铁的吸收。食物发酵能破坏这些拮抗物质，提高矿物质的利用率。

矿物质之间可相互干扰

一些矿物质在体内含量过高时，会干扰其他元素，如钙、磷、镁、铁、锌、铜等的吸收。又如镉、汞、银可干扰铜的吸收，铅能干扰锌、铁的吸收利用，钙、磷可干扰铁、铜的吸收利用，硫离子和多价磷酸盐能与铜、锌结合，影响铜、锌的吸收。

特殊生理需要

处于迅速生长发育期的儿童、妊娠和哺乳期妇女、某些疾病的恢复期，或是运动量过大、劳动强度过大时，身体对矿物质的需求量都会显著增加，如不及时补充就会导致矿物质的缺乏。高温作业或在炎热的夏季，人体大量出汗可造成钠、钾、氯等元素的丢失，如不及时补充，会导致矿物质缺乏。

疾病状态

某些消化系统疾病，如严重的腹泻、呕吐会使矿物质的丢失增加，造成体内矿物质缺乏。又如胃肠道功能低下、手术切除部分胃肠道、肾脏疾病、内分泌功能紊乱等，也会导致矿物质的吸收障碍或排泄增加，导致矿物质缺乏。

药物影响

某些药物，如多价磷酸盐、甲状腺素、肾上腺皮质激素、青霉胺、四环素、雌激素、避孕药等，能与锌、铜等金属元素形成络合物，干扰锌的吸收，或增加尿中铜的排泄量。

特殊的地理环境

地球环境中元素分布不均衡，某些地区的环境导致当地的食物和饮水天然缺乏某些矿物质。我国有些地区发生的克汀病、克山病就是由于当地环境中缺乏碘、硒造成的。

其他因素

贫穷饥饿、宗教禁忌、环境污染、生活紧张忙碌、遗传生理缺陷、孤独冷漠等因素也会导致矿物质的缺乏和失衡。

走出误区

误区 1：缺钙是小孩子的事

事实上，任何年龄的人都可能缺钙。因此，补钙绝不只是小孩子的事，也和成人有关。

钙是人体内含量最多的元素，约有 1200g，也是最容易缺乏的元素之一。人体是否缺钙与两方面的原因有关：

一是峰值骨量。峰值骨量是指在 35 岁左右时，人体骨量达到人生中最高骨量时的钙含量，主要由遗传因素、补钙因素和锻炼因素决定。

二是钙流失量。这主要由钙的补充量、流失量及生活习惯所决定。如嗜烟酒、咖啡、茶、可乐，盐摄入量过高，很少吃肉，都可以导致钙的流失。

误区 2：多晒太阳就行，用不着补钙

晒太阳和补钙是两个概念。晒太阳是为了促进体内合成维生素 D，而维生素 D 可以促进钙的吸收。如果光补钙，不补维生素 D，则仍然会缺钙。

孩子缺钙比较典型的症状是夜间哭闹不安、多汗和枕秃。因此，只晒太阳不补钙和维生素 D 制剂（鱼肝油）是错误的。

通过改善饮食结构，通常可以达到从天然食品中获取足量钙的目的。含钙较多的食物有牛奶、奶酪、鸡蛋、豆制品、海带、紫菜、虾皮、芝麻、山楂、海鱼、蔬菜等，特别是牛奶，每 100g 鲜牛奶含钙 104mg。如果每人每天喝 250g 奶，就能提供 300mg 钙；每天喝牛奶 500g，便能获得 600mg 钙。再加上饮食中其他食物供给的 300mg 左右的钙，就能基本满足人体对钙的需要。

值得注意的是，在食用这些含钙丰富的食品时，应避免过多食用含磷酸盐、草酸的食物，以免影响钙的吸收。吃动物肝脏可以获得维生素 D，同时也有维生素 A。

误区 3：每天吃钙片就不会缺钙

有人说人老了，补钙光靠吃东西不行，也不好吸收，不如吃钙片。每天坚持吃，保证不缺钙。这种说法是不对的。如果合理饮食，每天喝牛奶，就可以不吃钙片。在补钙的同时，一定要多活动，多晒太阳，适当补充维生素 D，否则效果不好。所以说，即使每天坚持吃钙片，也不一定能保证不缺钙。此外，坚持每天吃些豆制品，补充大豆异黄酮，对预防骨质疏松也有好处。

误区 4：多喝骨头汤，补钙效果好

骨头虽然是含钙比较多的食物，但骨头里的钙不溶于水，也耐热，所以，把骨头汤熬 2 ~ 3 个小时，也含不了多少钙。另外，骨头汤还缺少促进钙吸收的维生素 D，所以也不利于钙的吸收。况且骨头汤里脂肪含量远远超过钙含量，而常喝骨头汤，脂肪摄入多，也对人体不利。如果在骨头汤里加点醋，则可以增加钙的溶出。另外，在喝骨头汤时吃点动物肝脏可以获得维生素 D，有利于钙的吸收。

误区 5：骨质都增生了，不能再补钙

有些人认为，骨质疏松症是缺钙，所以需要补钙，骨质增生与骨质疏松相反，是钙太多的缘故，不能补钙。其实，这是一种误解。因为骨质增生和骨质疏松虽然是完全不同的病变，但发病原因却都是体内缺钙。骨钙丢失不仅会造成骨质疏松，人体固有的代偿作用又促使钙在骨端不均匀地沉积，由此形成骨质增生。所以，骨质增生与骨质疏松一样，都需要补钙。

发生骨质增生和骨质疏松与老年体内激素水平的变化有关。50岁以上的人，血中甲状旁腺激素增加，降钙素含量也增加。甲状旁腺激素增加的后果是使破骨细胞功能活跃，骨吸收增加，使得骨骼超量脱钙，骨骼中的钙游离到血中，其结果一方面是骨质疏松加剧；另一方面是血钙增高。因此，50岁以后应该对骨质疏松和骨质增生引起足够的重视。一是应在医生的指导下适当补钙；二是平时要注意从食物中摄取丰富的钙，如牛奶及其制品、海产品（如虾皮、紫菜、鱼骨粉）等；还要坚持每天进行户外活动，以促进钙的吸收。

【你问我答】

问：最好的矿物质来源是什么？

答：矿物质不能在体内合成，只能通过食物、饮水、呼吸和皮肤获得，主要是通过饮食获得。最好的矿物质来源是动物性食物，特别是海产品。

问：吃碘盐好，还是吃营养盐好？

答：近年来，市场上食用盐的种类日益增多，例如调味盐、胡椒盐、汤料盐、低钠盐、营养盐（如富锌盐、富硒盐）等五花八门，含盐的佐餐食品更是令人目不暇接。虽然人们可以在多种选择中丰富自家的餐桌，但实际上，微量元素可从天然蔬果中获得，所以如果饮食结构合理，就没有必要使用营养盐。低钠盐适用于高血压、水肿、肾功能不好以及有胸水、腹水等必须限盐的病人。

问：每天只吃5g盐，该怎么掌握？

答：5g盐约为1茶匙，但我国居民大多没有茶匙的概念。有些地方为居民发放了专门把握每天用盐量的勺子，或在售盐时配备1把。这种勺子一头可以盛2g盐，另一头可以盛1g盐。这当然是最好的方法。

如果没有这种勺子，也可以用一些简单的方法来粗算盐的用量。例如，可以把每天吃的5g盐分为两部分：去掉啤酒瓶盖中的内衬，1个啤酒瓶盖可容纳4g盐，这是做菜时用勺子添加食用盐的量；剩余的1g则来自于其他食品。一家三口每月最多食用250g盐。

问：有既使菜美味又能少放盐的窍门吗？

答：如果本身口重，突然减盐会影响胃口。以下减盐的方法可供参考：

（1）炒菜时等快起锅时再放盐。因为这时盐多浮在菜的表面，还没有渗透到菜中，吃起来咸味较重。

（2）把味道较重的蔬菜（如青椒、番茄、洋葱、香菇等）和味道清淡的食物一起烹煮。还可以利用葱、姜、蒜等调味品所产生的香味来增强食物的可口性。

（3）增加酸度和甜度。在烹调时，使用白醋、柠檬等各种酸味来增添食物的味道，如在煎烤食物上挤点柠檬汁。使用糖醋调味，也能增添食物的风味。

（4）用中药材与香辛料调味。使用当归、枸杞、川芎、红枣、黑枣等中药材及肉桂、五香、八角、花椒等香辛料增添食物的风味。

（5）采用蒸、炖等易保持食物原味的烹调方法，容易让人尝出食物的原味。

问：除了食盐，其他食品里的盐该怎么算？

答：带有调味品的方便面、酱油、味精、苏打饼干、咸菜、豆腐乳、辣椒酱及发面的面制品、点心等，钠的含量都很高。例如，1g 味精相当于 0.5g 盐。就是说，如果吃了这些食品，就要适当减少盐的用量。

问：我快 50 岁了，而且正处于亚健康状态，吃多种营养补充剂有益健康吗？

答：当人体出现矿物质缺乏时，健康状况会受到影响。初期使人感到乏力、无精打采、精神状况不好、易患感冒等，长期缺乏会导致疾病的发生甚至死亡。因此缺乏矿物质时，应尽量通过平衡膳食来补充。当然，也可以在营养师或医师的指导下服用矿物质补充剂。但矿物质的摄入并非多多益善。长期过量摄入矿物质不但对健康无益，而且有害，甚至会产生毒性。

早期喂养　关乎一生

【专家档案】

丁宗一　中国医师协会儿童健康专业委员会主任委员

【热点提示】

⌘ 调查表明，我国儿童出生6个月内的平均生长速度与国外相同，出生6个月后的平均生长速度落后于国外。其主要原因是没有抓好孕前营养准备和在生后第4个月开始及时添加泥糊状食物。

⌘ 人类从出生到完成生长发育要经过几个阶段，但是在儿童早期的生长发育过程所形成的缺陷（生长债），是今后的生长发育过程所无法弥补的。

⌘ 儿童生长发育需要“三级火箭”助推。泥糊状食物在儿童早期的喂养过程中是必不可少的，具有不可替代的重要生理作用。

⌘ 正确的早期营养支持是降低新生儿死亡率的关键。

储蓄营养　莫欠生长债

1987 ~ 1993年，我国对0 ~ 7岁儿童生长发育进行了纵向研究。观察频率为生后第1个月，每周1次；生后第1年，每月1次；从生后第2年起，每3个月1次。这是目前国际学术界唯一的以这样的观察频率所得出的关于儿童生长发育速率的数据。根据这个数据，我们将儿童出生后的生长发育分为三个阶段：

⌘ 高速生长阶段：身长的月增值大于3厘米。

⌘ 快速生长阶段：身长的月增值为2 ~ 3厘米。

⌘低速生长阶段：身长的月增值低于 2 厘米。

所谓快速生长期，是指儿童身高的年增长率在 5 ~ 11 厘米的婴儿期。其生长发育呈现出以下三个特点：①生理性体重下降并非儿童出生后体重变化的唯一现象，合理的喂养完全可以防止所谓的生理性体重下降。②出生后，由于营养和喂养不足所造成的儿童生长不足，没有出现追赶式生长。③儿童生长发育存在关键期。所谓关键时期是婴幼儿能力获得和潜能开发由量变到质变的时期。合理的营养供应和及时适度的训练是促进婴幼儿身心健康发育的极其重要的保证。

为宝宝储蓄营养

近年来，对于儿童生长发育与成年人老化进程的研究，凸显了儿童早期营养对其生命后期的营养状况和生活质量的重要意义，人们由此得到了一个“营养银行”的概念。这个概念改变了人们以往对营养素每日摄取、消耗相互平衡的狭隘观念，认为儿童期是以营养素的贮存为主要趋势的。进入成人期后，随着老化进程，重要营养素的生理性丢失不断增加。到了生命后期，在儿童期摄入充足者的营养素丢失速率，比儿童期摄入不足者的营养素丢失速率低、发生时间晚、丢失绝对量小。

以骨营养状况为例，磷、铁、维生素 D 和钙是决定骨发育的重要营养素。如果能在儿童期将这几种重要营养素的补充达到生理需求量的理想水平，到了生命后期，骨质丢失的绝对量和丢失速率就会减缓，从而延缓骨质稀疏的发生和减轻骨质稀疏的严重程度。反之，就容易发生骨质疏松，甚至骨折。

可见，及早对儿童进行营养投入（不仅包括营养素，还包括营养行为和营养气氛等喂养因素），对于提高生命后期的生命质量具有十分重要的作用。

莫欠生长债

研究表明，胎儿在宫内由于发育迟缓所欠的生长债，是可以而且必须在生后极短的时间内予以补偿的。补偿的方式是通过合理喂养实现追赶式生长。但是婴儿如果在出生后发育迟缓，所欠的生长债却无法用追赶式生长的方式来弥补。这是因为胎儿宫内发育是要达到基本的生存条件的，而婴儿宫外生长发育需要逐渐承担和展开全部的生命过程，包括技能的获得、潜能的发挥等。

多项生长发育的研究表明，儿童的生长与发育密切相关，某些关键营养素（如蛋白质、锌、钙、磷、碘和维生素）对儿童的生长发育有直接影响。早期的儿童身高发育的速率值，大体上可提示其 20 岁时的智力水平。

支持上述观察结果的还有两项研究：一是对理想生长曲线与含有危险因素的生长曲线进行比较，我们可以观察到两者不可弥合。危险因素越多、越严重，两条曲线的差距就越大。二是对得过重病的婴幼儿的生长发育进行观察后我们发现，即使经过周密的喂养，这些婴幼儿仍然无法达到无病儿童同样的发育水平。在喂养不良的儿童中，例如两岁时消瘦（营养不良）的儿童到了 8 岁，其操作能力较非消瘦儿童差；到 11 岁时，其认知能力的测验得分更低。即使在进行营养和社会心理干预两年后，其 IQ（智商）和 DQ（发育商）得分仍低于非消瘦儿童（达 1.6 个标准差）。这些儿童不仅学习成绩差，人际交流能力和不良社会行为的发生率也高于生长发育正常的儿童。

由此可以判定，婴儿的快速生长发育期（出生后 12 个月）是"一票否决"的一个人生机遇，或者说是一个过时不候的历史关键时期。错过这个时期，无论采取什么措施，都无法使儿童的生长发育达到最佳水平。

三级火箭助推宝宝生长

一级火箭：生后立即开始母乳喂养

科学、准确、正确的母乳喂养概念包括：生母直接用乳房给婴儿哺乳、乳母给婴儿哺乳或用其他人的母乳喂养、使用趋近母乳营养成分的配方奶喂养。这种扩展、深化和延长的母乳喂养，能为婴幼儿打下更坚实的营养基础，有利于降低婴幼儿发病率、死亡率，提高儿童期的健康水平和生命质量。

但是调查表明，我国有 30% 的婴儿在液体食物阶段无法享用母乳喂养。而抚养人不知道或没有可能获得营养成分趋近母乳的配方奶喂养婴儿。还有 80% ~ 90% 的婴儿在换乳期没有及时、正确地得到配方奶喂养。

二级火箭：及时添加泥糊状食物

所谓换乳期，也叫食物转型期，是指由单纯母乳喂养为主向固体食物喂养为主过渡的生长发育期。在这个时期，奶仍然是婴儿的主要能量来源，但要更换奶的种类。或者说，先是吃母乳，之后是既吃母乳，同时也吃配方奶，然后转为以吃配方奶为主。

在这个时期，必须添加泥糊状食物，如菜泥、水果泥、肉泥等。泥糊状食物是人类独有的在换乳期的主要食物形态，既不是副食，也不是辅食。添加泥糊状食物的时间以出生第 4、5、6 个月为宜。抓好这 12 周的喂养，不仅具有增加营养的作用，也能对婴儿学会吃、促进咀嚼功能的发育和培养良好的饮食习惯起到重要的作用。

三级火箭：自然、均衡的固体膳食喂养

出生 8 个月后，婴儿需要从泥糊状食物逐渐向用固体食物、均衡膳食的喂养阶段过渡。但这并不意味着婴儿不用吃奶了，只是婴儿的生长发育能力能够接受而且需要添加

营养均衡的固体食物。新营养学认为，多数人都应当终身喝奶。

早期营养缺失对婴儿的不良影响

缺乏的营养成分	不良影响
亚油酸	视力缺陷和继发性学习困难
DHA 和 AA	视力缺陷和继发性学习困难
尼克酸和维生素 B_1	可致植物神经功能缺陷
维生素 B_6	癫痫易感性增加
胆碱	乙酰胆碱合成不足，思维和记忆差
铁	行为异常及继发性学习障碍
碘	克汀病，智力发育障碍
肉碱	学习障碍、心肌缺血、肌肉乏力

怎样喂养特殊婴儿

目前，我国新生儿死亡率为19‰。据分析，多数死婴为特殊婴儿。医学上把早产儿、宫内发育迟缓儿和患有疾病的危重新生儿统称为特殊婴儿。在刚刚出世的几天内，这些弱小的婴儿，尤其是患有疾病的危重新生儿，需要通过输液的方式补充营养，维持生命，再逐渐过渡到正常的吃奶方式。而不适当的营养供给是特殊婴儿死亡的重要原因之一。因此，适当的营养供给是降低新生儿死亡率的关键。

巨大的生存难题

难题1：体重低、功能差

早于怀孕37周出生的婴儿被称为早产儿；出生体重低于同胎龄平均体重第十百分位的足月或早产儿，被称为小于胎龄儿，也称宫内发育迟缓儿。他们不仅体重都明显低于足月新生儿，身体各器官功能也都比正常新生儿差，无法顺利适应外部环境。其中，有些婴儿即使是喝奶，也能发生致命的坏死性小肠结肠炎。

难题2：需要“追赶式生长”

研究发现，特殊婴儿要通过出生早期的追赶式生长，才能追上其他同龄儿的发育水平。而这种追赶式生长的最佳时期是在出生后第一年，尤其是前半年。一旦错过这段最佳时期，就很难完成追赶式生长的目标。对于特殊婴儿来说，面临着体重低、功能差和追赶式生长之间异常突出的矛盾。

怎样帮助他们渡过难关

如今，多数人已懂得母乳是新生儿的最佳食品。但对于特殊婴儿来说，单纯的母乳喂养却存在着缺陷。一方面，单纯的母乳喂养不能为其提供能满足追赶式生长发育需要的充足的营养物质；另一方面，与足月新生儿不同，他们不具备自行调节摄入量的能力，以补偿营养缺乏。为此，目前推荐为特殊婴儿使用母乳的同时加入母乳强化剂或适用特殊婴儿的专用配方奶。具体方法如下：

（1）对于没有母乳的特殊婴儿，可以给予特制的配方奶粉或奶。

（2）在进行母乳喂养时，挤出母乳加上母乳强化剂喂饲婴儿，以满足特殊婴儿的需要。但是这些方法要在医院内，由医生根据婴儿的生长情况随时进行调整。

（3）尽管特殊配方奶粉营养更丰富，更有利于特殊婴儿的生长发育，但也不能长期食用，更不应让正常的足月新生儿使用。当特殊婴儿的生长指标赶上同龄婴儿时，应及时改用普通配方奶粉或单纯母乳喂养。

走出宝宝喂养的误区

误区 1 ：6 个月内的宝宝只吃母乳就行

首先，只要有条件，应尽可能采取母乳喂养和延长母乳喂养时间。但是在宝宝出生 3 ~ 4 个月时，单纯母乳喂养已不能满足其生长发育的需要。因此，在宝宝出生 4 个月时，应在继续进行母乳喂养的同时，逐渐为宝宝添加米汤、蛋黄泥、菜泥、肉泥、果泥等。

误区 2 ：用普通牛奶或奶粉喂婴儿

首先，我们提倡母乳喂养。但是，对由于种种原因而无法实施母乳喂养者，我们提倡使用婴儿配方奶粉，而不是普通牛奶或奶粉。因为婴儿配方奶粉的营养成分与母乳的营养成分接近，而普通牛奶或奶粉的营养成分不是专为婴幼儿生长发育所设计的，不能满足婴儿快速生长发育的营养需求。

误区 3 ：给婴儿吃牛初乳等补品

儿科营养学认为，最好的婴儿食品是母乳，只要有条件，就应当实施母乳喂养。对由于种种原因而无法实施母乳喂养者，我们提倡使用婴儿配方奶粉，不提倡给婴儿吃牛初乳或其他任何补品。

泥糊状食物不能省

不能替代的泥糊状食物

研究发现，相对于不同的生长速率，其食物形态不同。出生 1 ~ 3 个月的婴儿生长速率最快。其食物形态是液体食物，如母乳。1 岁以上的儿童生长速率趋于平稳，其主要食物形态是固体食物，如米饭、馒头、蔬菜、水果等。出生 4 ~ 12 个月婴儿的生长速率介乎于两者之间，其主要食物形态应为泥糊状食物。

什么是泥糊状食物？从物理性状来描述，泥糊状食物就是含液体量介于液体食物和固体食物之间的食物。它比液体食物干，比固体食物稀，类似稠粥。任何一种食物，无论是动物性食物还是植物性食物，都可以做成泥糊状。

为了适应自然界食物和天敌的生存环境，哺乳动物从出生开始，必须在极短时间内从液体食物过渡到固体食物，即动物只有液体和固体两种食物形式。但是人类需要三种食物形式，即液体食物、泥糊状食物和固体食物，其中，泥糊状食物的喂养代表了人类的一个独立的生长发育阶段。这个阶段是人类生长发育过程中一个承前启后、继往开来的阶段，不能逾越，它直接影响到青少年时期的生长发育态势、潜能发育的表达和生命后期体质健康水平，乃至预期寿命的长短。

不能替代的原因

处于这个阶段的婴儿生理和营养需求的特征是：①生长速率位于一生中第二个快速生长期。②所需的营养谱急剧扩展，所需的营养强度处于一生中第二位。③婴儿消化道的成熟度处于第二位。

调查显示，导致我国儿童生长发育曲线自生后 4 ~ 6 个月起，低于国际儿童生长发育曲线（直至青春期）的原因，与同期国民生产总值、人均收入和消费水平并非显著相关，而与儿童泥糊状食物喂养的状况高度相关。

泥糊状食物喂养的好处

满足食物转型期婴儿生长发育的营养需求

单纯进行母乳喂养，已不能满足出生 3 ~ 4 个月婴儿的营养需求。对于足月儿出生的6月龄婴儿，单纯母乳喂养更无法满足其生长发育的需要。然而，此时的宝宝不仅牙齿尚未发育，消化器官也未发育成熟，既不能咀嚼固体食物，其胃容量和消化能力也无法承受固体食物。而泥糊状食物既能包含小儿生长发育所需的营养素，又能适应小儿的消化器官，以便小儿从进食液体食物过渡到独立地吃固体食物。如果不及时为婴儿添加泥糊状食物，就容易使婴儿缺乏所需的营养素，阻碍其正常的生长发育。需要指出的是，泥糊状食物绝非辅食，也不是广义的儿童食品，而是婴儿在特殊生长发育阶段的主食。

促进语言发育，培养良好的饮食习惯

及时添加泥糊状食物，可以为4～6个月婴儿的咀嚼功能发育提供适宜刺激。延迟添加或不添加泥糊状食物，会使婴幼儿缺乏咀嚼的适宜刺激，从而使咀嚼功能发育迟缓或功能低下。泥糊状食物喂养还能扩大婴儿味觉感受的范围，防止其日后发生挑食、偏食和拒食等不良行为。同时能直接影响儿童的语言能力，包括构音、说单词和短句等。调查显示，许多未及时进行泥糊状食物喂养的婴儿，比较容易出现语言发育迟缓或发育不良，并产生认知不良和操作能力差等现象。

【你问我答】

问：都说母乳喂养好，但是分娩3个月后我就要去上班，到时不能亲自按时给宝宝喂奶，请问我是否应该回奶？只给宝宝喂奶粉行吗？

答：建议您坚持母乳喂养。上班后，您可以让监护人用配方奶喂宝宝，下班后继续采用母乳喂养并维持到宝宝10～12个月。

问：宝宝3个月了，现在我的奶不够吃，只好给他加牛奶，请问可以在牛奶里加蛋黄吗？

答：首先，建议您继续坚持母乳喂养，如果母乳不够，应当用婴儿配方奶粉补足而不是普通牛奶。这种婴儿配方奶粉的营养成分与母乳接近，能使宝宝获得比较全面的营养。至于添加泥糊状食物，应该从宝宝出生4个月开始添加。

问：我儿子5个多月了，特别喜欢把东西拿到嘴里咬。我怕不干净，总把他拿的东西拿开。不知他是饿的还是怎么回事？

答：5个月的宝宝喜欢把东西拿到嘴里咬属于正常的生理现象。此时的宝宝已经有了探索周围世界的愿望。再有一种可能，就是宝宝感到牙床痒，想通过咬东西来解痒，无须过于担心。只是需要注意清洁，避免铅污染。

问：从4个月开始，我就开始慢慢给女儿添加米汤、糕干粉和蛋黄。现在宝宝6个月了，我想再给她添点嫩菜、肉泥、碎面条。有人说我加的东西太多了，是这样吗？

答：首先，从婴儿4个月开始添加泥糊状食物是正确的。至于添加的食物是否适宜，这要根据宝宝的具体情况来确定。如果宝宝食欲正常，二便正常，体重增长速率处于正常范围，这就说明您给她添加的食物量和种类能够与宝宝的消化吸收能力相适应。反之，如果宝宝出现食欲不振，大便里混有不消化的食物，就说明您添加食物的量大或者种类过多了。您可以根据具体情况来确定，或者到儿科咨询儿科医生。

问：我的小孙子是早产儿，现在还在医院里由医生和护士照顾，已经快满月了。不知出院后，我该怎样帮助儿媳照顾早产的小孙子？

答：①能进行母乳喂养的一定要采取母乳喂养。②对于无法进行母乳喂养的特殊婴儿，可以给予特制的配方奶粉。③如果母乳不足，可以在医生的指导下，由母亲将母乳强化剂添加于母乳中，以满足特殊婴儿的需要。但是这些方法要在医院内，由医生根据婴儿的生长情况随时进行调整。④尽管特殊配方奶粉的营养有利于特殊婴儿的生长发育，但也不能长期食用，更不应让正常的足月新生儿使用。当特殊婴儿的生长指标赶上同龄婴儿时，应及时改用普通婴儿配方奶粉或单纯母乳喂养。

问：我女儿从生下来就特别能吃，现在7个月了，体检时医生说让给她控制饭量，还说要不将来会得代谢综合征。我该怎么办？

答：首先，应分清“女儿从生下来就特别能吃”，是您过度喂养，还是正常需要。其次，应弄清是否真的体重超标。建议您带女儿到儿科进行检查后，根据中国儿童生长速率标准确定她是否体重超标，是否需要控制饭量。

根据世界卫生组织的规定，以下四项减重方法是绝对禁止用于儿童的：①饥饿、半饥饿或变相饥饿疗法。②短期快速减体重。③任何药物减体重（包括以所谓饮料、茶、饼干、全营养素等名目出现的东西）。④手术减肥（包括所谓皮肤外敷法、振荡法等）。

健康食物　你常吃吗

【专家档案】

蔡东联　第二军医大学临床营养学教研室主任
柳　鹏　北京大学人民医院临床营养科博士

【热点提示】

曾有报道，世界卫生组织推出了十大健康食物，下面由我国著名营养师根据中国的情况给大家推荐十种有独特营养价值的食物。其中，有一些是您常吃的，但您可能并不知道它们有什么特殊的作用；还有一些是近年来大家才开始享用并慢慢熟悉和接受的。

草莓：保护胃肠

推荐理由：草莓有2000多个品种，既可以直接吃，也可以加工成果酱。它色泽鲜艳，果实柔软多汁，香味浓郁，甜酸适口，有防癌功效，对胃肠道也有好处。

营养价值及功效：草莓中的营养物质很容易消化、吸收，多吃也不会受凉或上火，是老少皆宜的健康食品。

草莓有较高的药用价值。草莓味甘酸，性凉，它有生津、利痰、健脾、解酒、补血、化脂等功效，对胃肠道疾病和心血管病有一定的防治作用。据记载，服饮鲜草莓汁可治咽喉肿痛、声音嘶哑。草莓中所含的胡萝卜素是合成维生素A的重要物质，因此它具有明目养肝的作用。它还含有果胶和丰富的膳食纤维，可以帮助消化、通畅大便。

在美国，草莓被列入十大美容食品。

特别提示：草莓可以直接生吃，或拌白糖、酸奶、牛奶吃，可以制成果酒、果酱，还可以在制作布丁、松饼和蛋糕等西式点心时使用。草莓表面粗糙，不易洗净，用淡盐水或高锰酸钾水浸泡 10 分钟既可杀菌又较易洗净。

火龙果：美白减肥

推荐理由：功能独特，含有一般植物少有的植物性白蛋白及花青素，它有丰富的维生素和水溶性食物纤维，具有美容和保健的双重功效。

营养价值及功效：火龙果含大量花青素、水溶性食物纤维、植物白蛋白等。现代科学研究表明，火龙果内有多种对人体健康有益的成分，具有防病、保健、美容的功效。

火龙果可以防便秘，对眼睛的保健有益，可以增加骨密度，还有让皮肤美白和防黑斑的功效。最新的研究结果显示，火龙果果实和茎中的汁液有抑制肿瘤的生长和抗病毒作用。火龙果是一种低能量、高纤维的水果，水溶性食物纤维含量非常丰富，因此具有减肥、降低胆固醇、润肠、预防大肠癌等功效。

特别提示：由于火龙果含糖分较少，因此是适合糖尿病患者吃的水果。在吃火龙果的时候，尽量不要丢弃内层的粉红色果皮，因为其中含有很多有益成分。火龙果既可直接生吃，也可以榨汁。

木瓜：百益果王

推荐理由：木瓜有百益果王之称。木瓜从用途上分为食用木瓜和药用木瓜两类。木瓜是一种很好的抗癌食品。它含有独特的木瓜酶，能帮助消化。吃木瓜还可以美容养颜。

营养价值及功效：木瓜是一种有很高营养价值和药用价值的水果，它含有一些独特的化学物质，其防病功效和保健功效是其他水果所不能比的。一系列实验研究发现，木瓜中的有效成分可杀死多种癌细胞，包括乳腺癌、肺癌、胰腺癌、宫颈癌和肝癌等。另外，木瓜中维生素 C 的含量很高，是苹果的 48 倍。这也是它具有抗癌作用的原因之一。木瓜含有大量的胡萝卜素、蛋白质、维生素、钙盐、蛋白酶、柠檬酶等，能促进人体新陈代谢，并有抗衰老的作用，还具有护肤养颜的功能。木瓜还有较强的抗菌作用，对多种肠道菌和葡萄球菌有显著的抑制作用。

特别提示：木瓜很适合慢性萎缩性胃炎患者、缺奶的产妇、跌打扭挫伤患者、消化不良者、肥胖者。但孕妇和过敏体质者最好别吃。

大蒜：抗癌抗菌

推荐理由：大蒜是目前发现的天然植物中抗菌作用最强的一种，同时在美国国家癌症组织关于“全世界最具抗癌潜力的植物”评比中位居榜首。

营养价值及功效：大蒜具有较强的抗菌消炎作用，大蒜中的挥发油以及大蒜素对多种细菌、病毒均有抑制和杀灭作用，尤其是大蒜素，即使稀释几万倍也能在瞬间杀死伤寒杆菌、痢疾杆菌、流感病毒等。

大蒜富含硒、锗两种微量元素。硒以谷胱甘肽过氧化物酶的形式发挥抗氧化作用，具有一定的抗肿瘤效果；有机锗化合物能够刺激机体产生干扰素，还可以激活自然杀伤细胞、巨噬细胞等免疫细胞，有利于对肿瘤的抑制。

大量研究表明，大蒜活性物质具有明显的降血脂及预防冠心病和动脉硬化的作用，并可防止血栓形成。大蒜可抑制胆固醇的合成，促进排泄，降低血总胆固醇、甘油三酯和低密度脂蛋白水平，增加血管内皮细胞物质的活性，从而抑制血栓形成和预防动脉硬化。

特别提示：一般人都可以吃大蒜，但眼病患者、肝病患者以及正在服药的人应慎吃大蒜。

大蒜不宜空腹吃，这是因为大蒜能使胃酸分泌增多，再加上蒜素也具有较强的刺激性和腐蚀性，易引起胃部不适。大蒜吃多了也会对胃肠道有刺激作用。而且，大蒜具有较强的杀菌能力，在杀死肠内致病菌的同时，也会把肠内的有益菌杀死。

番茄：可排钠盐

推荐理由：番茄中的番茄红素和维生素 C 含量丰富，具有抗氧化性，可有效清除机体自由基。

营养价值及功效：番茄中的苹果酸和柠檬酸等有机酸能促使胃液分泌，加强对脂肪及蛋白质等营养成分的消化；同时还可增加胃液的酸度，调节胃肠功能，有助胃肠疾病的康复。番茄富含维生素 C，可以降低血胆固醇，还有祛斑、美容、护肤等功效。番茄中的维生素 PP 可以降低毛细血管的通透性，防止血管硬化；同时还有助于调节甲状腺功能，甲亢病人吃番茄很有益。番茄中所含的矿物质，能促进血中钠盐的排出，因而有一定的降压、利尿、消肿作用，对高血压、肾脏病有良好的辅助治疗作用。

特别提示：适宜各年龄段人群食用。番茄性微寒，脾胃虚寒者不宜多食。番茄不宜空腹吃。空腹时胃酸分泌量会增多，番茄中所含的胶质等成分可与胃酸结合，易形成不溶于水的块状物，吃后易引起腹痛、呕吐。青色番茄不要吃。青色番茄是未成熟的，含有较多的龙葵碱，吃后会感到苦涩，吃多了还可能中毒。番茄和黄瓜别一起吃。黄瓜中含有一种维生素C分解酶，会破坏番茄中的维生素C。

燕麦：煮食更好

推荐理由：燕麦具有优质蛋白含量高、膳食纤维作用广、必需脂肪酸效果佳、微量营养素补充全等特点，是谷类食物的最佳选择之一。

营养价值及功效：燕麦富含膳食纤维，燕麦中可溶性膳食纤维含量分别是小麦和玉米的4.7倍和7.7倍。可溶性膳食纤维可以减缓体内葡萄糖以及胆固醇的吸收，有助于降糖降脂，还可以延缓胃排空时间，增加饱腹感，有助于控制食欲、减轻体重。

燕麦中富含必需脂肪酸，尤其是亚油酸。老年人若缺乏亚油酸，易致心血管病变、白内障；儿童如果缺乏，易出现皮肤干燥和发育迟缓。亚油酸还具有降低血胆固醇的作用，具有防治动脉粥样硬化及心血管疾病的保健效果，对脂肪肝、糖尿病、浮肿、便秘等也有辅助疗效。

特别提示：一般人都可以吃燕麦，但一次不宜吃得太多，否则会造成胃痉挛和腹胀。

燕麦不完全等同于市场上的麦片。我们在选购时一定要仔细看产品的标签，注意燕麦的含量和燕麦中膳食纤维的含量。如果原料表中不含燕麦，那说明此款产品根本就不是燕麦片；如果含有燕麦却未标明燕麦含量，我们可以看它的膳食纤维含量，如果膳食纤维含量过低，说明此款产品燕麦的含量也不会高。

燕麦片一般分两种，免煮的和需要煮的，我们建议选择需要煮后食用的燕麦产品。这是因为燕麦中含有β-葡聚糖，在煮的过程中，β-葡聚糖会充分溶解，更利于吸收。

鹅肉：能解铅毒

推荐理由：鹅肉是高蛋白、低脂肪食物，适合身体虚弱、营养不良者。

营养价值及功效：鹅与鸡、鸭同为禽类，营养价值基本相似，都是理想的滋补食品。

鹅肉的蛋白质含量很高，同时富含人体必需的多种氨基酸以及多种维生素、微量元素和矿物质。它的脂肪含量很低，且不饱和脂肪酸含量相对较高，对人体健康十分有利。

鹅肉有益气补虚、和胃止渴、止咳化痰、解铅毒等作用。其适宜身体虚弱、气血不足、营养不良者食用，还适合于经常口渴、乏力、气短、食欲不振者食用。

老年糖尿病患者常喝鹅汤、吃鹅肉，既可保证营养，又有利于控制病情的发展。吃鹅肉还有利于防治咳嗽等病症，尤其适合感冒、急慢性气管炎、慢性肾炎、老年浮肿、肺气肿、哮喘等病患者食用。鹅肉特别适合用于冬季进补。

特别提示：每餐吃鹅肉100g左右即可，不宜多吃，食多不易消化。

有皮肤疮毒者、瘙痒症者、高血压病患者、动脉硬化者忌食。

鹅肉鲜嫩松软，清香不腻，在烹调上以煨汤居多，也可熏、蒸、烤、烧、酱、糟等。其中鹅肉炖萝卜、鹅肉炖冬瓜等，都是秋冬养阴的良菜佳肴。

三文鱼：生吃最好

推荐理由：三文鱼被誉为水中珍品。它味道鲜美，含有丰富的不饱和脂肪酸，具有防治心血管疾病、增强脑功能、预防视力减退等作用。

营养价值及功效：三文鱼中含有丰富的不饱和脂肪酸，能有效提升高密度脂蛋白胆固醇，降低血脂和低密度脂蛋白胆固醇，具有防治心血管疾病的作用。它所含的n-3多不饱和脂肪酸更是视网膜及神经系统必不可少的物质，有增强脑功能、防治老年痴呆、辅助治疗和预防帕金森病等作用。

三文鱼中的天然虾青素和n-3多不饱和脂肪酸具有很强的抗氧化功效，这是其他食物所不能比的。日本人经常吃野生三文鱼，这也是日本人长寿的秘诀之一。

特别提示：三文鱼老少皆宜，心血管疾病患者和脑力劳动者尤其适宜。生吃一定要选新鲜无污染的，每次约30g。熟食每次60 ~ 80g。

可能很多人都不太习惯生吃三文鱼，但是三文鱼确实是以生吃为主。在高温下，三文鱼中的好脂肪会被破坏，因为多不饱和脂肪酸在高温下也容易氧化，若长时间高温烹饪，三文鱼中的维生素也会荡然无存。如果非要熟吃的话，最好采取快速烹饪的办法，煮、蒸、煎都可以，烹饪到三至七成熟时马上食用，其中在五成熟的时候口感和滋味都比较到位，别有一番风味。

红薯：午餐吃好

推荐理由：红薯的营养价值很高，有报道说它是世界卫生组织评选出来的十大最佳蔬菜的冠军。

营养价值及功效：红薯含有丰富的糖类、蛋白质、纤维素和多种维生素，其中β-胡萝卜素、维生素E和维生素C尤其多。红薯还含有丰富的赖氨酸，而大米、面粉恰恰缺乏赖氨酸。红薯与米面混吃，可以得到更为全面的蛋白质补充。就总体营养而言，红薯可谓是粮食和蔬菜中的佼佼者。前苏联科学家说它是未来的宇航食品，法国人说它是当之无愧的高级保健食品。从中医角度来说，红薯能补脾益气，宽肠通便，生津止渴。

红薯叶同样有高营养。红薯叶有提高免疫力、止血、降糖、解毒、防治夜盲症等保健功能，经常食用有预防便秘、保护视力的作用，还能保持皮肤细腻、延缓衰老。近年来在欧美国家以及日本、中国香港等地掀起一股红薯叶热。用红薯叶制作的食品，甚至摆上了酒店、饭馆的餐桌。

特别提示：生吃熟吃皆宜。因红薯缺少蛋白质和脂质，因此要与蔬菜、水果及含蛋白质较高的食物一起吃，才不会营养失衡。最重要的是，红薯最好在午餐时段吃。这是因为吃完红薯后，其中所含的钙质需要在人体内经过4～5小时进行吸收，而下午的日光照射正好可以促进钙的吸收。这种情况下，在午餐时吃红薯，钙质可以在晚餐前全部被吸收，不会影响晚餐时其他食物中钙的吸收。

红薯叶的吃法很多。选取鲜嫩的叶尖，开水烫熟后，用香油、酱油、醋、辣椒油、芥末、姜汁等调料制成凉拌菜。红薯叶同肉丝一起爆炒别有风味。此外，还可将红薯叶烧汤，或在熬粥时放入。

山药：滋补佳品

推荐理由：山药有滋补作用，是病后康复食补之佳品。

营养价值及功效：山药含有皂甙、黏液质、胆碱、淀粉、糖类、蛋白质和氨基酸、维生素C等营养成分以及多种微量元素，且含量较为丰富。常吃山药可延年益寿。

山药中的黏多糖物质与矿物质相结合，有助于骨骼的健康，还可使软骨具有一定的弹性。山药含有丰富的维生素和矿物质，能量又相对较低，几乎不含脂肪，所以有很好的减肥健美功效。山药所含的黏蛋白能预防脂肪在血管中沉积，防止动脉硬化。

特别提示：适宜糖尿病患者、腹胀患者、病后虚弱者、慢性肾炎患者和长期腹泻者食用。山药有收涩的作用，故感冒患者、大便燥结者及肠胃积滞者不宜食用。

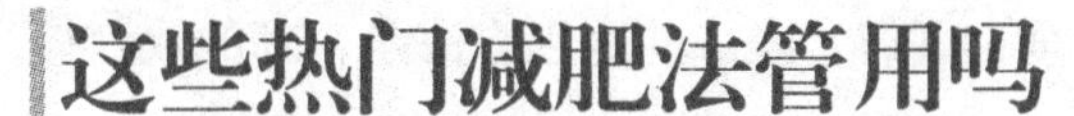

这些热门减肥法管用吗

【专家档案】

唐大寒　中南大学湘雅二医院临床营养科主任医师

【热点提示】

✠ 我国居民中肥胖者的队伍正不断壮大。当前，很多人健康意识提高了，对形体美也更看重了，因此，一些肥胖或超重者总希望能有一种方法、吃一些食物或药物就能让自己在一夜之间变得苗条起来，这就促使他们不断地寻求所谓最有效的减肥方法。殊不知，这种急于求成的浮躁心态给商家提供了极好的商机，同时也让一些不科学的减肥方法在民间流传，有些方法甚至让人付出了健康的代价。

✠ 水果减肥、苦瓜减肥、饥饿减肥、辣椒减肥、吃素减肥，这些热门减肥法真的管用吗?

肥胖：外因比内因更重要

导致肥胖的因素有许多，但不外乎内因与外因两大类。内因即通常所说的遗传因素；外因即环境因素，主要包括不良的饮食和生活习惯问题，如膳食模式变化、运动量减少、交友应酬、休闲享乐、情绪化进食、嗜好零食等。在这两大因素中，应该说外因起主导作用，因为中国肥胖症患病率的迅猛增加就可以说明这一点。在 20 世纪 80 年代前，我国居民温饱问题尚未得到很好的解决，居民中极少有人患肥胖症；而今天，经济的迅速发展使肥胖已成为一个严重的社会问题。这都表明，外因是引起我国肥胖流行的主要因素。在外因中，能量的绝对或相对摄入过量（即吃得多）或运动减少是导致肥胖的根本原因，也就是说，肥胖是吃出来的。

减肥：一步一步减热量

迄今为止，全球科学家公认最有效、安全、可靠、经济的减肥方法是合理的饮食控制加运动锻炼。运动锻炼与饮食的配合十分重要，本文重点介绍合理的饮食控制。

纵观所有单纯性肥胖者，几乎毫无例外地都存在着或多或少的不良饮食习惯，这些习惯包括喜好肥肉、甜食、重口味，吃零食，吃消夜等。就是这些不良习惯，使人相对或绝对摄取了过多的食物热量。正确的饮食减肥方法是先找出导致肥胖的不良饮食习惯，并逐步、坚决地克服它们。当然，要改变一个多年来已经形成的不良习惯不是所有人都愿意或都能做得到的，这就需要理念、行动和方法。

热量摄入过多是肥胖者普遍存在的另一个问题，也是决定饮食减肥效果的关键所在。在制订减肥计划之前，先要了解一个人一天需要多少能量，这些能量相当于多少食物。

根据《中国居民膳食指南》中所说，城市中一位 18 ~ 59 岁男子每天需要 2200 千卡热量，相当于每天吃的食物量约为谷类 300g，蔬菜 400g，水果 300g，肉、禽和鱼虾 150g，蛋类 50g，豆和豆制品 40g，奶和奶制品 300g，油脂 25g。成年女子每天所需能量为 1800 千卡，相当于每天吃的食物量约为谷类 250g，蔬菜 300g，水果 200g，肉、禽和鱼虾 100g，蛋类 25g，豆和豆制品 30g，奶和奶制品 300g，油脂 25g。

对于一个要减肥的人来说，到底应该怎么吃，这要根据个人的肥胖度、减肥目标与计划而定。一般来说，每天减少 500 千卡热量（相当于 100g 干重大米或白面、烹调油 15g）的摄入，每周可减重 0.5 公斤，一个月可减 2 公斤；如果每天减少 1000 千卡热量，一个月可减重约 4 公斤。也许有人会问，不会计算食物热量怎么办？没关系，只要有意识地较之前适当减少一些高热量食物或用低热量食物代替它们（请见延伸阅读）就可以了。

检验饮食减肥是否有效的金标准还是你的体重。如果通过一段时间的自行饮食控制与运动锻炼，你的体重丝毫没有改变，而自己也不知道原因所在，建议你去医院找专业营养师进行饮食咨询和指导。

水果减肥

“不好了，小周晕倒了，赶紧送她上医院！”

近一个月来，小周一直在坚持水果减肥法。她早上起来吃两个苹果或一个苹果一个梨，两杯清水；中餐时吃西红柿 600 ~ 700g，晚餐则吃香蕉 700 ~ 800g。当然，她每餐的水果品种会根据自己的喜好来选择和搭配，她最常吃的除了上面说到的苹果、梨、香蕉之外，还有草莓、桃、猕猴桃、柚子、柑橘、甜瓜、柠檬等，有时也用黄瓜来代替水果。但她绝对不会选择榴莲、荔枝、龙眼等甜度较高的水果。

但是，随着体重的日渐减轻，她的体质也越来越差，甚至出现了营养性贫血，这才有了在办公室晕倒的事情发生。

点评：水果营养很有限

所谓的水果减肥是指除了水果(或少数蔬菜)以外，什么东西都不吃。全日只吃各种水果，直到吃饱为止。倡导者认为，水果富含纤维素，脂肪少，热量低，能收到较好的减肥效果。其实，水果减肥是一种完全偏离均衡营养原则的饮食减肥方法，其带来的弊端远远大于减肥所带来的好处。

像小周这样的吃法，她全天的食物仅能提供能量约 800 千卡，蛋白质 12 ~ 13g，维生素 C 170 ~ 180mg，钙约 110mg，铁约 7mg，锌约 2mg。其中，除维生素 C 能满足需要外，其他营养素几乎无法满足机体的正常代谢所需，其能量还不到小周需要量的一半。只吃水果确实能起到明显的减体重作用，但由于水果类食物中的蛋白质含量低，12 ~ 13g 蛋白质仅为应该摄入量的五分之一，且质量不高，铁、B 族维生素等含量极低，时间一长，小周必定会发生蛋白质、维生素、矿物质等营养缺乏病。这样一来，小周的体力、精力、体质也必然会下降，同时会发生严重的营养不良性贫血，以致身体极度虚弱而无法胜任日常工作。

水果减肥除了会出现营养不良、体质下降、抗病与环境适应能力下降外，还可能出现体质性低血压，女性还可能会有月经紊乱甚至停经等内分泌功能失调；有的人也可能因大量进食水果（生食）而出现胃痛或腹胀、腹痛、腹泻等问题。少数人在体重减少的同时可能出现肌肉萎缩、皮肤干燥等。

不吃主食减肥

很多人认为肥胖的罪魁祸首是碳水化合物，因此很多人采取不吃米饭等主食来减肥。

点评：不吃主食反而更胖

不吃主食，其他食物的摄取就必然增加。有很多不吃主食的人反倒摄入热能密度更高的脂肪，其结果是更肥胖。一项营养调查显示，与 20 世纪中期相比，现在的人脂肪摄入总量是过去的 3.5 倍，蛋白质增加了六成，反倒是碳水化合物减少了四成。很多人每餐吃不到一碗饭，可是肥胖的发生率却越来越高。还有一个现象也可以说明不吃主食并不能减肥。有一些人因为应酬，经常在饭馆酒店就餐，他们很少甚至根本就不吃米饭，但几乎个个都大腹便便。

少吃主食甚至不吃主食的减肥效果很难长期维持。一旦恢复正常饮食，往往比以前吃得更多，体重反而会更重。

苦瓜减肥

坊间流传的苦瓜减肥法说，每天生吃苦瓜 2 ~ 3 根，不用节食，不用运动，想睡就睡，想吃就吃，就能获得减肥的效果。

点评：苦瓜热能值确实低

从苦瓜的营养成分来看，苦瓜的脂肪、蛋白质含量都低，碳水化合物含量也不高，因此其热能值较低。每百克苦瓜的热量仅 19 千卡，属于低热量性食物，确实是肥胖、糖尿病等病人食谱中的理想食物。但苦瓜只是本身热值较低，它不可能消除摄入体内的其他食物的热能，所以在吃苦瓜的同时不控制食物总热量，不进行相应的体力活动，不可能有减肥作用。

苦瓜之所以苦是因为其中含有多种苦瓜甙、苦瓜素，还含有多肽类物质及生物碱等植物化学物质。大量研究证实，这些植物化学物质具有降糖、抗肿瘤、抗病毒、抗氧化、调节免疫等功能。迄今为止，还没有研究发现这些物质具有减肥作用。几项关于苦瓜毒性的研究发现，长期（3 ~ 6 个月）给实验动物喂饲不同剂量的苦瓜或苦瓜提取物，也未发现实验动物的体重有减轻现象。

可见，苦瓜或苦瓜中的化学物质能减肥的说法是没有任何科学依据的。可是，有人钻了部分消费者盲目听信广告的空子，号称从苦瓜中提取了比黄金还贵的减肥特效成分“高能清脂素”，并吹嘘其减肥效果前所未有。其实，这些标榜含有“高能清脂素”的减肥胶囊里只是装进了一些苦瓜、决明子等的粉末罢了，有的甚至违规添加了须由专业医师处方的减肥西药西布曲明。事实上，市面上的各种苦瓜类产品既不是药物也不是保健食品，而只是一些普通食品而已。

吃素减肥

吃素减肥法是只吃蔬菜、水果、谷物、豆制品等素食，不吃鱼、肉、禽类，有的人会吃鸡蛋、牛奶。

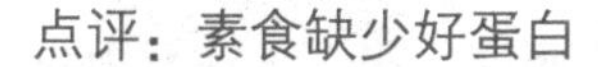

点评：素食缺少好蛋白

吃素减肥最容易出现的营养问题是蛋白质摄入不足或缺乏，这是因为动物类(荤)食物中不仅蛋白质含量丰富，而且蛋白质的质量也是最好的；植物性食物中虽然也含蛋白质，但绝大多数食物蛋白质含量不高，且质量较差。蛋白质营养不良的结果可能造成器官功能减退、体质下降和免疫功能低下。此外，动物类食物中的铁、锌等矿物质元素明显比植物性食物中的这些营养素吸收、利用率要高，如果只以植物性食物作为这类必需微量元素的食物来源，也很容易发生缺乏，故素食者多有缺锌症、缺铁性贫血或维生素 B_{12} 缺乏性贫血。

吃素减肥可能发生的另一个问题是女性内分泌功能紊乱，导致月经异常与生育能力下降。德国的一项针对减肥者的研究发现，吃素食的女性中，78% 的人出现了停止排卵的情况，而且几乎全部被研究者的月经周期都比正常时间缩短了。

吃素减肥不一定就有减肥效果。有些人为了减肥只吃蔬菜而不吃饭和肉，但体重就是降不下来，原因是在烹调时为了改善蔬菜的口感而放入了较多的植物油。实际上，植物油和动物油一样，1g 油在体内代谢时能提供 9 千卡的热量。不限量地吃水果也可能产生同样的结果，因为水果中的糖同样能产生热能。所以，不要以为吃素就一定能收到很好的减肥效果。

饥饿减肥

饥饿减肥法是只进食无热量或低热量的饮料，如矿泉水、绿茶、黑咖啡、蔬菜水或口服维生素制剂等，一般 10 天为 1 个疗程。

半饥饿减肥法又称极低热量饮食减肥法，是指每日由膳食提供的热量仅 200 ~ 800 千卡的一种治疗性饮食方法。过去，这是一种只能在医疗机构内执行，在医师或营养师的监督下，用于成年人（18 ~ 65 岁）难治性重度肥胖者的医疗饮食。

点评：被淘汰的减肥疗法

饥饿减肥法会给健康带来很大的危害，除可能出现酮血症、高尿酸血症、电解质紊乱、低血压等不良反应外，还可因组织蛋白质损耗更多而导致营养不良。在强烈的减肥心理暗示下，由于较长时间的忍受饥饿，患者可能食欲逐渐消失。笔者曾遇到数名 15 ~ 20 岁的青年女性因反复采用饥饿减肥法而发生严重的蛋白质 - 热能营养不良或神经性厌食症。其主要表现为拒食，或进食后立即呕吐。病人体重极度减轻、消瘦，出现肌肉萎缩、皮肤干燥、毛发细黄无光泽、全身抵抗力下降、月经停止等症状。

运用极低热量饮食减肥通常一周可减体重 1 ~ 1.5 公斤，一个月可减重 5 ~ 7 公斤。但多数人会出现较重的饥饿感、头痛、乏力、恶心、呕吐、腹痛、腹泻、注意力不集中等症状。营养性贫血，肝功能异常，严重的电解质紊乱，特别是低钙血症、心律不齐等症状也是治疗过程中常见的不良反应。治疗后 1 ~ 2 年的体重反弹也几乎是 100% 的。因此，现在的医疗机构减肥也淘汰了这种弊多利少的减肥饮食。

吃辣椒减肥

辣椒减肥法是从国外传入国内的。其减肥原理是人吃了辣椒后，辣椒素通过刺激交感神经，使体内的肾上腺素水平上升，进而加快新陈代谢，使热量消耗增加而达到减肥的目的。

点评：小心越减越肥

吃辣椒加快新陈代谢是人体对外界刺激的一种应激反应，即人体对不适应现象所引起的生理保护性措施。但它只出现在不习惯吃辣椒的人身上，在那些嗜辣如命的人身上根本不太可能出现类似的现象。也就是说，不吃辣椒的人偶尔吃辣椒能增加体内能量消耗，有全身发热、出汗等表现。但随着对辣椒的适应，这种现象会逐渐消失。如果说辣椒能减肥，那嗜好辣椒地区的居民中就会很少有人患肥胖症了。可事实恰恰相反，嗜好辣椒的人患肥胖的可能性更大。这是因为很少有人能吃下不经调味的辣椒，即辣椒在烹调过程中须加进大量的盐、油或鲜味料，这会使人胃口大开，吃得更多而肥胖。用辣椒提取物涂抹肥胖部位，也就是所谓的辣椒素可以促进局部脂肪分解而达到减肥目的的说法，更是毫无科学道理。

【延伸阅读】

高热量食物

高热量食物是指每 100g 含热量 350 千卡以上的食物，包括各种动物油脂、植物油脂、油炸食品、肥肉、精糖、糕点、坚果、乳制品、肉制品、烈性酒等。

以下食物都是高热量食物：烹调油、烈性白酒、冰淇淋、饼干、面包、蛋糕、麦片、方便面、炸薯条、白糖、米花糖、糖果、月饼、麻花、桃酥、酥皮糕点、豆奶粉、鲮鱼（罐头）、鸭蛋黄、奶酪干、全脂速溶奶粉、奶皮子、奶油、黄油、黄油渣、酥油、鸡肉松、北京烤鸭、母麻鸭、鸭皮、猪肉松、猪肉(肥瘦)、牛肉松、香肠、腊肉、腊肠、牛肉干、羊肉干、花生仁、杏仁、腰果、榛子、芝麻、葵花子仁、松子、黑豆、青豆、蚕豆、黄豆粉、炸素虾、藕粉、豌豆粉丝、通心粉、大米、面条、面粉、油条、油饼等。

极低热量食物

极低热量食物是指每100g含热量在20千卡以内的食物。包括以下食物：灵蜜瓜、籽瓜、黄河蜜瓜、地衣、芥菜、白瓜、水芹菜、冬瓜、油菜、节瓜、笋瓜、软梨、芹菜、莴笋、观达菜、大白菜、酸白菜、金瓜、葫芦、黄瓜、苦瓜、蛇瓜、小白菜、生菜、香菇、平菇。

减肥饮食举例

下面以减少烹调用油过量为例来介绍：

- 先确定自己每天烹调用油的确切消耗量（例如为70g）。
- 计算出实际消耗量与健康饮食推荐每天限制为25g之间的差距。
- 将45g的差距作为减油目标，并制定出时间计划（如3个月或6个月）。
- 将目标与计划进行细分，每1～2个月为一个阶段，每一阶段减油15g。3～6个月之后，就可以达到标准的每日摄入25g烹调用油的标准。

特别提示：不吃早餐会长胖

有些人认为，不吃早餐能减肥，其实结果正好相反。这是因为如果不吃早餐，机体长时间（约18小时）得不到热能及营养补充，细胞处于一种饥饿状态，至中、晚餐进食时就会通过提高食欲来增加食量，将所消耗的热量补回来。然而，补回来的热量到了晚间又不需要继续消耗，于是造成热量相对过剩。这些剩余的热量就被转化为脂肪储存起来，使人发胖。另一方面，由于长时间不吃早餐，机体适应了这种未及时补充能量的代谢状况，使活动时的能量代谢处于较低水平，以便节约能量，结果反而使体重更易增加。有人用小白鼠做实验发现，一天喂食两次的小白鼠，比一天喂食3～4次的小白鼠更容易肥胖。在现实生活中，我们也常见到许多为了减肥而不吃早餐，结果是越减越肥的例子。

饮酒有风险　莫做酒中仙

【专家档案】

李　冰　北京大学精神卫生研究所教授

【热点提示】

- 酒并非人体必需的营养物质。
- 饮酒是一种饮食文化现象。
- 过量或不适时地饮酒可能损害健康或导致意外发生。

人为什么要饮酒

酒最初给人的印象是它的味道，很辣，很苦，还带有特殊的酒香，过量饮酒还会醉酒。

很多人不知道人为什么要饮酒。实际上，人们饮酒并非因为它是人体必需的营养物质，而是受社会文化氛围影响而出现的一种特殊的文化现象。国外专家经过对饮酒的研究得出这样的结论：男性饮酒是为了获取主观上的力量感，包括在生理上感觉的温暖感，在心理上体验强健与优越，在社交时体验他人对自己的敬意。

酒文化在我国几千年的文明史中具有独特的地位，几乎渗透到社会生活中的各个领域。饮酒已作为一种被人们普遍接受的行为，成为一些特定场合所必不可少的形式。饮酒不但是礼仪庆典、祭祀活动、文人墨客浅吟低唱的重要组成部分，更深入到老百姓的日常生活当中。每逢婚丧嫁娶、亲友团聚，人们都会借酒助兴。为了获得艺术创造力，部分艺术家也把饮酒作为一种重要的途径。例如，“志气旷达、以宇宙为狭”的魏晋名士、第一醉鬼刘伶在《酒德颂》中有言：“有大人先生，以天地为一朝，万期为须臾。

日月有扃牖，八荒为庭衢”；“幕天席地，纵意所如”。郑板桥则常在醉意中使求字画者如愿以偿。草圣张旭“每大醉，呼叫狂走，乃下笔”，于是有其“挥毫落纸如云烟”的《古诗四帖》……

我国古人将饮酒的作用归纳为四类：酒以治病，酒以御寒，酒以养老，酒以成礼。此外，还包括酒以成欢，酒以忘忧，酒以壮胆。但若不掌握分寸，不仅容易醉酒，还可能形成酒精依赖，进而危害健康。

过量饮酒危害多

醉酒的滋味很难受

饮酒过量后，轻者面色潮红、兴奋多语、头痛眩晕、时悲时喜，重则恶心呕吐、步态蹒跚、燥热烦渴、恶寒呻吟；如果到了烂醉如泥的程度，会呕吐不止、神志不清、昏睡不醒、大小便失禁、呼吸衰竭，如不及时治疗，会有生命危险。这些酒精中毒的状态，是由于酒精浓度在体内迅速升高直接作用于大脑和消化系统导致的。

酒精损伤何其多

⌘ 胃损伤。大部分酒精（也称乙醇）是经胃吸收的，其余经小肠吸收，2 ~ 5 分钟后即进入血液，30 ~ 90 分钟达到高峰。酒精对胃的损伤，最直接、最多见的是对胃黏膜的损伤。因为在乙醇分子中，既有疏水性的烃基，又含亲水性的羟基，它们既有脂溶性，又有水溶性，更能破坏黏膜的防御系统。胃黏膜本来就极易遭受胃酸、消化酶的侵袭，如果再接触高浓度的酒精，势必会对胃黏膜产生强烈的刺激，直接引起黏膜上皮细胞变性、坏死。人们喝酒时经常感到胃部烧灼样痛，酒后几天还感觉胃部不适，甚至出现呕吐、呕血、便血，道理就在于此。

⌘ 肝损伤。由于 95% 以上的酒精是在肝脏内代谢的，所以，大量饮酒会直接加重肝脏的负担。而且肝脏对酒精的代谢量是有限的，代谢不掉的酒精及其中间代谢产物能对肝脏造成直接的损害，例如破坏肝细胞的微管结构，促使肝间质的纤维组织增生，引起肝内炎症细胞浸润。轻者可以引起脂肪肝，重者可致肝硬化和腹水。一旦发展到这种程度，随时都有血管破裂和死亡的危险。

⌘ 血管损伤。酒精还能促进胆固醇的合成，使血脂浓度升高，血黏度增加，血流速度减慢，导致动脉硬化、高血压等心脑血管疾病。

⌘ 神经损伤。酒精与神经系统的亲和力最强。慢性酒精中毒导致的大脑萎缩等神经系统损害表现为记忆力和判断力明显下降，甚至痴呆。周围神经损害表现为四肢痛觉和温度觉下降，容易使人在发生四肢烫伤及感染时仍浑然不知。

⌘ 精神损伤。长期过量饮酒可引起情绪低落和自杀倾向。突然减少酒量或停止饮酒，可出现幻觉和妄想等精神病障碍。

⌘ 出生缺陷。育龄妇女饮酒，子女出生缺陷和发育异常的发生率会显著增高。这类胎儿酒精综合征的具体表现为小头畸形（具有短睑裂、上睑下垂、上颌发育不良、鼻唇沟扁平、鼻短上翻等特殊面容）、心脏畸形、泌尿生殖系统及四肢等多种先天发育畸形。

⌘ 生殖损伤。美国生殖流行病学的研究人员新近发表报告指出，孕妇多次饮酒容易发生流产。有人误以为饮酒能激发人的情欲，提高人的性能力。其实并非如此。饮酒不但没有催情作用，相反，酒精是高级中枢神经的抑制剂，甚至能造成阴茎勃起功能障碍。

⌘ 可能致癌。目前医学界公认过量饮酒与口腔癌、咽喉癌、食管癌、肝癌、直肠癌、乳腺癌等多种恶性肿瘤的发生有着密切的关系。虽然直接用乙醇做动物实验不会诱发癌肿，但是乙醇在体内代谢后产生乙醛，已被证实有诱癌作用。

⌘ 社会适应不良。国外专家用跨文化的研究方法研究了饮酒的行为，认为饮酒最主要的功用是减轻焦虑，并认为酒精依赖者具有过于敏感、耐受力差、容易冲动、不顾及社会关系和社会义务等性格特征。

为了满足酒瘾，酒依赖患者常不惜采用欺骗，甚至偷窃和诈骗的手法继续酗酒。资料表明，酗酒不仅是造成家庭贫困、不和、暴力冲突和离婚的重要原因，也是发生意外伤害、失职、妨害社会治安、交通肇事和自杀的重要原因。酒精中毒者们常伴有性功能障碍，使夫妻之间出现感情危机。全国有 63% 的因打架斗殴被拘役或判刑的青少年直接与酗酒相关，38% 的流氓犯罪者与酗酒有直接或间接的关系。

酒文化里有误区

误区 1：饮酒御寒

有人认为饮酒能御寒，因此在寒冷季节出门之前总要饮酒。

实际上，尽管饮酒可使皮肤血管扩张，血流增多，从而产生温暖的感觉，但这种感觉只是暂时的，而且由于血管不能及时收缩，反而促使热量大量散发，体温下降，轻者会迎风受寒，招致感冒，重者有被冻死的危险。

建议：最好的御寒方法是根据天气预报及时增添衣物，注意调整室内温度，适当吃些能量较高的食物，避免吃冰冷的食物。

误区 2：借酒消愁

有些人在遇到挫折、失败而无法排遣、渴望得到心灵上的慰藉时，常常喝得酩酊大醉，以此来平息自己情绪的波动，暂时忘掉自己所烦恼的事情，平衡自己心灵上的感情砝码。

其实，这样根本达不到上述目的。研究证明，酒精非但不能使人忘记过去的事情，恰恰相反，酒醉之后，烦恼的事情更加集中，以致于大喊大叫，甚至做出过火的事情，造成更大的烦恼。可见，借酒消愁只能是愁上加愁。

建议：遇到挫折时，最好找值得信赖的亲人或朋友进行交流，或参加运动和娱乐活动，也可外出旅游。

误区 3：酒肉是亲家

现在有些人的膳食比例倒置，60% 以上是副食，而不是主食。结果造成营养失衡，使慢性病、多发病逐年增多。

《美国临床营养杂志》的两篇研究报告显示，饮酒时吃肉能增加脂肪和蛋白质的摄入，它们的热量加在一起，是引起人体超重和肥胖的危险因素。我国中山医科大学营养学教授何志谦曾经说，现在有些人光喝酒吃肉，很少吃饭，这其实是一种自杀行为。因为按照营养学的规定，人们每天的膳食应该有 60% 是主食，40% 是副食。

建议：喝酒时先吃菜，少吃肉，并一定要吃些主食。

误区 4：烟酒不分家

自古以来，烟和酒就相伴而行，正所谓烟酒不分家。

但是研究发现，烟和酒都能对大脑里同一种蛋白质发生作用，这就是为什么一个“烟鬼”往往同时又是“酒鬼”的原因所在。酒精能对大脑的乙酰胆碱受体产生影响，使其对尼古丁的作用不那么敏感。但由于这种受体能使人对吸烟产生“好感”，所以人们就需要更多的尼古丁来获得同样的满足感，这就加重了吸烟对人体的损害。

建议：纠正烟酒不分家这种错误理念，最好戒烟。如果暂时戒不掉，最好不要在吸烟的同时饮酒。

误区 5：饮酒能催眠

研究发现，借酒入睡者不仅会处于朦胧的梦境状态，还容易发生呼吸不畅、呼吸暂停等现象，进而影响睡眠质量。

建议：获得良好的睡眠质量应采取其他正确的方式，包括白天适度运动，晚上不看情节紧张的电视节目或电影，不吃刺激性强的食物，不饮用咖啡、可乐、茶等具有兴奋作用的饮料，睡前用热水泡脚等。

化解宿醉小妙方

多喝水

包括白开水、运动性饮料、果汁、茶（如菊花茶、玫瑰花清茶，但应避免饮浓茶）、蜂蜜水。这样可适当加快酒精的排出速度，降低酒精在血液中的浓度。但最好是喝温热的饮料，防止饮料太凉而导致胃部不适。感觉恶心时吐出来会好受些，可以在满满的一杯水中加盐并一口喝下去催吐。如果吐不出来，最好躺下休息。

吃水果

- 香蕉。酒后吃 1 ~ 3 根香蕉，能增加血糖浓度，降低酒精在血液中的浓度。
- 橄榄。可直接食用，也可加冰糖炖服。

过量饮酒需要干预

一项由外伤治疗中心对 762 名病人所做的早期干预的结果表明，对过量饮酒者进行干预，使其每周饮酒量下降 22 个标准杯后，其外伤发生率比干预前下降了 47%。这表明采取有效的干预措施，可改善过量饮酒者及其家庭的健康和生活。而且这些措施无需复杂的设备和高昂的费用。但是，采取干预措施需在查明过量饮酒者的消费模式后实施。

美国认为最有效的措施包括：限制销售酒类产品的时间；限制销售网点的数量；限定买酒的年龄；通过产品标签和教育来增加消费意识；通过提价或税收来降低对酒的接触；通过培训酒类产品的销售业主和服务人员来限制酒类产品的销售，不卖酒给青少年和已经喝醉的顾客；通过规范酒类广告来降低酒类产品的吸引力。

由国际酒精专家小组列举的 10 种最有效的干预方法为：

- 规定购买酒精的最低法定年龄。
- 政府设零售专卖点。
- 限制销售小时或销售日。
- 限制销售网点的密度。
- 征收酒精税。

⌘ 检查驾驶员清醒度，如进行驾驶时酒浓度的检测。在美国，如果一个司机在驾驶时的血液酒精浓度超过 0.08 或 0.10g/dl，就是非法的。

⌘ 限定血液酒精浓度。

⌘ 暂时没收酒后驾驶者的驾驶执照。

⌘ 对新驾驶员分阶段颁发执照（即在颁发执照时最初限制驾驶权，如血液酒精浓度限定为零）。

⌘ 对过量和有害饮酒者进行短暂干预。

节日更应控制饮酒

节日期间应酬多，人们更应控制饮酒。那么，究竟应当如何限制饮酒量呢？

酒的度数通常是指酒中所含乙醇的百分比，如含乙醇 11% ~ 16% 的葡萄酒，通常说它的度数是 11 ~ 16 度；含乙醇 38% ~ 60% 的白酒，通常说它的度数是 38 ~ 60 度。

大量的流行病学研究数据显示，如果每天饮酒中的乙醇不超过 24g（相当于 540ml 啤酒，或 200ml 果酒，或 60ml 40 度的白酒），则危险性相对减小。

世界卫生组织对于饮酒的建议是：

⌘ 男性，每天应不超过 2 瓶啤酒或 1 两白酒，每周饮酒 ≤ 5 天，每周酒量 ≤ 10 瓶啤酒或半斤白酒。

⌘ 女性，每天 ≤ 1 瓶啤酒，每周饮酒 ≤ 5 天，每周酒量 ≤ 5 瓶啤酒。

酒精依赖的预防措施

酒精依赖的预防主要是指预防复发。世界各国特别是发达国家都制定了相关政策和法规，以期从整体水平上减少酒精所致的危害。

措施 1：限制饮酒的年龄

在美国，法律规定 21 岁以下的年轻人不能喝酒，21 岁以下的人买酒也是非法的，除非在家里喝酒而且酒是由父母提供的。在澳大利亚和我国，法律规定 18 岁以下的年轻人买酒是非法的。

措施 2：管理酒类广告和供应

广告虽然没有增加总体酒的消费量，却鼓励人们饮酒。研究还表明，儿童比成人更容易受广告影响而增加饮酒量和饮酒频率。因此，应适当限制酒类广告。

政府应提高公众的健康意识，并控制酒的生产和供应。最近的证据表明，对酒征税是最具成本效益的公共卫生对策。

【你问我答】

问：饮酒影响服药吗？

答：有些药物能增强酒精的毒性，如肼屈嗪、依他尼酸等。酒可降低一些药物的疗效，如苯妥英钠、甲苯磺丁脲等；酒能增加某些药物的不良反应，如氯塞酮、镇静催眠药等；有的药物可促成饮酒者乙醛中毒，如呋喃唑酮、硝酸甘油等。所以，在用药过程中，特别是服药前后的12小时不应饮酒。

问：饮浓茶可以解酒吗？

答：酒精对心血管的刺激性本来就很大，而浓茶同样具有兴奋心脏的作用，两者同时作用更增加了对心脏的刺激。

问：中医说少量饮酒能活血，这不就是说每天少喝点儿酒没问题吗？

答：这是典型的以酒治病的观点。中医认为酒可以活血化瘀，但并不是所有的人都得需要活血化瘀。就像中医说人参大补一样，但并不是所有的人都需要天天喝参汤。

有人认为酒能活血，通经活络，理气止痛，可防治风寒湿痹和胸痹心痛，减少关节炎、冠心病发作的几率。不可否认，饮酒可暂时缓解上述症状。但观察资料表明，癌症和心脑血管病的死亡率与饮酒量呈正相关，且死亡率明显高于非饮酒人群。

不少高血压患者以为，可以通过喝酒来降低血压，据说酒有助于血管扩张。这话说得有一定道理，因为少量喝酒确实可以缓解血管壁的紧张度。但与此同时，酒又能使心跳加快。而动脉压直接取决于被挤压到血管中来的血容量，容量越大，血压越高。因此，不能把饮酒作为降血压的正确途径。

问：听说喝类似红葡萄酒的果酒、啤酒、黄酒、花雕酒、女儿红……对身体有好处，是这样吗？

答：虽然有报告称，红葡萄酒中的各种抗氧化物成分（如原花青素等）具有一定预防心脏病与癌症的作用，但所有的酒都有一个共同的成分——酒精，喝多了照样会产生危害。

问：现在正是寒冬季节，听说常喝点儿酒可以暖和身体，防止受寒，是这样吗？

答：有人强调酒能御寒，寒冷季节出门之前，饮酒以取暖。不错，饮酒之后可使皮肤血管扩张，血流增多，使人有暖的感觉。但是酒对于寒冷的作用，只不过是能解除寒冷的感觉罢了，并不是真的增加了热量，而且这种感觉也是暂时的。之后，由于血管不能及时收缩，反而促使热量大量散发，体温下降，严重的有使人冻死的危险，轻者也会迎风受寒，招致感冒、肺炎。大叶性肺炎的很多患者就是酒后免疫力降低造成感染的。

问：俗话说，无酒不成席。快过年了，买点儿高档酒既能孝敬父母，又能增加节日气氛，这不是两全其美吗？

答：每逢佳节，阖家团聚。在喜庆的日子里，亲友聚餐有助于感情的交流和促进家庭的和谐。在我国有个传统习惯，就是在聚餐时饮酒助兴。但是如果饮酒过量，酒后言语不当，由此引发亲友之间的冲突，不仅会破坏喜庆气氛，也会伤害身体。这可就不能两全其美了。

保健品可不是保健必需品

【专家档案】

黄建始　中国医学科学院／北京协和医学院公共卫生学院原院长

何　丽　中国疾病预防控制中心营养与食品安全所研究员

【热点提示】

中国消费者协会最近公布的资料显示，在过去的一年中，保健食品的投诉量是上升幅度最大的产品之一。

保健品发展的主要理论依据来自“亚健康”理论。

消费者应根据权威部门提供的准确信息谨慎选择使用。

“亚健康”的来源与遗憾

近年来，“亚健康”已经是一个能脱口而出、无需加以解释的常用词。尽管国内关于“亚健康”的讨论一直未停止过，各式各样打着“改善亚健康”招牌的公司、机构也多如牛毛，但是什么叫做“亚健康”？这个提法源自何方？其科学性怎么样？也许知道的人不多。

遗憾之一：尚无科学定义

据国内“亚健康”提法的一些倡导者介绍，这个词始于20世纪80年代中期——苏联学者布赫曼通过对世界卫生组织的健康定义进行研究后发现，“亚健康”是一种介于健康和疾病之间的中间状态。令人遗憾的是，人们迄今未能找到“亚健康”的科学定义。

遗憾之二：找不到数据来源

我们先来看看世界卫生组织对于健康的定义："健康是一种完整的躯体、精神以及社会适应的美好状态，而不是仅仅没有疾病或身体虚弱。"但实际上，世界上没有一个人的身体状态完全符合世界卫生组织的健康定义。而"亚健康"提法的倡导者常引用的一个数据是：据世界卫生组织调查，5% 的人真正健康，20% 的人有病，75% 的人为"亚健康"。既然"亚健康"连定义都没有，人们又如何去界定一个人是否处于"亚健康"状态呢？如果连调查对象都不清楚，流行病学调查又怎能进行？所以，当人们在检索查询以了解这些数据的调查和统计过程时发现，许多引用这个数据的文章居然第一手参考文献的数据为零。

遗憾之三：相关研究不可重复

科学研究（流行病学调查也是其中一种）的一个重要特征是可重复性。

最近诺贝尔奖得主琳达 · 布克（Linda Buck）因为发现原始数据与文章内容不符，无人能够重复，便从《自然》杂志撤回了她 7 年前发表的文章。

同理，一个无法准确、重复测量的状态也不能认为它是科学的，不管它的理论或实用意义看上去有多么伟大。即使它被冠以"亚健康学"并获得有关机构的科研资助，也很难被科学界所接受。

一个值得注意的现象是，查遍医学文献，"亚健康"的说法仅存在于我国。而目前 80% 以上医学科学研究成果首先是在英文主流医学文献上发表的。如果在英文主流医学文献中找不到"亚健康"的研究报告，是否也能从另一个方面说明一些问题呢？

保健品爱炒"亚健康"概念

由于"亚健康"所描述的各种症状几乎每个人或多或少地存在，部分商人就利用"亚健康"的说法来误导老百姓，宣称其产品能"包治"这些症状，以使有些所谓的保健品卖到三五千元一盒，甚至更高，最终骗走老百姓本来可以用于更重要地方的宝贵资源。专家在健康课堂上讲到目前市售的一些所谓纳米保健品的有效性缺乏科学证据后，一位退休金仅为 500 元的 70 多岁的老人感慨地说："上星期我刚花 5000 多元买了一堆纳米保健品，要是能早些听课就好了。"可见，从某种意义上说，"亚健康"提法和保健品的最大受益者可能不是老百姓，而是商人。

保健品并非保健必需品

保健的首要条件：营养均衡

人体对营养成分的需求如此复杂，即使到了今天，人们的认识依然有限。仅仅根据这些有限的认识，就可以列出上百种人体需要的营养成分了。

作为一个复杂、精密的整体，人体的生理机能需要各种各样的营养成分加以保障。就像一台机器，影响它运行的不是某一种特定物质的多少，而是每种物质（蛋白质、碳水化合物、脂肪、维生素、矿物质等）是否都够用。任何一种成分的缺乏，都会使人体这台机器的运转受到影响。当然，有的影响很大，有的影响较小。所以，保障人体整体机能首要的条件是营养均衡。

误区：保健品有“奇效”

或许是营养均衡说起来太平常了，所以很多人喜欢追寻有“奇效”的保健品。而提高免疫力和精力，是很多保健品产销的理论基础。

建议：正确看待保健品研究

目前，很多保健品的研发得到了科研支持。但这些研究往往是提取动植物中的某种成分，拿去处理体外培养的细胞或某些实验动物。如果因为某种提取物的存在，细胞中某些与免疫力有关的生物信号增强了，或是实验动物对于某种外界刺激的反应强一些，就会被得出“该成分有助于增强免疫力”的结论。然而，与不吃不喝相比，多数食物都会对人体产生有益的影响。对于大多数人而言，关键问题在于这种物质与其他普通食物成分相比，能否增强人体的免疫力和精力。可惜大多数宣称能增强人体免疫力的保健品都缺乏这样的比较。人们当宝贝般、花几百块钱买来的保健品，很可能与几捆蔬菜没有什么区别。

保健的必要条件：完善生活方式

可以说，在科学家获得充分的证据证明某种食物成分能够切实有效地增强免疫力之前，采取合理的饮食、有规律的作息、适度运动和保持良好的心态，才是更为有效的保健方式。

误区：细胞或动物实验研究结果适用于人体

在现代医学或营养学研究中，学者们的确希望找到一些对体内免疫力有巨大支持作用的特殊成分。这样的思路不仅合理，也很热门，比如对硒、葡聚糖、蘑菇提取物等成分的相关研究。

人们很容易在生物医学的文献数据库里查到相当数量能显示硒、葡聚糖、蘑菇提取物等成分可增强免疫力的论文。但距离用它们指导居民的膳食补充还很遥远。这些研究结果的意义更多在于指明进一步研究的方向，沿着这个方向走下去，可能是一马平川，比如证明这些东西确实有益于人体，并找到它们的使用方案。但也可能是走进了一条死胡同，发现那些初步的研究结果并不能在人体中得到印证。

建议：寻找更为安全、实用的保健方法

比如硒。有研究表明，硒对于调节免疫、抑制癌细胞生长都有一定的作用。但是过量摄入可能导致硒中毒。所以，我国主管机构推荐了一个合理的摄入量，多数人完全可以从合理的健康食谱中获得。只有在某些特定地区，由于土壤的关系，人们饮食中所含的硒非常缺乏时才有必要补充。

又如葡聚糖。它是现在被食品科学和工业界一致看好的一种可溶性纤维。但实际上，任何膳食纤维都对健康有益。而全谷、蔬菜、水果都富含膳食纤维。与其花钱去买葡聚糖，不如多吃些富含膳食纤维的食物更划算。

再如，保持运动和乐观的心态。坚持每天二三十分钟的步行、骑车等适合自己的运动，以及调整心态、保持乐观，都是更为经济、有效的保健方法。

弄清保健品的“身份”

根据我国2005年制定的《保健食品注册管理办法（试行）》的明确规定：保健食品（即人们常说的保健品）是指声称具有特定保健功能或者以补充维生素、矿物质为目的的食品。即适宜于特定人群食用，具有调节机体功能，不以治疗疾病为目的，并且对人体不产生任何急性、亚急性或者慢性危害的食品。

然而，当前市场上的保健食品种类繁多，不仅原料混杂，形态和商品名称怪异，连法律身份也多种多样。有的保健品是保健食品的批号，有的是由地方主管部门批准的食字号，还有按特殊膳食用食品管理的进口食品、新资源食品、专利食品、非物质文化遗产食品等。为此，广大消费者有必要掌握有关保健食品的基本知识，学会选择和使用保健品的正确方法。

常见的违规宣传手段

自去年《食品安全法》颁布以来，国家对于保健食品的审批和监管更加严格，使保健食品中的伪劣产品数量大幅下降。但目前仍存在把保健食品当药品宣传，坑蒙广大消费者的现象。其常用手段为：通过媒体夸大功效宣传、虚构科学根据、病人现身说法、由头衔显赫的“专家”推荐医疗保健用品等。这类情况目前在农村地区和一些中小城市普遍存在。

您需要哪种保健品

肿瘤患者：可选灵芝孢子粉

灵芝孢子通俗地说就是灵芝的种子，其细胞壁成分是由几丁质（几丁聚糖）组成，结构似纤维素。根据目前的研究，孢子粉中所含的一些物质，如多糖肽、腺嘌呤核苷、有机锗等可能对肿瘤细胞有抑制作用，它还有增强免疫能力、调节心血管功能、抗氧化等功能。

什么人该吃：适合慢性病患者以及年老体弱者，也可用于配合肿瘤患者的放疗、化疗。普通人不必吃。

特别提示：购买时请选用破壁灵芝孢子粉。

身体虚弱者：吃点蜂胶

蜂胶是蜜蜂从植物的树芽、树皮等部位采集的树脂，再混以蜜蜂腺体的分泌物，经蜜蜂加工转化而成的一种胶状物质。蜂胶是一种稀少的天然资源，里面含多种黄酮类化合物和萜烯类物质，可以调节血管功能，降低血压，改善血液循环状态，平衡机体免疫功能。

什么人该吃：一般人均可服用，尤其适合慢性病患者及老年体弱人群。

特别提示：购买时请选用知名品牌，小心买到假冒伪劣产品。

劳动强度大者：补些松花粉

松花粉中含有一些抗氧化的维生素 E、胡萝卜素及微量元素硒等，可抑制体内脂质和蛋白质过氧化反应，还含有一些微量元素、维生素 C、B 族维生素等，有益皮肤健康。松花粉中所含的植物化学物质和酶类，协同作用能调节机体的多种功能，促进新陈代谢。

什么人该吃：所有人都可吃。给婴幼儿外用可保护皮肤健康。更适合易于疲劳的中老年人或从事超强体力劳动的人。

特别提示：松花粉中含有的营养素和植物化学物质，在很多食品中都有。

餐后血糖不稳者：多吃膳食纤维

膳食纤维含有多种成分，有纤维素、半纤维素、果胶、树胶和木质素等。补充适量的膳食纤维可有效预防肥胖、糖尿病、冠心病、结肠癌等。膳食纤维可吸收胃肠道内的水分，迅速膨胀，使人产生饱腹感。膳食纤维还可减少肠道吸收糖类、脂类物质，能润滑肠道，促进排便，有控制体重的作用。

什么人该吃：习惯性便秘、肥胖者，心脑血管疾病、糖尿病患者，特别是餐后血糖不稳定者。

特别提示：吃膳食纤维要少吃油腻、辛辣的食物。膳食纤维能抑制维生素和矿物质的吸收，少年儿童和体弱者不要吃膳食纤维。

高血脂者：来点儿深海鱼油

深海鱼油是指富含 EPA（二十碳五烯酸）、DHA（二十二碳六烯酸）的油脂，寒冷地区深海里的鱼（如三文鱼、沙丁鱼等）体内 EPA、DHA 含量极高。EPA 与 DHA 均为 n-3 不饱和脂肪酸，是老年人不可忽视的营养物质。它可以延缓大脑萎缩，防止大脑功能衰退。EPA 可以在人体内协助生成高密度脂蛋白（HDL），因而有降血脂的作用。补充不饱和脂肪酸还有改善记忆的作用。婴幼儿、儿童及青少年需要补充不饱和脂肪酸，但不要从鱼油胶囊中补充，而应从食物中正常补充。

什么人该吃：高血脂人群可吃。不建议儿童、孕妇及哺乳期妇女使用。摄入高剂量的鱼油可能会增加肝病患者出血的危险。对鱼和海鲜过敏的人，应谨慎选择鱼油类产品。糖尿病患者和高血压患者慎服。

特别提示：鱼油胶囊不能代替药物。每天服用深海鱼油不要超过 3g，应随餐服用。注意：吃鱼油后有可能出现嗳气、口臭、胃灼热、恶心、稀便、皮疹和流鼻血等副作用。买深海鱼油时要注意看生产日期（在常温下，保质期为 2 年左右），看含量（每 1000mg 含 DHA 和 EPA 的量）。

大多数人：都适合螺旋藻

螺旋藻制品的蛋白质含量很高，能占到干重的 60%~70%，组成蛋白质的氨基酸比例也比较接近人体的需要，多不饱和脂肪酸的比例很高，维生素和矿物质含量也很高，可以归类于优秀食品。但它对于满足人体需要的意义取决于每天能吃多少，如果每天服用的螺旋藻制品只有几克，它所含的蛋白质、多不饱和脂肪酸等营养素的总量跟一日三餐中的含量相比，就几乎可以忽略不计了。

什么人该吃：所有人都可食用。美国就螺旋藻对糖尿病、高胆固醇、过敏、抗癌、减肥等八种功能的研究评价是："没有清楚的科学证据。"世界卫生组织对螺旋藻的推荐意见是："有些研究显示螺旋藻对于改善儿童中度营养不良可能有一定帮助，但是应该进一步研究。"

特别提示：美国FDA没有审查和认证螺旋藻的任何"保健功能"。如果生产条件合格，排除重金属污染，螺旋藻是一种很安全的食品。但如果希望每天吃上几克来防治疾病和强身健体，科学证据还不足。

选购保健品有诀窍

不相信所谓的疗效、速效

保健食品只是特殊的食品，虽然可以调节机体功能，但并不以治疗疾病为目的。对有病的人来说，无论哪一种保健食品都不能代替医生的治疗。一些食字号的营养品，是不能声称有任何保健作用的。

而有些老年人非常看重一些保健品虚假宣传中的"功效"，还有一些老年人常将保健品代替药品来使用。这些做法都是不可行的，在一定程度上还会延误疾病的治疗。

必须针对自己的身体状况

消费者在选购保健品时不要盲目跟着广告走，更不要轻易购买上门推销的产品，而应根据自己的健康状况有目的、有针对性地加以选择。每种保健食品只能适用于特定的人群。例如，免疫力低下、失眠、单纯性肥胖者，可以选择相应的增强免疫力、改善睡眠、减肥类的保健食品。绝经妇女和老年人等骨质疏松的高危人群，可以选择增加骨密度的保健食品。三高人群（高血压、高血脂、高血糖）在服用药物、合理膳食和注意劳逸结合的同时，可以选用辅助降血压、降血脂和降血糖的保健食品。

理性购买保健食品

人体健康是一个复杂的系统工程，营养素过多和不足都不合理。当有些与人体健康有很大关系的营养成分难以通过正常膳食摄取（如食量较小和偏食的老年人和慢性病人）时，需要适时补充缺乏的部分。当工作压力大，人体处于紧张状态而容易引起身体内部失调时，也可以适度选用保健品。选用时最好由医生或营养师给予指点。

认准蓝色草帽样标志和批准文号

消费者一定要到正规的经销场所（如大型超市、卖场、连锁药房等）购买保健品。为辨别保健食品的真假，消费者可以登录国家食品药品监督管理局的网站（网址为

www.sfda.gov.cn），在“数据查询”栏目进行相关产品的查询。

【你问我答】

问：含中药成分的保健品是否比其他保健品更有效？

答：一位保健品公司的老总说，我们的保健品是用中药做的，肯定是有效的。

我们不能肯定地说含中药成分的保健品无效，但说它对健康有保护和促进作用需要科学证据。如果保健品公司的老板认为自己的产品确实有效，愿意拿一部分钱出来做真正的科学研究，提供经得起检验的证据，相信多数人会举双手拥护。遗憾的是，现在没有一家保健品公司愿意这么做。

一位在读生物医学的博士研究生说，我们有证据证明功能食品对健康有益，但他同时说明相关研究不是在人身上做的，而是在动物身上做的。同样，这样的研究结果也不能证明其有效性。

举例来说，“苏丹红致癌”的观点是有科学证据的，但这是通过动物实验得来的结果。这个结果适用于人类吗？我国食品安全权威陈君石院士提供了这样一个数据：每人每天至少要吃1000个用苏丹红处理过的红心鸭蛋，而且要吃相当长一段时间，才能使人体致癌。这个例子说明，动物实验研究结果不能直接用于人体。因为实验动物（大多是小老鼠）和人有很多不同，首先是体重相差很大，很多时候在动物身上能致癌的剂量在人身上是可以忽略不计的。

问：俗话说，是药三分毒。那么，常吃含中药成分的保健品会产生害处吗？

答：这里先给大家提出一个问题：我们的爸爸妈妈、爷爷奶奶每天吃保健品吗？爷爷奶奶的爸爸妈妈每天吃保健品吗？答案肯定是没有。

我们的身体经过千万年的进化并没有处理保健品的能力。但是，所有的保健品吃进去都要经过肝脏、肾脏处理。年轻的时候，肝脏、肾脏功能好，处理不曾处理过的东西的能力还行。现在人的平均寿命延长了，多数人都有一种以上的慢性病，比如高血压、糖尿病等，得了这些病必须终身吃药。可是，老年人的肝脏、肾脏已经用了几十年，就像旧机器一样磨损得很厉害了，再吃保健品，不是更会加重肝脏、肾脏的负担吗？医生给高血压病人开的降压药的剂量本来能够控制高血压，如果病人同时吃保健品，就可能加强或抵消降压药的作用，从而干扰正常的治疗。最近美国《新英格兰医学杂志》已发表文章，专门讨论并呼吁社会重视膳食补充剂对正常用药的干预问题。

给自家的食品当保安

【专家档案】

何计国　中国农业大学食品科学与营养工程学院营养与食品安全系主任

【热点提示】

⌘ 食物的有害物质包括生物、化学和物理性三类。其中，对人类健康有威胁的主要是生物和化学有害物。

⌘ 消费者对食品安全问题无须谈虎色变。

⌘ 去除食品中的有害物质，需要掌握正确的方法。

看不见的化学污染

化学危害与生物危害的区别

化学危害一般不会在食品、体内增加，因此产生对人体危害的作用需要达到一定的剂量。产生健康伤害所需要的剂量越小，毒性越大；反之，毒性越小。如果摄入的某种有害化学物质低于危害人体的剂量，就不会产生对人体健康的伤害。同一种食品摄入的量越多，其中的有害成分进入人体的越多。

由于饮食习惯的不同，各国、各地区、各民族的食物结构不同，同一种食物的摄入量就不同，各国对食品中有害化学物质的限量标准也不尽相同。因此，我们不能拿不同国家的标准来进行比较，并用以评价本国的食品安全度。

有害化学物质的危害

⌘ 急性食物中毒。常见的有农药中毒、砷化物中毒、亚硝酸盐中毒等。

⌘ 慢性食物中毒。常由重金属、黄曲霉毒素等引起。这些性质稳定、代谢慢的有害化学物质可在人体内蓄积，达到一定剂量时，就会出现慢性中毒症状。

⌘ 致癌或致畸。常见的可能致癌的有害化学物质有黄曲霉毒素、N-亚硝基化合物、多环芳烃、杂环胺、丙烯酰胺等。最为著名的致畸物是二恶英，其他还包括黄曲霉毒素、N-亚硝基化合物和镉等。

主要危险：生物污染

不愉快的味道从哪儿来

细菌形体微小，结构简单。它们不能像人或动物一样先把食物吃进胃中再消化，而是分泌出能将食物加以分解的酶，先把食物中的大分子物质，如蛋白质、脂肪、碳水化合物等消化成简单的小分子，再将这些小分子摄入体内。被细菌污染的食品往往会发生食物成分的分解，例如，蛋白质的分解产物氨、胺、吲哚；碳水化合物的分解产物低分子酸；脂肪的分解产物醛、酮、醇等。这样的食物不仅营养价值降低甚至丧失，而且带有强烈的、令人不愉快的气味和味道。

诱发细菌性食物中毒

由细菌引起的食物中毒称为细菌侵袭型食物中毒，由细菌毒素引起的食物中毒称为毒素中毒型食物中毒。

常见的引起食物中毒的细菌有沙门氏菌、副溶血弧菌、变形杆菌、金黄色葡萄球菌、肉毒梭状芽孢杆菌、蜡样芽孢杆菌、李斯特菌等。

引起细菌性传染病

有些细菌具有较强的侵袭能力，可引起细菌性传染病，例如鼠疫、霍乱等曾经夺去成千上万人的生命。

常见的引起细菌性传染病的细菌有痢疾杆菌、伤寒杆菌、霍乱弧菌等。

细菌污染的源头与途径

原料污染

食品原料在采集和加工前期，表面上往往附着很多细菌，特别是表面破损的水果、蔬菜、肉类和水产品。

加工污染

加工食品多是包装食品，一般较为清洁，但也会受到二次污染。当厨房卫生条件不良时，空气中漂浮的细菌会沉降到食品表面；在烹调加工的过程中，如果不注意生熟分开，细菌就会从生鲜食品或半成品上转移到熟食上，造成食品的交叉污染；食品烹调加工人员如果不注意个人卫生或患有传染性疾病，通过其手、衣服、呼吸道、头发等，可直接或间接地造成食品的细菌污染；烹调加工中使用的调味品（如酱油）和水如果含有细菌，也能造成食品的细菌污染。

储藏污染

不良的储藏环境会使残留在食品中的细菌生长繁殖，并通过空气、鼠或昆虫污染食品。过分相信冰箱，使食品在冰箱中的存放时间过长，也能使食品的细菌数量上升。

烹调用具和餐具污染

食品从购买到食用的这一段时间内，可因烹调用具生熟不分、不清洁或未洗手就进餐等造成食品污染。

这样预防食品细菌污染

⌘ 购买新鲜食品。通常新鲜食品细菌污染相对较轻。食品存放时间越长，细菌繁殖越多。

⌘ 认真清洗。蔬菜中的细菌多来源于土壤，因此长在地下的根类蔬菜细菌最多。其次是靠近地面收割的叶菜类。从离地面一定高度收取的黄瓜、茄子、豆类等受土壤细菌的污染较轻。对可以生食的蔬菜、水果一定要认真清洗，以除掉表面的大部分细菌。尤其是蔬菜的根部，往往附着大量细菌，更需要仔细洗净。

⌘ 彻底加热。从理论上讲，食品加热到 100℃能杀死绝大多数的致病菌。但由于大小、形状和量的不同，食品内部到达杀菌温度的时间也会长短不一。通常最容易出现加热不彻底的食物是海产品和蛋类，人们往往为了追求味鲜肉嫩而缩短加热时间。

⌘ 恰当储存。①生鲜肉类应冷冻保存；熟食冷藏保存；蔬菜、水果的保存最好符合其生长条件，如香蕉如果冷藏容易出现冷害。②应定期对储存食品的场所和容器进行清洗、消毒，保持其清洁、低温、通风和干燥的食品储藏条件。③要注意将荤、素，生、熟，成品与半成品食品分开存放，以防造成交叉污染。

温馨提示：如何鉴别新鲜果蔬和肉类

新鲜蔬菜

外形饱满鲜嫩，表面润泽光亮，无黄叶，无伤痕，无病虫害，无烂斑。

新鲜水果

表皮色泽光亮，肉质鲜嫩，清脆，有特殊的清香味，无外伤和病虫害。

新鲜肉类

肉色鲜红或深红，有光泽，脂肪呈乳白色或粉红色，外表微干或微湿润，不粘手，指压后凹陷可立即回弹。如果是注水肉，手指压下去的凹陷不能完全回弹，常有多余的水分流出。如果是注水冻肉还有滑溜感。经解冻的新鲜冷冻肉，其肌肉应有光泽，肉色鲜红，脂肪呈乳白，无霉点，外表及切面湿润，不粘手，肉质紧密。近年来，人们流行吃所谓的散养畜禽肉类。实际上，从细菌、病毒、寄生虫数量来看，集中饲养的畜禽肉类安全性更高。

如何预防食品病毒污染的危害

病毒是一类个体微小，无完整细胞结构，必须在活细胞内寄生并复制的非细胞型微生物。

病毒与细菌不同，它虽然能在外界存活，但不能复制，因此病毒不会使食物发生腐败变质，而能使食用者发生病毒性传染病。如甲肝病毒引起的甲型肝炎，小儿麻痹病毒引起的脊髓灰质炎，朊病毒引起的疯牛病等。

预防食品病毒污染的危害应这样做：

⌘ 不买疫区的食品。

⌘ 即使是非疫区的肉类食品，也应购买经由兽医检疫过的。一定不要购买来路不明的、流动商贩兜售的肉类食品。

⌘ 食品一定要在认真清洗或彻底加热后食用。

霉变食品吃不得

最容易受真菌污染的食品

⌘ 粮食。常见的污染粮食的真菌有黄曲霉，可产生黄曲霉毒素；镰孢菌，可产生T_2镰孢毒素；赭曲霉，可产生赭曲霉毒素；红色青霉菌，可产生棒曲霉素；麦角真菌，可产生麦角毒素；镰刀菌，可产生玉米赤霉烯酮等。

需要说明的是，不是所有霉菌产生的毒素都是黄曲霉毒素，而且只有黄曲霉等少数霉菌品种中的产毒菌株才能产毒。即便是产毒菌株，也需要一定的条件（特别是温湿度和营养条件）才能产毒。因此，不能笼统地说霉变粮食有黄曲霉毒素，或陈化粮含黄曲霉毒素。

⌘ 水果。常见的水果中的霉菌毒素有展青霉素、桔青霉素、红绿青霉素等。

这样预防霉菌污染的危害

⌘ 买无霉变的粮食和水果。

⌘ 避免一次购买过多。

⌘ 恰当储存。首先，粮食应保存在通风干燥处。厨房的湿度较大，不宜储藏粮食；阳台可能有雨水进入，也不宜储存粮食。其次，粮食不宜直接存放在地面上，最好离地存放，而且最好使用具有透气性的编织袋、陶罐等存放。注意尽可能地保护水果的完整及其表面的蜡层。

⌘ 认真挑拣和淘洗。由于多数霉菌毒素属于脂溶性成分，不溶于水，一般不会扩散，因此，如果粮食只是轻微发霉，在不能肯定其是否含有毒素时，可将霉变的粮粒挑出弃去，用手搓一搓粮粒，再用水淘洗几次即可。一旦发现霉变的水果应尽快挑出，以防污染其他水果。

躲开环境污染物

自然界有很多物质是人体不需要的，有些还有毒性，这些物质可通过种植和养殖而移行到食品中。大多数地区有害成分的自然本底不高，而我国台湾省的土壤中砷含量较高，因此其作物的砷含量也相应增高。但工业生产加剧了环境中的有害成分含量，可使食品中铅、砷、汞、镉等重金属和二恶英等的含量达到危害人体健康的水平。某些有害物质可以通过生物的放大作用，也使食品中有害成分的含量达到危害人体健康的水平。

例如，通过海水、海洋浮游生物、海藻、虾、小鱼、大鱼等生物链的逐级放大作用，海鱼中的 DDT 浓度可以比海水增加 83 万倍。

预防：一是治理环境污染，二是选购处在低位营养级的鱼（如草鱼等）和比较小的鱼。

寄生虫感染敲响警钟

寄生虫是指寄居在别的生物（即宿主）体内或体外的一类生物，它们不仅利用宿主作为生长发育和繁殖的场所，还能使宿主得病，甚至致死。

常见的食品寄生虫有阿米巴原虫（可引起阿米巴痢疾）、绦虫（可引起绦虫病、囊虫病）、广州管圆线虫（可引起嗜酸粒细胞增多性脑膜炎）、蛔虫（可引起蛔虫病）、姜片虫、华支睾吸虫等。

绦虫

尽管绦虫是人畜共患的寄生虫病，但人是唯一的成虫寄生的宿主。在病人的粪便中含有大量虫卵，一旦病人的粪便被猪、牛等牲畜吞食，可在其肌肉中发育成具有传染性的幼虫。人食入未被杀灭的幼虫即可罹患绦虫病。绦虫病的主要威胁是虫体与患者争夺营养。当人食入绦虫的虫卵后，还可以感染囊虫病，其危害比绦虫病大得多。因为囊虫比绦虫小得多，可以随血液循环进入肌肉、眼睛和大脑，造成严重的身体损害。

主要预防方法：对绦虫病和囊虫病进行普查普治；购买猪肉、牛肉一定要买经过兽医检疫的肉；最好不买散养的牲畜和禽肉。

广州管圆线虫

曾在我国北京引起严重的食源性寄生虫感染性事件。这种寄生虫一般生存在淡水中，其宿主以福寿螺最为常见，因此食入未经加热或加热不彻底的带有虫卵的福寿螺是广州管圆线虫病的主要传染途径。感染广州管圆线虫者可出现脑膜炎，重者有生命危险。

主要预防方法：食用福寿螺时要彻底加热。

阿米巴原虫

可引起阿米巴痢疾或肝脓肿。病人或病畜的粪便携带大量具有传染性的四核包囊，可污染蔬菜等农作物，也可污染饮水，或经苍蝇、蟑螂等昆虫污染食品，人食入后即可发病。

主要预防方法：消灭苍蝇和蟑螂，生吃蔬菜、水果要彻底清洗，饮水要消毒。

这些添加剂不安全

为改善食品的感官品质、营养特性或满足生产工艺而加入到食品中的天然或合成的物质称为食品添加剂。

一般来说，在规定的范围内使用食品添加剂是安全的。一些所谓的食品添加剂事件的发生往往是由于使用了非法添加物所致。

常见的非法添加物有苏丹红、甲醛、吊白块、硼酸、硼砂、β-萘酚、水杨酸等。

由于一些食品添加剂事件的发生，目前人们对食品添加剂的关注程度超过了主要的食品安全隐患。实际上，有些企业之所以增加食品添加剂的使用量，主要是为了减少食品本身的缺陷（如生物污染）或降低主要原料的成本等。所以，我们应该将关注焦点放在威胁食品安全的生物污染上。

烟熏高油不可取

通过食品加工产生的有害成分多数是因温度过高而产生的。常见的有N-亚硝基化合物、多环芳烃类化合物、杂环胺、丙烯酰胺、反式脂肪酸等。这些成分大多具有潜在致癌性，也都与动物性食品、高油高温食品等因素有关。近年来，我国癌症发生率持续升高，这不仅因为我国平均寿命延长，诊断水平提高，也和烟熏、油炸、高温烘烤食品过量摄入有关。因此，改变不良的饮食习惯，有助于把握食品安全。

反式脂肪酸是在利用植物油制造人造黄油的过程中产生的副产物，其主要危害为导致动脉硬化，使冠心病的发病率增加。一些西式糕点、咖啡伴侣的脂质沫中反式脂肪酸的含量较高，应减少食用。

留神包装容器的有害物

食品包装材料中的某些有毒成分可以通过与食品的接触（特别是液体食品）转移到食品中。常见的包装材料的有害成分有高分子材料的单体，如聚乙烯、聚氯乙烯的单体；高分子材料的稳定剂、增塑剂；搪瓷、陶瓷所含的重金属等。

预防：在包装食品时，应使用符合国家标准的包装材料。选用不含重金属的容器。

纯天然不一定安全

常见的有毒植物

常见的有毒植物包括四季豆、鲜黄花菜、发芽的马铃薯、毒蘑菇、含氰甙类的杏仁等。

⌘ 四季豆中毒。往往是由于加热不彻底，其中的毒素未被破坏而引起。患者以腹痛、腹泻、恶心、呕吐等胃肠道症状为主。

预防：主要是在烹调时把四季豆加热到变色变软，使毒素完全破坏。特别是秋扁豆，因昼夜温差大，毒素含量高，更需要延长加热时间。

⌘ 鲜黄花菜中毒。其毒性成分为秋水仙素，能引起咽喉发干、心慌胸闷、头痛、呕吐、腹痛及腹泻，重者还可出现血尿、血便、昏迷等。

预防：秋水仙素为水溶性毒素，可先用水焯，再浸泡 1~2 小时即可安全食用。

⌘ 马铃薯中毒。发芽的马铃薯含有较高的龙葵碱，可引起胃肠道症状及中枢神经的损害，出现呼吸困难，甚至脑水肿等。

预防：制作前须将芽及周围的部分剔出。绿皮土豆也含有较高的龙葵碱，应在制作前去掉绿皮。

⌘ 毒蕈中毒。某些有毒的野蘑菇可引起严重的中毒，甚至可以致死。

预防：一定不要采食不认识的蘑菇。此外，由于其毒素是水溶性物质，因此煮蘑菇的汤毒性更大。

常见的有毒动物

常见的有毒动物包括河豚、贝类、热带鱼等。

⌘ 河豚中毒。河豚味道鲜美，但毒性巨大。特别是产卵期的河豚，其卵巢毒性很高。河豚属于洄游鱼类，产卵期会从海中洄游到淡水中，因此长江中下游的河豚毒性极强。其毒素为麻痹性神经毒，可造成呼吸、心跳停止而致死。

预防：不要冒死吃河豚。

【你问我答】

问：蔬菜、水果应该先泡还是不泡就洗？

答：应根据不同的食品选择不同的方法。对有一定硬度的如黄瓜、茄子、苹果等无须浸泡，可直接清洗。通过洗涤，将附着在蜡上的农药洗掉。有些蔬菜有一些凹陷的部位，不易清洗，若再浸泡，可能会将难洗部位的农药渗回蔬菜内部。对于较软的叶菜、葡萄、草莓等，若过度清洗会伤害蔬菜水果，因此建议可先浸泡后冲洗。

问：如何去除食品中残留的农药？

答：常见的食品中残留的农药包括有机氯、有机磷、氨基甲酸酯、菊酯类杀虫剂、除草剂、动物激素、抗生素等。

除误服纯品外，迄今很少发生人类的中毒事件，因此人们不必为此而恐慌。

为减少食品中农药残留带来的危害，我们应认真清洗蔬菜、水果，或购买绿色食品或有机食品。关于人们对“有虫眼与没虫眼的蔬菜、水果哪个更安全”的争论问题，应该说还是买没有虫眼的好。因为许多农民往往是看到蔬菜、水果有虫子后才喷药。

问：听说有的食品在生产过程中使用了抗生素，我们该怎样辨别？

答：抗生素的残留对健康造成的危害主要是可能会引起肠道菌群失调，诱发耐药菌株的出现，为治疗感染带来困难。此外，可导致过敏体质者发生过敏。但人们对抗生素残留是无法用肉眼辨别的，因此消费者应购买信誉较好的企业所生产的食品。同时，我们正在呼吁政府尽快制定过敏原标签制度。

食物相克不可偏听偏信

【专家档案】

何　丽　中国疾病预防控制中心营养与食品安全所研究员

【热点提示】

食物相克的说法大多是以讹传讹，较少有科学依据。

用现代营养知识和中医食疗理论的观点来看，尽管一些食物的搭配存在着某些缺陷，但一般不会造成严重的后果。

我们提倡吃得杂而全。

杂而全　更安全

我国关于食物相克的说法在民间流传甚广，近年来还时常见诸报端和互联网，相关书籍高居生活类图书销售排行榜的前列，图文并茂，很受读者欢迎。

食物相克论是中华养生文化的组成部分，来源于食疗保健养生实践和生活经验的总结。这些说法主要来自《食疗本草》、《本草纲目》、《饮膳正要》等医学古籍。

有关养生保健的古籍被视为经典，在很大程度上是因为它们古老而稀有，但并不意味着它们就是科学和权威的。一些食物的搭配存在某些缺陷，可以用现代营养知识和中医食疗理论来加以解释，但可以肯定，所谓的食物相克一般不会造成严重的后果。

然而，据报道，某市食品药品监督管理局曾发布食品安全警示，指出 17 种食品搭配烹调会阻碍营养的吸收，甚至威胁人体的健康。因此特别需要指出，有些经验在流传过程中以讹传讹，又被一些现代媒体无限放大，以致大家连吃饭都瞻前顾后、战战兢兢。其实，吃得杂一点儿、全一点才是我们应该遵循的最基本的食品安全原则。

以下对流传甚广的一些食物相克的说法进行一一剖析，看看哪些是以讹传讹，哪些是事实。

南瓜与羊肉

相克理由：南瓜与羊肉同食难以消化，会导致腹胀等消化不良的症状。

科学剖析：上述说法来自《本草纲目》：“南瓜不可与羊肉同食，令人气壅。”理由是南瓜可补中益气，羊肉大热补虚，两补同进，会导致胸闷、腹胀等症状。

但是，根据现代营养学的观点，南瓜加羊肉倒是一个不错的搭配。羊肉蛋白质含量高，并含有丰富的矿物质、维生素。南瓜的营养成分比较全，尤其是胡萝卜素、糖类含量较高，蛋白质和脂肪含量较低，常吃可有效防治高血压、糖尿病及肝脏病变，提高人体免疫能力。

在此，特别向不爱吃羊肉馅饺子的朋友推荐羊肉南瓜馅饺子。如此搭配后，饺子馅里羊肉的膻气全被吸收在南瓜特殊的清香气味里，有一种异常鲜美的味道，对身体虚弱的老人、小孩和慢性病患者都很适宜。

狗肉和大蒜

相克理由：狗肉和大蒜同食可引起中毒，饮用人奶或豆豉汁可解其毒。

科学剖析：在《本草纲目》里有“狗肉与蒜食，损人”的说法。其理由是狗肉性热，大蒜辛温刺激，两者同食可助火。但蒜茸狗肉是一道很常见的朝鲜菜，也常被贵州、广西、湖南、广东等地的居民搭配，吃者甚众。

中医认为，狗肉属热性食物，具有补中益气、温肾助阳、壮力气、补血脉的功效，可用于老年人的虚弱证候。比如冬天吃狗肉，可增强老年人的抗寒能力。现代营养学认为，狗肉所含蛋白质的质量极佳，球蛋白比例较大，可增强人体的抗病能力和细胞活力，还能增强人的体魄，促进血液循环，改善性功能。

新鲜大蒜中含有大蒜氨酸。这种大蒜氨酸为含硫氨基酸，经大蒜酶分解后可转变为大蒜素。而大蒜素具有杀菌等多种生理功效。但若摄取过量，会对身体造成不良影响，如胃部不适或腹泻。一般人新鲜大蒜的每日建议食用量为 3 ~ 5g。如果大量食用，会对胃肠黏膜产生刺激，使胃肠黏膜血管充血、水肿。

由于大蒜的挥发性物质可抑制胃液分泌，而狗肉性热，所以吃狗肉时若大量食用新鲜大蒜，可能会引起胃肠不适，也不利于狗肉的消化吸收，因此吃狗肉时不应大量食用新鲜大蒜。但若是狗肉炒大蒜、青蒜或蒜苗则无需顾忌。

牛奶兑果汁

相克理由：把牛奶和果汁兑在一起喝，牛奶中的蛋白质就会与果汁中的果酸和维生素 C 相遇并凝固成块，影响消化吸收，还会使人发生腹胀、腹痛、腹泻等症状。

科学剖析：其实不足为虑。因为胃酸比果汁中的果酸要酸得多，如果蛋白质遇酸后会发生沉淀而不吸收，那岂不是所有蛋白质都没有可能吸收了？

土豆和牛肉

相克理由：它们在被消化时所需的胃酸浓度不同，因此会延长食物在胃中的滞留时间，导致肠胃功能紊乱。

科学剖析：人体对不同食物的消化、吸收确实有快有慢，但这并不等于说只有将进食的食物同时消化吸收才有利于保护肠胃功能。实际上，牛肉营养丰富，其缺陷是肉质粗糙，口感较差，比较难以消化。而土豆含有丰富的维生素和淀粉，不但能使味道变好，还能弥补牛肉难以消化的不足。但不要食用发了芽的土豆和土豆皮。

红萝卜和白萝卜

相克理由：白萝卜中的维生素 C 含量极高，但红萝卜中含有一种能大大破坏维生素 C 的酶。

科学剖析：其实，大多数食物都含有各种各样的酶，它们是发生生物化学反应的催化剂。但是酶非常怕热，在烹调的加热过程中很容易被破坏。

所以，说红萝卜中的酶会破坏白萝卜中的维生素 C，或是说黄瓜中的酶会破坏西红柿、辣椒、柑橘中的维生素 C，都是没有道理的。

糯米与鸡肉

相克理由：糯米的主要功能是温补脾胃，所以一些脾胃亏虚、经常腹泻的人吃了能起到很好的食疗效果，但与鸡肉同食会引起身体不适。

科学剖析：糯米鸡是一道蒸菜。其加工温度为 100℃，因此不会产生任何新的有害物质。糯米鸡还有蛋白质互补作用。所以，只要不是过量食用或存放后不洁食用，一般不会产生身体上的不适。但应注意糯米不易消化，在吃了过于油腻的菜肴后，应避免吃大量的糯米。

相比之下，如果吃加热多次的油炸食品和水煮鱼等，倒容易产生胃肠不适。因为这样的食物能产生对人体有害的过氧化物。

茶叶煮鸡蛋

相克理由：茶叶中的酸性物质能与鸡蛋中的铁结合，进而对胃黏膜产生刺激，而且不利于鸡蛋中铁的吸收。

科学剖析：这种说法是对营养学一知半解的表现。虽然茶叶中的单宁类物质可与铁等矿物质及蛋白质结合，在一定程度上有碍于微量元素和蛋白质的吸收，但吃茶叶蛋不会造成人体对矿物质的利用。因为鸡蛋本来就不是适合补铁的食物，瘦肉和动物肝脏才是。鸡蛋中的铁吸收率只有 3%，是因为蛋黄中的高磷蛋白妨碍了铁的吸收，与茶叶无关。

葱与蒜

相克理由：两者都是强烈刺激肠道的食物，同食易出现腹痛、腹泻等症状。

科学剖析：这两种调味蔬菜的确均有强烈的刺激性，但这仅限于生吃的时候。胃肠虚弱者应避免一次食用过多或将多种辣味食物集中在一起吃。然而，加热之后，葱、蒜中具有强烈刺激性的硫化物会被分解并产生甜味物质，从而使刺激性消除。所以，将葱与蒜放在一起用作调味品，完全不必担心。

腌腊制品与乳酸饮料

相克理由：常用三明治搭配优酪乳当早餐容易致癌。因为食品制造商会在火腿、培根、腊肉等加工肉制品中添加亚硝酸盐，以防止食物腐败及肉毒杆菌生长。当硝酸盐碰上有机酸（如乳酸、柠檬酸、酒石酸、苹果酸等）时，会转变成致癌物亚硝胺。

科学剖析：只要是正规合格产品，在肉类制品、罐头食品中添加防腐剂亚硝酸盐的含量都是在安全范围内的。其中所含的亚硝酸盐的量，要比一碗隔夜的炒菜还少。而含有机酸性的食物比比皆是，如橘子、柚子、柠檬、杨梅、苹果等。人们不可能因为吃了添加了亚硝酸盐的肉类制品、罐头食品，就放弃吃水果和饮用酸奶。

当然，腌、腊制品除了含亚硝酸盐外，还含有超量的盐等其他对身体不利的物质，所以最好少吃或不吃。

鸡肉和芝麻

相克理由：鸡肉与芝麻大量同食可能致死。

科学剖析：鸡肉和芝麻是富含营养素并被人们喜爱的食物。鸡肉与芝麻同食不会产生任何不良反应，更不会导致死亡。

鸡肉含有优质蛋白、饱和及不饱和脂肪酸。芝麻含有植物性不饱和脂肪酸、维生素E和丰富的钙。食用芝麻对人体脂肪的代谢、抗氧化、降脂有很好的促进作用。中餐里著名的芝麻鸡里脊、鸡肉芝麻条和怪味鸡，这些菜肴都是鸡肉与芝麻这两种原料很好结合的实例。在我国南方，有产妇坐月子时吃麻油鸡的传统，麻油鸡被当成产妇恢复体力的最佳调养品。

人参与萝卜

相克理由：在很多中药书籍中都可以找到人参与萝卜相克的说法。其根据是中医认为人参补气，萝卜消气，二者功能相悖，同食人参的补益功效和萝卜的顺气功效会互相抵消。人参所补的是元气，元气是指人体生理活动的基本功能。萝卜消气，这里的气是指胃肠消化不良所致的胀气。

科学剖析：现代营养学研究证实，萝卜含有丰富的淀粉酶和膳食纤维，因此有助消化和消除胃肠胀气的功能。有些人服食人参后产生胸腹闷胀不适，多与消化不良有关。若此时吃些熟萝卜，既能解除人参带来的副作用，增强消化功能，又能促进人参补益成分的吸收。因此，人参、萝卜同吃不应列为禁忌。

菠菜与豆腐

相克理由：常吃菠菜和豆腐易患结石症。因为豆腐里含有氯化镁和硫酸钙，而菠菜中则含有草酸，两种食物搭配在一起可生成草酸镁和草酸钙。这两种白色沉淀物不仅不能被人体吸收，还容易使人患结石症。

科学剖析：菠菜和豆腐搭配并非不可以。在烹饪过程中，可以把菠菜在沸水中焯片刻后捞出，去除80%以上的草酸。但焯菜时水要多一点儿，沥水要充分一些。再有，在烹调顺序上，可先炒豆腐，后加入焯过的菠菜，翻几下就出锅。这样既可以在很大程度上减少草酸，又能保持菠菜和豆腐的美味。

研究发现，如果吃菠菜后不吃富含钙的豆制品，患结石的危险反而增大。美国专家甚至建议，最好把高钙食物和含草酸的食物一起吃，以促进草酸在肠道中形成沉淀物，避免草酸钙被人体大量吸收而进入肾脏排泄。

此外，由于菠菜含有丰富的钾、镁及维生素K，因此当蛋白质摄入过量时，人体的钙排泄会增加。此时如能多吃些绿叶蔬菜（如菠菜），就能充分摄入钾和镁，减少钙的排泄。同时，因为维生素K是人体生成骨钙素的必要成分，如果在补充钙的同时增加维生素K的摄入，能促进钙沉积到骨骼当中，大大提高补钙的效果。幸运的是，维生素K既不怕热，也不溶于水，所以焯过的菠菜不会发生维生素K的流失。

栗子和牛肉

相克理由：牛肉和板栗混吃易出现呕吐等消化不良的症状。

科学剖析：现代营养学认为，板栗属于坚果类，淀粉含量很高，不像核桃、榛子、杏仁等坚果那样富含油脂。同时，栗子还富含膳食纤维、蛋白质、微量元素及多种维生素，营养保健价值很高。

中医认为，板栗有健脾胃、益气、补肾、强心的功用，老少皆宜；牛肉性味甘温，属温补食品且不上火，有益气止渴、强筋壮骨、滋养脾胃之功效。在冬季，板栗和牛肉一起炖着吃，对肾虚、脾胃功能较弱的人非常适合；健康人食用更能强身健体。

需要注意的是，栗子含有较多的淀粉，多食容易饱胀；牛肉肉质致密，富含蛋白质，吃得过多也不易消化吸收。所以，进食牛肉每次不要超过2两，栗子每次吃六七粒即可。

此外，在选购栗子时不要一味追求果肉的色泽洁白或金黄。金黄色的果肉有可能是经过化学处理的。如果炒熟或煮熟后果肉中有些发褐，是栗子所含的酶发生的褐变反应所致，只要味道没变，就不会对人体产生危害。新鲜的栗子容易发霉变质，而变质的栗子不能吃，以防止中毒。

山楂和猪肝

相克理由：山楂含维生素C丰富，猪肝含有较多的铜、铁、锌等金属元素。当维生素C遇到金属离子时会加速氧化，使维生素C和金属元素都遭到破坏。

科学剖析：现代营养学认为，这两种食物的配伍没有禁忌。

山楂含有丰富的维生素C，不仅不会破坏金属元素，还能促进钙、铁等金属元素的吸收。而且很多食物都含有维生素C和金属元素，如青椒中的维生素C含量也非常丰富，但没有人说青椒炒猪肝相克。所以，山楂与猪肝不能搭配的说法没有根据。吃完炒猪肝，完全可以再来一串山楂糖葫芦。

中医认为，山楂性微温，味酸甘，可以消食积、散瘀血，有扩张冠状动脉、降低血脂、抗心律失常和加强心脏收缩的作用。

黄豆和猪蹄

相克理由：一是黄豆中的纤维含有醛糖酸残基，这种物质能与猪蹄中的矿物质生成螯合物，干扰或降低人体对矿物质的吸收。二是黄豆中的磷 60% ~ 80% 是以植酸形式存在的。植酸常与蛋白质和矿物质元素形成复合物，从而影响二者的可利用性，降低利用效率。再有，因为豆类能与瘦肉、鱼类等荤食中的矿物质（如钙、铁、锌等）结合，从而干扰和降低人体对这些元素的利用。

科学剖析：先说黄豆。凡是植物性食品都有细胞壁，而细胞壁里面都有果胶。果胶的基本结构单元是半乳糖醛酸。与其他含负电荷的植物胶质一样，半乳糖醛酸都有螯合金属元素的作用。但如果因为担心这样一种作用会妨碍营养吸收，那所有含纤维的植物性食品人们就都不能吃了。因为含纤维的食物不止黄豆一种，我们日常吃的大米、面粉、蔬菜、水果、粗粮、豆类、薯类都含有植酸。

再说猪蹄。猪蹄以胶原蛋白为主，所含的矿物质并不多。黄豆和猪蹄搭配的主要目的不在于补充矿物质，而是提高孕产妇的激素水平，促进乳腺发育和乳汁分泌。

此外，与猪蹄相似的富含蛋白质的食物还有猪肉、鱼、虾及其他肉类，为什么单说黄豆不能与猪肉同吃？而且从营养学的角度看，物种越远的蛋白质搭配后营养价值越高，而猪肉和黄豆搭配恰好符合这一原则。

所以，人们对猪蹄和黄豆搭配会引起人体矿物质缺乏的担心是多余的。

与食品添加剂和睦相处

【专家档案】

严卫星　中国疾病预防控制中心营养与食品安全所常务副所长

王竹天　中国疾病预防控制中心营养与食品安全所副所长

李　宁　中国疾病预防控制中心营养与食品安全所副所长

【热点提示】

⌘ 食品添加剂有利有弊，我们应该利用其有益作用，避免其负面作用。

⌘ 消费者在选购食品时，要正确认识食品添加剂，同时注意避免其可能存在的安全隐患。

调查数据和一条短信

调查数据

⌘ 50% 以上的人认为，我们的日常生活离不开食品添加剂。

⌘ 超过 90% 的人认为，食品添加剂不同程度地威胁着食品安全。

⌘ 约 95% 的人认为，食品添加剂超过规定浓度或剂量可对人体产生毒害作用。

⌘ 不到 40% 的人认为，只要按规定使用，食品添加剂对人体是无害的。

⌘ 约 22% 的人认为，天然食品添加剂是无毒的。

⌘ 约 80% 的人认为，苏丹红一号、吊白块不属于食品添加剂，而是国家禁止使用的非法添加物。

⌘ 90% 以上的人都认为，对于食品生产厂家经常在标签上注明的“本品绝对不含食品添加剂”等宣传用语不可信；约86%的人认为，不含人工色素并不代表没有添加色素。

一条短信

以食为天的中国人从来没有像现在这样害怕过吃。很多人的手机里流传着这样一条自嘲短信：中国人在食品中完成了化学扫盲：从大米里，我们认识了石蜡；从火腿里，我们认识了敌敌畏；从咸鸭蛋、辣椒酱里，我们认识了苏丹红；从火锅里，我们认识了福尔马林；从银耳、蜜枣里，我们认识了硫黄；从木耳中，我们认识了硫酸铜；从奶粉中，我们知道了三聚氰胺……

离不开的食品添加剂

食品添加剂的使用历史悠久

食品添加剂这个名词提出的历史不长，但人类使用食品添加剂的历史非常悠久。我国传统点制豆腐所使用的凝固剂盐卤的主要成分，是我国批准使用的稳定和凝固剂氯化镁，早在公元25 ~ 220年的东汉时期就有应用，并流传至今。贾思勰在公元6世纪所著的《齐民要术》中就记载了从植物中提取天然色素和具体应用的方法。作为肉制品中护色剂的亚硝酸盐，大约在南宋时期就用于腊肉的生产，并于公元13世纪传入欧洲。在国外，公元前4世纪就有对葡萄酒进行人工着色的记载。

食品添加剂有三个特征

所谓食品添加剂，是指为改善食品的品质和色、香、味，以及为防腐和加工工艺的需要而加入食品中的化学合成或天然物质。根据这个定义，可以看出食品添加剂具有以下特征：①非某种食品中天然存在，而是被人为添加的。②能够改善食物品质，或为满足食品在生产过程中的其他工艺需要。③既有化学合成的，也有天然存在的。

主要功能：让食品更诱人更安全

目前能够有这么多琳琅满目的食品呈现在人们面前，食品添加剂在其中扮演了重要的角色。例如，点豆腐用的氯化镁、硫酸钙、葡萄糖酸-δ-内酯等，都是我国批准使用的食品添加剂；蒸馒头所用的碱（学名碳酸钠）也是我国食品添加剂名单中的一个酸度调节剂。还有用于无糖食品中的甜味剂、用于碳酸饮料的二氧化碳和用于食品防腐的防腐剂等。如果没有这些食品添加剂，食物种类将大大减少，我们只能面对酸酸的馒头，糖尿病患者只能对甜味忍痛割爱，喜欢喝碳酸饮料的人也将喝不上带气（二氧化碳）的饮料。如果没有防腐剂，许多食品将腐败变质，不仅使产品的货架期大大缩短，消费者也将面临微生物的侵害。

可见，我们的日常生活离不开食品添加剂，人们应当发挥它对人类的有益作用，避免其负面作用，以正常的心态与食品添加剂和睦相处。

小贴士：常见的食品添加剂

按照来源的不同，食品添加剂可分为天然和化学合成两大类。目前使用的多数食品添加剂是化学合成的。

按功能的不同，我国的《食品添加剂使用卫生标准》将食品添加剂分为以下 23 类（共 1962 种）：酸度调节剂、抗结剂、消泡剂、抗氧化剂、漂白剂、膨松剂、胶基糖果中基础剂物质、着色剂、护色剂、乳化剂、酶制剂、增味剂、面粉处理剂、被膜剂、水分保持剂、防腐剂、稳定剂和凝固剂、甜味剂、增稠剂、食用香料、食品工业用加工助剂、其他。

四大使用目的

目的 1：让食品更有营养更卫生

代表——抗氧化剂、防腐剂。

终端产品——酱菜、碳酸饮料、葡萄酒、面包、蛋糕等。

食品在生产加工或保存过程中，其中的一些营养成分容易发生改变。例如，食品中的一些营养素在保存过程中容易被氧化，一些食品成分容易腐败变质。如果在食品生产加工过程中按照规定加入一些抗氧化剂或者防腐剂，就能够有效避免营养素的损失。在一些食品中加入食品营养强化剂，可以提高食品本身的营养价值，对于防止营养不良和营养缺乏、促进营养平衡具有重要意义。

目的 2：让食品更优质更好看更好吃

代表——着色剂、护色剂、漂白剂及食用香料等。

终端产品——巧克力、罐头、糕点、粉丝、蜜饯、酒类、饮料、肉制品等。

食品添加剂在保证食品的质量和稳定性方面具有重要作用。例如，对于一些水油状的脂肪乳化制品，需要在其中使用乳化剂，以保证水油体系的稳定性；对于一些容易受潮结块的食品，如食盐、糖粉等，需要加入抗结剂来保证产品的质量。

食品的色、香、味等感观特征是衡量食品质量的重要指标，而食品添加剂中的着色剂、护色剂、漂白剂及食用香料等能够明显提高食品的感观特征，满足人们的不同需求。例如，在巧克力中添加香料，能使巧克力风味独特；方火腿放久了容易收缩，加入增稠剂、鲜味剂会使其又香又嫩。

目的3：作为某些特殊膳食品的必要配料或成分

代表——甜味剂。

终端产品——无糖食品、低能量食品。

随着生活水平的提高，人们对一些特殊膳食的需求越来越多。例如，糖尿病患者越来越多，他们一般不能吃含糖的食品，但是人们对于甜味有着天然的喜好，所以需要在食品中添加既能满足糖尿病患者对甜味的喜好，又不造成糖摄入量增加的甜味剂。含有甜味剂的低能量食品也是减肥者的最爱，一些添加了高倍甜味剂的食品在满足人们甜味感觉的同时，提供的热量却很低。

目的4：便于加工包装或运输贮藏

代表——乳化剂、凝固剂等。

终端产品——方便面、豆腐等。

食品添加剂有利于食品加工操作适应机械化、连续化和自动化生产，推动食品工业走向现代化。例如，使用乳化剂能使方便面面团中的水分均匀散发，提高面团的持水性和吸水力，有利于蒸煮；用葡萄糖酸-δ-内酯作为豆腐的凝固剂，有利于内酯豆腐的机械化、连续化生产等。

我们应该怎么做

花样繁多、功能各异的食品添加剂是食品行业不可或缺的重要原料。虽然食品质量安全事件的频频曝光与食品添加剂的违规使用有关，但也有很多不是由真正的食品添加剂引起的。那么，怎样才能尽可能避免食品添加剂带来的安全隐患呢？

选购食品时抱着怀疑的态度

例如，在选购食品的时候，我们应抱着怀疑的态度，想一想：为什么这种火腿颜色这么鲜亮？为什么这种冰淇淋这么便宜？为什么这种大米这么香？为什么这种面粉这么白？据说这是真正含有绿茶的饮料，那其他绿茶饮料都不含绿茶吗？为什么这种袋装蔬菜会这么整齐划一？为什么这种蔬菜沙拉一直不蔫……

如果我们购买的食品色泽、味道、形态等超出了我们的常识，就可以怀疑这些食品里添加了非法添加物或是存在滥用食品添加剂的情况，必要时可咨询专业机构或通过检测手段进行确认。

注意食品原料中是否有违法添加物

2008 年 12 月 ~ 2009 年 4 月，卫生部等九部委开展了全国打击违法添加非食用物质和滥用食品添加剂的专项整治活动，并陆续公布了部分食品中可能违法添加的非食用物质和易滥用的食品添加剂品种名单。

通过正规渠道购买食品

消费者在选购食品时应尽量到正规的商场、超市选购品牌产品。因为通过多年的监督检查发现，大多数通过正规厂家生产、销售的食品不容易发生滥用、误用食品添加剂的现象。而一些小作坊生产的食品，生产者没有合理使用食品添加剂的意识，也不具备正确使用食品添加剂的条件，很容易发生滥用、误用食品添加剂的情况。

看食品原料表

在购买食品时，消费者要学会看食品标签和原料表。因为按照预包装食品标签的要求，只要在食品中添加了食品添加剂，就必须进行明确标识。因此，如果想了解自己选购的食品中添加了哪些食品添加剂，可以在购买时详细查看食品标签。

以酱油为例。市场上常见 3 种品牌的酱油，一种酱油的配料表中没有食品添加剂，是真正的纯大豆酱油；而其他两种酱油虽然在标签上标注着“酿造酱油”、“100% 纯酿”，但配料表中却有好几种食品添加剂。

特别推荐：亲手做饭

尽管加工食品、半加工食品使我们的饮食变得越来越方便、快捷，但是这种方便、快捷的饮食方式是建立在很多化学物质的基础上的。如果这个世界少了食品添加剂，做饭就要多花好几倍的时间，而且几乎所有的食品都会变得难看、难吃、难保存。但是，凡事有利有弊，享受了食品添加剂带来的好处，就难以避开其坏处。如果想尽可能少地吃进食品添加剂，避免由此带来的安全隐患，建议您不妨从现在开始，自己购买新鲜天然的食品原料，多花些时间，按照传统方式亲自动手做饭。自己做饭的好处不仅会避免或减少食品添加剂的摄入，还能从新鲜食物中摄取更平衡的营养成分、更多的膳食纤维，让饮食更符合健康需求。

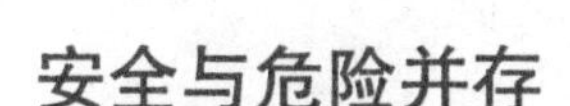

安全与危险并存

相关规定有依据

任何物质对人体产生危害的风险都是与物质本身的毒性和摄入量相联系的。有些物质从毒性分级上可能属于剧毒物质，但如果人体摄入量很小则不会产生健康危害。使用食品添加剂的一个重要原则就是不危害消费者的健康。为做到这一点，很多国家都对食品添加剂建立了严格的危险性评估程序，并根据评估结果作出食品添加剂使用范围和使用量的规定。

食品添加剂的危险性评估程序主要包括：通过毒理学试验和其他资料，获得被评价物质的最大无作用剂量，再除以一定的安全系数（通常为100）而得到被评价物质的ADI（每日允许摄入量）值。每日按照ADI摄入食品添加剂，就不会给消费者带来健康危害。

以甜蜜素为例，其ADI为11mg/kg体重（每日允许摄入量为11mg/kg体重）。以60kg体重的标准人为例，甜蜜素的每日允许摄入量为660mg。

比较ADI和EDI

如果说，每日允许摄入量（即ADI值）是设定了一种食品添加剂允许摄入的标尺，则需要根据我们每天吃了多少含有食品添加剂的食品，以及这些食品中添加剂的含量，来计算我们每天通过吃含有食品添加剂的食品可能吃进多少食品添加剂（EDI）。危险性评估中的暴露量评估，是对我们每天可能的实际摄入量的估计。

当我们将EDI与ADI进行比较时，如果EDI低于ADI值，则不会给消费者带来健康危害。如果EDI超过ADI值，则可能对消费者的健康带来危害，需要调整食品添加剂的使用规定。

仍以甜蜜素为例。根据我国《食品添加剂使用卫生标准》的规定，甜蜜素能用于冷冻饮品、蜜饯凉果、面包、糕点、饮料、配制酒、果冻等食品。以这些食品中甜蜜素的最大使用量来估计不同人群每天吃入体内的甜蜜素为3 ~ 9mg/kg体重，未超过ADI值。这就表明，按照规定使用甜蜜素，不会给消费者带来健康危害。

可以说，我国《食品添加剂使用卫生标准》中规定的使用范围和使用量是建立在科学的危险性评估基础之上的。只要严格按照标准使用，就能保证食品添加剂的使用安全。

【你问我答】

问：应怎样理解食品添加剂的产品标识？

答：目前，在消费者中普遍存在以下认识误区：

误区 1：宣传用语真实可信

消费者应该理性对待“不含食品添加剂”、“不含防腐剂”等宣传用语。因为这些宣传用语的前提大多是把防腐剂等食品添加剂看做是不好的东西，是利用消费者对食品添加剂的误解来宣传自己的产品。实际上，合理使用食品添加剂对于食品工业的发展和食品安全是非常必要的。有些食品标签上标识“不含防腐剂”，可能是因为这类食品不需要使用防腐剂，例如一些高糖、高盐的食品，其本身的高糖和高盐特性就具有抑制微生物的作用。

误区 2：“不含人工色素”就表示没有添加色素

通常人们对天然色素的安全感要高于人工合成色素，尤其是对来自水果、蔬菜等食物的天然色素。所以一些商家就利用了这一点，将“不含人工色素”作为宣传用语。实际上，“不含人工色素”并不一定表示没有添加色素。色素指的是我国食品添加剂使用规定中的着色剂，按照来源，大致可以分为天然着色剂和人工合成着色剂。前者一般是来自天然可食资源、利用一定的加工方法所获得的色素，主要由植物组织中提取，也包括来自动物和微生物的一些色素，如栀子黄、红曲红等。食用合成着色剂主要指用人工化学合成方法所制得的有机色素，如诱惑红、柠檬黄等。只要是按照规定批准使用的人工合成着色剂，就不会给消费者带来健康危害。

误区 3：合成食品添加剂肯定不安全

瑞士专家早在 16 世纪就曾经说：“所有的物质都是有毒的，没有无毒的物质。因此，正确的剂量能够区分一种物质是毒物还是药物。”所以说，区分食品添加剂安全与否的关键在于利用科学的手段进行评估。

误区 4：只要符合国家规定，就可以随心所欲地吃使用了食品添加剂的食品

虽然按照标准规定使用食品添加剂不会给消费者带来健康危害，但这并不等于提倡人们随心所欲地食用各种含有食品添加剂的食品。因为除了安全性以外，还有一个重要的问题是摄入食品添加剂是否必要。在食品加工的过程中，我们提倡在保证安全的前提下同时具有工艺的必要性，以及消费者食用的必要性。对于消费者而言，虽然按照标准强化了某种营养素的食品是安全的，但是如果某些消费者不缺乏这种营养素，或是通过正常膳食能够满足这种营养素的需求，就没有必要选择强化了这种营养素的食品。

你的生活离不开甜味剂

【专家档案】

何 丽 中国疾病预防控制中心营养与食品安全所研究员

【热点提示】

- 绝大多数甜味剂不会让人发胖，也不会让人得龋齿。
- 使用甜味剂只要不超标，就不会给健康带来危害。
- 您吃的食品中有哪些甜味剂？

现在，人们对与健康有关的问题都很关注。有不少消费者认为，凡是加了甜味剂的产品就可能对健康有害，特别是有高倍甜味剂的产品，就更不安全了。有的人甚至到了“谈甜色变”的地步。其实，人们大可不必这么紧张，只要按标准中规定的使用量在食品中添加甜味剂，就是绝对安全的，不会对人体产生任何危害，消费者可以放心食用。

甜味剂是食品添加剂中一个较大的门类，其数量大、品种多、应用面广。甜味剂有很多种分类，按其来源可分为天然甜味剂和人工合成甜味剂，按其营养价值可分为营养型甜味剂和非营养型甜味剂，按其化学结构和性质可分为糖类甜味剂和非糖类甜味剂。

糖类甜味剂主要包括蔗糖、果糖、淀粉糖、L- 糖、糖醇以及异麦芽酮糖等。蔗糖、果糖和淀粉糖通常被视为食品原料，在我国不作为食品添加剂。糖醇类的甜度与蔗糖差不多，因其能量较低，与葡萄糖有不同的代谢过程，同时又有某些特殊的用途，一般被列为食品添加剂，主要品种有山梨糖醇、甘露糖醇、麦芽糖醇、木糖醇、乳糖醇、赤藓糖醇等。

非糖类甜味剂包括天然甜味剂和人工合成甜味剂，一般甜度很高，用量极少，能量很低，常称为非营养性或低能量甜味剂，是甜味剂的重要品种。天然甜味剂主要有甜菊糖、甘草、甘草酸铵、竹芋甜素等。人工合成的甜味剂主要有糖精钠、阿力甜、甜蜜素、阿斯巴甜、安赛蜜、三氯蔗糖、纽甜等，是甜味剂的重要品种。

营养型甜味剂包括除异构糖和 L- 糖以外的所有低甜度甜味剂，非营养型甜味剂包括高甜度甜味剂和异构麦芽糖醇、L- 糖。糖醇类甜味剂多由人工合成，其甜度与蔗糖差不多。

糖精：安全性曾受质疑

糖精可应用的食品：冷冻饮品、芒果干、无花果干、蜜饯凉果、酱渍菜、烘焙和炒制豆类、坚果、面包、糕点、调料、饮料、配制酒等。但在婴儿代乳食品中不得使用。

甜度 = 蔗糖的 450~550 倍

糖精是有机化工合成产品，除了在味觉上引起甜的感觉外，对人体没有任何营养价值。一些企业为了追逐利润，在生产饮料和加工食品的过程中，超量、超范围使用糖精，但在食品和饮料标签上却不注明含有糖精及其真实含量，使消费者误以为吃的是糖，损害了消费者的身体健康，也严重侵犯了消费者的知情权。

健康提示：糖精吃多了会影响肠胃消化酶的正常分泌，降低小肠的吸收能力，使人食欲减退。

纽甜：保健型食品首选

甜度 = 蔗糖的 8000 ~ 10000 倍

纽甜是迄今为止世界上最甜的合成甜味剂，该产品于 2002 年 7 月通过美国 FDA 批准。中国卫生部 2003 年批准纽甜为新的食品添加剂品种。

纽甜的甜味与阿斯巴甜相近，无苦味及其他后味。纽甜不仅可以与包括蔗糖和高果糖浆在内的能量甜味剂混合使用，还可以与其他高倍甜味剂复配使用，提供与现有常规食品和无糖产品一致的口感。大量的研究表明，纽甜适用于包括儿童、孕妇、哺乳期妇女和糖尿病患者在内的所有人群。

健康提示：纽甜对人体健康无不良影响，可供糖尿病患者食用，不致龋齿，可促进双歧杆菌增殖等，不会引起血糖波动，是保健型食品的首选甜味剂。

安赛蜜：受国际市场青睐

安赛蜜可应用的食品：发酵乳、冷冻饮品、水果罐头、果酱、蜜饯、酱渍和盐渍蔬菜、加工菌藻类、坚果与籽类食物、糖果、八宝粥、面包、糕点、调味品、酱油、饮料、果冻。

甜度 = 蔗糖的 150~200 倍

安赛蜜（乙酰磺胺酸钾）是一种健康新型、高强度的甜味剂，它是以乙酰基乙烯酮为原料合成的一种白色结晶粉末。安赛蜜在人体内不代谢、不吸收、不蓄积，24 小时内可完全排出体外。

1988 年安赛蜜作为一种低热量甜味剂被允许使用。由于其具有甜度大，性质稳定，口感清爽，风味良好，不带苦味、金属味、化学味等不良后味，价格便宜等优点，同时，大量广泛深入的毒理试验结果证实其安全无副作用，因此在国际甜味剂市场备受青睐。

健康提示：安赛蜜不在人体内代谢，因此完全不含热量，特别适用于糖尿病患者和需要低能量健康食品的人群。

异麦芽酮糖：甜味正，安全性好

异麦芽酮糖可应用的食品：冷冻食品、果酱、糖果、面包、糕点、饼干、饮料和配制酒。

甜度 = 蔗糖的 50% ~ 60%

异麦芽酮糖是近年来国际上新兴的一种功能性糖醇，是蔗糖、淀粉糖及其他糖醇的优良替代品。异麦芽酮糖具有低吸湿性、高稳定性、高耐受性、低热量、甜味纯正等特点。产品安全性极高，美国 FDA 给予其 GRAS（公认安全）地位，对其每日摄入量不做限制。

异麦芽酮糖非常稳定，不会和食品中的其他成分发生化学反应，因此，使用异麦芽酮糖生产的产品具有更长的货架期。

健康提示：异麦芽酮糖不会引起血糖上升，所以适合糖尿病病人。口腔内的变形链球菌不能分解利用异麦芽酮糖，不产生酸和葡聚糖，不会造成蛀牙。因为它热量低，特别适合高血压、高血脂、肥胖及怕胖的人。它还是一种优良的双歧杆菌增殖因子，可以被人体肠道中的双歧杆菌所分解利用，促进双歧杆菌的生长繁殖，维持肠道的微生态平衡。

木糖醇：慢性病人要少吃

甜度≈蔗糖

木糖醇是一种具有营养价值的甜味物质。在自然界中，木糖醇广泛存在于各种水果、蔬菜中，但含量很低。商品木糖醇是用玉米芯、甘蔗渣等农作物，经过深加工而制得的，是一种天然健康的甜味剂。

木糖醇的外表和蔗糖相似，是多元醇中最甜的甜味剂。木糖醇从20世纪60年代开始应用于食品中，在一些国家是很受糖尿病患者欢迎的一种甜味剂。以木糖醇为主要甜味剂的口香糖和糖果已经得到多个国家牙齿保健协会的正式认可。

健康提示：木糖醇过量食用虽不会发胖，但对胃肠有一定的刺激，可能引起腹部不适、胀气、肠鸣。由于木糖醇在肠道内吸收率不到20%，容易在肠壁积累，可造成渗透性腹泻。有研究显示，木糖醇吃得过多，可能导致血中甘油三酯升高，因此慢性病患者不宜多食木糖醇。

甜菊糖苷：天然安全的甜味剂

甜菊糖苷可应用的食品：蜜饯凉果、坚果与籽类食物、糖果、糕点、调味品、饮料和油炸小食品。

甜度=蔗糖的200~300倍

甜菊糖是从菊科草本植物甜叶菊中提取出来的天然甜味剂。甜菊糖安全性高，其性质稳定，不易霉变，在食品、饮料等制作中不会发生变化，也易于储运。甜菊糖味似蔗糖，又有独特的清凉、甘甜的特点，可用于制作风味食品、糖果等。也可用作矫味剂，抑制某些食品、药物的异味、怪味。

健康提示：它非常适合糖尿病、肥胖症、动脉硬化患者食用。长期食用不会引起龋齿。

乳糖醇：吃多了可引起腹泻

乳糖醇可应用的食品：各种糖果，如巧克力、硬糖、软糖、口香糖以及冷冻甜食、焙烤食品、果汁（味）型饮料、冰淇淋、糕点、乳饮料、原味发酵乳、稀奶油、香辛料类。

甜度=蔗糖的30% ~ 40%

乳糖醇的热量约为蔗糖的一半。它稳定性高、不吸湿，比乳糖稳定，不易分解，煮沸或消毒也不变色。乳糖醇用于焙烤食品，当温度升至250℃时，可产生黄色。

健康提示：乳糖醇的代谢与胰岛素无关，不会增加血糖的浓度，可供糖尿病患者食用，但大剂量食用可引起腹泻。

阿斯巴甜：甜味与蔗糖最接近

甜度 = 蔗糖的 200 倍

阿斯巴甜的甜味与蔗糖相近。用于食品中不仅可避免糖精的后苦味，还有助于增强橙、柠檬等水果的风味。

阿斯巴甜的安全性高，被联合国食品添加剂委员会列为 GRAS 级（公认安全）。阿斯巴甜的甜味纯正，具有和蔗糖极其近似的清爽甜味，是迄今开发成功的甜味最接近蔗糖的甜味剂。

健康提示：在食品和饮料中使用阿斯巴甜替代糖，可显著降低热量，也不会造成龋齿。

山梨糖醇：有甜味也有营养

山梨糖醇可应用的食品：乳制品、冷冻饮品、酱渍菜、糖果、面包、糕点、饼干、冷冻鱼糜制品、调味品、饮料、油炸小食品、豆制品、制糖及食品酿造。

甜度 = 蔗糖的 50%

山梨糖醇不仅可以作为甜味剂，它还有其他的功能。山梨糖醇不含有醛基，不易被氧化，加热时不和氨基酸产生美拉德反应，可防止类胡萝卜素、脂肪及蛋白质的变性。山梨糖醇能螯合金属离子，用于饮料和葡萄酒中可防止金属离子带来的混浊，能有效防止糖、盐等结晶析出，可维持酸、甜、苦味平衡，保持食品的香气。用在肉制品中可以改善口味，增加风味。

健康提示：山梨糖醇具有良好的吸湿和保湿性，可防止食品的干裂、老化，保持新鲜柔软及色香味，延长食品的货架期限。山梨醇甜度低于蔗糖，可作为糖尿病、肝病、胆囊炎、肥胖症患者所吃食品的甜味剂和营养剂，在人体的代谢过程中不受胰岛素的控制。也可加工成各种防龋齿的食品及口香糖。

三氯蔗糖：优质功能甜味剂

三氯蔗糖可应用的食品：调味乳、发酵乳、冷冻饮品、水果干和罐头、蜜饯凉果、焙烤食品、酱醋及各种调料、各种饮料、配制酒及发酵酒、果冻。

甜度 = 蔗糖的 600~650 倍

三氯蔗糖是唯一以蔗糖为原料的功能性甜味剂，具有无能量、甜度高、甜味纯正、高度安全等特点，是目前最优秀的功能性甜味剂之一。

三氯蔗糖的热稳定性好，温度和酸碱度对它几乎没有影响，在焙烤时比阿力甜更稳定。它适用于酸性至中性的食品，可以掩盖涩、苦等不愉快的味道。

健康提示：三氯蔗糖本身无能量，不会引起肥胖和血糖波动，可供糖尿病、心脑血管疾病患者及老年人使用。它不会引起龋齿，对牙齿健康有利。

甜蜜素：很好的果实催熟剂

甜蜜素可应用的食品：蜜饯、凉果、酱菜、腐乳、坚果、瓜子、面包、糕点、饼干、饮料和果冻。

甜度 = 蔗糖的 50 倍

甜蜜素有良好的稳定性。它不仅可以作为甜味剂替代糖精钠和蔗糖用在食品中，而且在农业生产中把甜蜜素用于苹果、梨、番茄等农作物中，增加果实的甜味，缩短果实成熟期，是很有发展前途的果实催熟剂。

健康提示：如果经常食用甜蜜素含量超标的饮料或其他食品，会因摄入过量甜蜜素而对人体的肝脏和神经系统造成危害，特别是对代谢排毒能力较弱的老人、孕妇、小孩的危害更明显。

健康生活篇

JIANKANGSHENGHUO

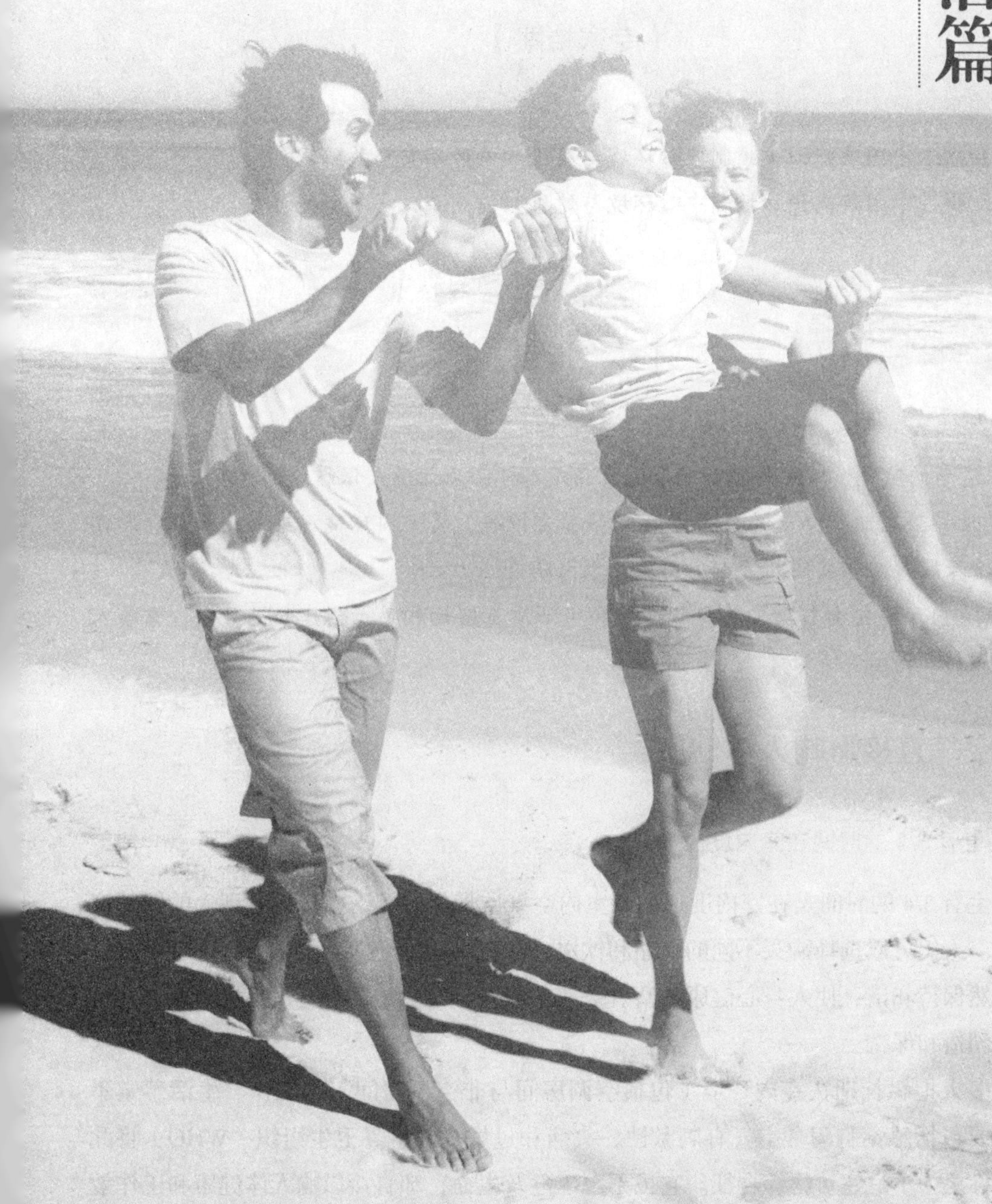

营造健康舒适的居室环境

【专家档案】

戴自祝 中国疾病预防控制中心环境与健康相关产品安全所研究员

邵　强 中国疾病预防控制中心环境与健康相关产品安全所研究员

【热点提示】

清新的空气、洁净的水和安全的食品是人体必需的物质保障。

世界卫生组织公布的《2002年世界卫生报告》将室内环境污染与高血压、胆固醇过高症及肥胖症等共同列为人类健康的十大杀手。

室内环境安全与人们的身心健康和生活质量密切相关。创建和谐社会，需要人与环境保持和谐。

室内空气直接影响人体健康

人生有3/4的时间在室内度过

人生有3/4的时间是在室内度过的。室内空气质量的好坏，直接关系到人的舒适度和健康。人们可以选择购买不同的食品和饮水，却很难选择空气。健康的室内环境特征是与自然保持和谐，使人身心健康并富有效率。清新、自然的居室空气环境只能靠我们自己来创造和保持。

许多人抱怨长期在室内环境（包括空调房间与非空调房间）中工作、生活感觉不适，主要包括感觉胸闷、空气有刺激性、头痛和过敏等。世界卫生组织（WHO）将此种现象称之为不良建筑物综合征。它虽不至于危及生命，却直接影响人体健康和工作效率。据报道，香港环保署的首份室内空气质量调查数据显示，由于办公室及公共场所的室内空气质量问题可造成每年高达176亿元的经济损失。

影响室内空气质量的不良因素

室内空气质量问题由来已久。以空调为标志的室内“舒适环境”存在以下影响室内空气质量的不良因素：

- 降低新风量等偏激的节能措施。
- 空调设备内积聚污垢、灰尘及微生物。
- 室内装饰装修。
- 使用空气清新剂、杀虫剂等化学品。
- 使用家用电器和办公设备。
- 烹调油烟和吸烟。
- 由建筑物地基和建材引起的氡污染。
- 由室外进入的空气污染物。
- 由人的活动和人体本身带来的各种污染物。

其他污染：噪声、臭氧

噪声：来自电视、家用电器的室内噪声干扰，对居住者的生理和心理均有一定的影响。

臭氧：设计不当的负离子发生器、空气净化器及复印机在工作时可能泄露出臭氧。臭氧并不是空气清新的标志，其强氧化作用对人体健康有危害作用。臭氧浓度在 $4.28mg/m^3$(2ppm) 时，短时间接触即可出现呼吸道刺激症状、咳嗽、头痛。在此浓度下暴露两小时即可出现呼吸困难、胸痛。低浓度臭氧长期作用可抑制人体免疫机能。我国公共场所卫生标准规定，有负离子发生器的旅馆客房，臭氧浓度不得超过 $0.1mg/m^3$(0.05ppm)。

合理设计可降低室内污染

建造健康、绿色的居室是现代生活的一个热点。而健康、绿色居室的通风、日照、采光、温度、湿度、风速等都应符合健康需求。令人忧虑的是，目前仍有许多人忽视居室卫生。例如在近年来的装修热中，不少人片面追求豪华装修，装修后又立即入住。此时，装饰装修材料中大量的挥发性有害物质已悄然进入居室，侵蚀人体健康。

消除室内空气污染源是控制室内空气污染最根本的措施。但要全部消除几乎是不可能的，而且代价昂贵。比较现实的方法是尽量降低居室内的污染物水平。为此，需要采用合理的居室设计，包括以下几个方面：

⌘ 简化装修，使用环保装修材料。

⌘ 新装修的居室应在装修半年后入住。一般而言，室内的空气质量几乎总是劣于室外，因此，开窗通风不仅是装修后半年内需要采取的措施，也是入住后改善室内空气质量需要采取的主要措施。

⌘ 保证居室的日照、采光和适宜的室内净高。

⌘ 营造舒适的室内微小气候。例如，通过开窗或使用空调降温、通风、防潮，利用供暖设备供暖和利用加湿器加湿等。

⌘ 采用正确选址、选用环保建材等方式使居室具有防辐射功能。同时，对各种家用电器和办公设备采取必要的防辐射措施。

消灭五大卫生死角

卫生死角 1：家用空调

对北京、上海、深圳等地家用空调的入户调查结果显示：88% 的空调散热片细菌总数超标，84% 的空调散热片霉菌总数超标，家用空调散热片上细菌总量高达 91259 个 /cm^2，平均数值亦达到了 3866.48 个 /cm^2，超过标准（按《公共场所空调系统卫生规范》要求，每平方厘米细菌总数≤ 100 个）近 40 倍，最严重的超标高达近百倍。空调里还检出大量军团菌、蜡样芽孢杆菌、霉菌、金黄色葡萄球菌等致病菌。尤其是蜡样芽孢杆菌的污染，检出率高达 100%。

空调散热片中的病菌随着室内空气的转换吸入人体内，会引发感冒、哮喘、鼻炎等常见的呼吸道疾病；蜡样芽孢杆菌可引起食物中毒；金黄色葡萄球菌可引起局部破损皮肤的化脓性感染；军团菌可引起急性呼吸道传染病。

夏季居室空调使用率较高，空调散热片上常年积累并滋生的病菌会随出风口喷出，形成室内空气二次污染。目前许多人对清洗空调的意义认识不足，并误以为清洗空调过滤网就可以达到清洁的目的，而对隐藏在过滤网后面的空调散热片的消毒未引起重视。

清洗空调的好处：①预防空调病。清洗空调可消除空调内的灰尘、致病微生物等污染物。②去除空调异味。清洗空调有利于保持室内空气清新。③节约能源并延长空调的使用寿命。清洗空调能减少空调散热片上的附着物和静电荷，有利于节约能源并延长空调的使用寿命。④提高空调的制冷效率。

空调的清洗时间：①新机使用前需进行清洗。②旧机闲置一段时间后再次启动前需进行清洗。③最好每两个月清洗消毒一次。④使用过程中闻到异味或发现制冷效果差时需进行清洗。⑤夏末停止使用空调时需消毒清洗一次，以保养空调，为冬季安全使用空调做准备。

清洗的具体方法：关闭空调电源，拔去插头，打开窗户和空调面板，取下过滤网（部分空调有过滤器），露出散热片。然后将有卫生部消毒产品文号的空调消毒剂摇匀，距离散热片 5cm 处按顺序喷洒。喷洒结束 15 分钟后开启空调，使用通风功能运行至残存消毒剂完全挥发后再投入正常使用。

卫生死角 2：洗衣机槽

上海市疾病预防控制中心在对家用全自动涡轮洗衣机抽查中发现，八成洗衣机病菌超标。细菌检出率为 81.3%，霉菌检出率为 60.2%，总大肠菌群检出率为 100%。

对北京等地进行的入户调研结果显示，洗衣机平均检出的细菌总数达到 13692 个 /ml。洗衣机的污染情况已远远超过细菌总数不应＞ 300 个 /25cm^2 的标准（我国公共卫生场所用品标准）。而且检出的病菌种类繁多，包括大肠杆菌、金黄色葡萄球菌、白色念珠菌、指甲隐球菌等。

这些细菌可以引发二次污染，引起脚癣、手癣和过敏性皮炎等。对于女性来说，洗衣机内槽中检测出的霉菌很容易引发霉菌性阴道炎症等妇科病，对于孕妇和胎儿则危害更大。

洗衣机出现二次污染的原因是由洗衣机的结构决定的。洗衣机槽通常是由内桶（洗衣桶）、外壁及底部、外桶（套桶）构成的。长期使用洗衣机后，洗衣机槽中会积累大量的顽垢和有害菌，并通过水流将大量有害菌带入洗涤水中，从而引发衣物的二次污染。

清洗消毒建议：①每两个月清洗一次洗衣机槽。②换季或在洗衣频繁的季节可每月清洗一次。

检测证明，由于洗衣机槽清洁剂添加了 30% 的活性酶，因此去垢效果显著；添加的强力活性氧能有效清除有害菌，可杜绝洗衣机槽对衣物的二次污染；对机器无损伤，对人体无毒无刺激。

卫生死角 3：下水管道

对上海地区 120 户家庭下水管道污染状况调研的结果发现，细菌菌落总数最大值达到了 1800 万个 /cm^2，霉菌的检出率达到 83.6%。同时还检测出大肠杆菌、金黄色葡萄球菌、嗜水汽单菌、芽孢杆菌等条件致病菌。超标的下水管道中的细菌可通过负压喷射或蟑螂、飞虫等携带传播，引发食物中毒，导致肠道感染等疾病。

清理建议：①随时清理厨房的下水管道，避免下水管道堵塞。②每天清理一次卫生间的下水管道，避免马桶、地漏和下水管道堵塞。③闻到异味时，可适当使用有卫生部批准文号的消毒剂，保持15分钟后将下水管道冲洗干净。④对间隔一段时间未使用的下水管道，也可适当使用有卫生部批准文号的消毒剂进行消毒，然后冲洗干净。

卫生死角4：卫生间

经检测，洗脸盆内、浴缸、淋浴房表面的菌落总数平均值分别为994、1420和20cfu/cm^2，马桶坐圈表面菌落总数最大值达到了28000cfu/cm^2。细菌种类包括霉菌、酵母菌、大肠菌群和金黄色葡萄球菌等。浴缸和淋浴房表面的霉菌检出率最高，达到81.7%。

大肠杆菌感染的症状为胃痛、呕吐、腹泻和发热。感染可能是致命的，尤其是孩子和老人。金黄色葡萄球菌是人类化脓感染中最常见的病原菌，可引起局部化脓感染，也可引起肺炎、伪膜性肠炎、心包炎等，甚至败血症、脓毒症等全身感染。

清理建议：①每天清洗一次洗脸盆和马桶坐圈，并保持干燥。②每周清洗一次浴缸、淋浴房表面，并保持干燥。

卫生死角5：地毯、被褥、窗帘、鞋柜

地毯、被褥、沙发、窗帘等容易积聚油烟、灰尘和螨虫等有害物。大量的数据表明，长期吸入油烟可导致肺癌。感染尘螨可引起螨病，包括皮肤病、肺螨病、肠螨病、尿道螨病、脑梗死、脑炎等。

清理建议：①尽量不使用地毯。如需使用，也不要经常使用。使用地毯的家庭应经常把地毯拿出去暴晒，或请专业人员进行清洗。②经常清洗被单、沙发套、窗帘和鞋，并经常把被褥和鞋拿出去暴晒。冬季也可拿到室外晾晒，以冻死螨虫。

辐射危害不可忽视

辐射悄然侵蚀您的健康

随着人们生活水平的提高，居室中的家用电器和电子设备也渐渐多了起来。然而，当全家人围坐在电视机旁欣赏节目、坐在计算机前工作或利用微波炉烹饪美食时，一种无色无味、看不见、摸不着却穿透力强的电磁波可能正悄悄地侵蚀着您和家人的健康。

目前，电磁辐射污染已被联合国人类环境会议确定为必须抑制的公害之一。电磁辐射作用于人体，在达到一定剂量后，即产生生物效应，损害人体健康，其中重要的一条

就是促发癌症。来自电脑、电视、手机、微波炉、电磁灶、电热毯、冰箱、空调机等的电磁辐射，由于其波长短、频率高、能量大、生物学作用强，因而能影响人体神经、内分泌、心血管、血液、生殖、免疫及视力。

居室防辐射四措施

对于家用电器设备产生的电磁辐射等问题，既不要置之不理，也不必过分紧张。只要防护得当，就可以充分享受到高科技带来的舒适生活。

⌘电器摆放不要过于集中，以免使家人暴露在超剂量的电磁辐射危险中。

⌘与电器保持安全距离。①电视机、电脑、冰箱等电器不宜摆放在卧室。②电脑操作者应该离开显示器0.5m，如使用液晶显示器或笔记本电脑，辐射影响可大大降低。③人与彩电的距离应在4～5m。④日光灯与人的距离应在2～3m。⑤微波炉开启后，要离开至少1m。孕妇和小孩应尽量远离微波炉。使用时必须按照说明书的规定正确操作，以免人为造成微波炉的泄漏扩大。使用一段时间后，应当经常检查微波炉的炉门有无机械性损伤，若开启不正常应及时送到专业部门维修，防止微波泄漏。

⌘控制办公设备和家用电器的使用时间。各种家用电器、办公设备、移动电话等都应避免长时间使用，并尽量避免多种电器同时启用。

⌘减少手机的使用。由于手机接通瞬间释放的电磁辐射量最大，因此应尽量使头部远离手机天线，或在接通后过1～2秒钟再把手机拿到耳边。如能使用耳机接听电话则较为安全。

你家的空气新鲜吗

【专家档案】

戴自祝 中国疾病预防控制中心环境与健康相关产品安全所研究员

【热点提示】

- 室内空气质量问题，从来没有像今天这样牵动着每个人的心。
- 我们可以选择食品和饮水，却很难选择空气。
- 正常的空气是保证人体生理机能和健康的必要条件。

室内空气污染危害多

正常的空气组成

氮气（N_2）占78.09%，氧气（O_2）占20.94%，氩气（Ar）占0.93%。按体积计，这三种成分占空气的99.96%，氦、氖、氪、氙、氢、甲烷、氨、臭氧、氧化氮等微量气体的总和不到0.1%。作为常量组分，氧气在空气中的含量通常是恒定的。但是，随着海拔高度的升高，氧气含量会逐渐减少。

室内有害气体的种类和危害

正常的空气是保证人体生理机能和健康的必要条件。如果空气中增加了新的组分，或是原有的组分浓度增加，而且持续的时间超过了空气的自净能力，就会造成空气污染，使空气质量恶化。因此，我国的《室内空气质量标准》对室内空气中的有害组分规定了限值。

空气中常见的有害化学气体及其危害是：

- 二氧化硫、二氧化氮易溶于水，可刺激眼和鼻黏膜，并具有腐蚀性。
- 一氧化碳可以通过与血液中的血红蛋白（Hb）结合形成碳氧血红蛋白（COHb），阻止氧与Hb的结合，从而降低血液输送氧的能力。
- 氨的溶解度较大，易溶于上呼吸道的水分中，吸入后仅很小的一部分能够到达肺组织，可刺激眼睛、呼吸道和皮肤。
- 臭氧的毒性主要表现为对呼吸系统的刺激和损伤，长期接触一定浓度的臭氧，易引发上呼吸道感染。
- 甲醛能对人体皮肤和黏膜产生强烈的刺激作用，导致流泪、流涕、咳嗽、过敏性疾病、肺功能异常、肝功能异常、免疫功能异常。长期吸入甲醛可导致持续性头痛、乏力和失眠等。
- 苯能刺激呼吸道，并能产生麻醉作用。苯在体内神经组织及骨髓中蓄积，能破坏人体的造血功能。长期接触苯会导致白血病。
- 甲苯、二甲苯可对中枢神经系统造成损伤，刺激呼吸道黏膜。
- 室内空气中苯并（a）芘的浓度与肺癌死亡率之间存在明显的关系，苯并（a）芘在室内空气中的浓度越高，肺癌的死亡率增高。

当室内空气质量比较差的时候，人们可以产生以下症状：流泪、流涕、咽喉痒痛、呼吸不畅或哮喘；头晕、头痛、失眠、嗜睡、记忆力下降；全身乏力、周身不适、肩背部酸痛；恶心呕吐、肝、肾等器官的急慢性中毒；皮肤瘙痒、红肿或起丘疹。

走出治污三误区

误区 1：室内污染物浓度低就安全

现在有些人对室内空气质量的认识不全面，往往只是孤立地看污染物的浓度指标，而没有真正了解污染物浓度指标的实质。

最近正在制定的国际室内空气质量标准也采用了美国对室内空气质量提出的概念，包括客观指标和主观感受两方面的因素。我国在《室内空气质量标准》中首先规定了“室内空气应无毒、无害、无异常气味”，又具体规定了物理、化学、放射性和微生物等19项指标，并把评价室内空气质量分三个层次：①浓度指标评价。即对室内污染物浓度随时间发生的变化进行检测和评价。②暴露水平评价。是指对室内人员在瞬间和长期接触污染物的水平进行检测和评价。③健康危险评价。指根据上述评价结果和污染物的剂量与人体反应的关系，评估某种污染物对室内人员在瞬间和长期接触后对健康带来的危害。就是说，室内空气质量不仅取决于污染物的浓度，还和人与污染物接触的时间长度、个体差异（敏感度）有关。

误区 2：用环保材料装修很安全

实际上，用号称没有任何污染的“绿色建材”、“环保材料”、“健康家具”装修居室后，进行室内空气质量检测的结果往往会让人大失所望。这究竟是为什么呢？原来，所谓绿色建材、环保材料并非不存在污染，只是其所存在的污染低于国家规定的标准。如果忽略了材料的使用量，当材料的使用量积累到一定程度时，室内空间中的有毒有害气体的含量就会超标，照样能对人体健康造成伤害。尤其是在高温高湿的夏天，装修材料中有毒有害气体释放量很高。因此，对装修后的居室，一定要彻底通风换气，以降低室内有毒有害气体的浓度。

误区 3：装修有污染，再治理就行了

现在不少家庭追求豪华装修，认为装修有污染，再治理就行了。其实，越是豪华装修，所用的材料就越多，污染的可能性也越大，而等装修后再想办法治理是不太现实的。因为一些装修材料在室内释放的有毒有害气体的时间为 3 ~ 15 年，并不是通过一两次治理就能解决，而且迄今还没有十分有效的快速、彻底的治理办法。所以，人们最好改变观念，以舒适、安全、方便为装修标准，减少不必要的污染。

还有一个办法是，在装修前提出室内空气质量的控制指标，并在设计方案的确定、选材、用材时严格把关，以便把装修所造成的室内空气污染程度降到最低。

空气保鲜五办法

总原则：远离污染源；用稀释法降低污染物的浓度。

消除污染物

具体方法包括：简化装修，使用环保建筑材料，设计易于清洗的建筑，使用集中空调通风系统等。

采取补救措施

主要指使用空气净化措施，包括发现、确认、收集并装入容器、移走和处理污染物（如喷撒消毒剂）等。由于室内空气污染物成分复杂、种类很多，因此必须采用不同类型的净化装置。但是，采用空气净化措施不能代替通风换气，还要注意空气净化器本身的维护保养。

保证室内新风量

一般来说，新风量越多，对人体的健康越有利。国内外许多实例表明，产生“建筑物综合征”的一个重要原因就是新风量不足。目前室内新风量不足，换气次数不够是普遍现象。但若在冬季室内通风过量，也会带来热消耗过多的不利后果。因此，我国《室内空气质量标准》规定了室内新风量的指标，《采暖通风和空气调节设计规范》也采用了卫生标准的指标，即每人每小时得到30立方米的新风量。

用稀释的方法降低空气中污染物的浓度

主要的稀释方法为：①增大通风量。②清除部分污染物。③把污染物重新分配到一个更大的空间里。

加强管理

许多室内污染物不是在建筑建造时产生的，而是人们在室内活动时产生的，比如来自装修材料、家具、日化用品、电器以及来自人体的污染物等。处理这些污染物的最好方法就是对室内人员的活动进行管理。例如办公室，只适于办公人员工作，放置办公桌、文件、电话、计算机和传真机等，而不应允许吃饭和使用有挥发性的化学药品等。又如居室，只适于人们起居，而不应当在居室内使用化学品或吸烟等。

呼吸道传染病可能祸起空调

流感今年年初，国家体育总局训练局遭遇流感袭击，包括多位世界冠军在内的40多人病倒。经检测后发现，罪魁祸首竟然是空调：通风管由于长时间没有清洗，里边布满病菌，流感病菌随风飘送，最终导致运动员接二连三病倒。央视记者随后采访发现，由于长期没有清洗，其他城市的集中空调和家用空调也是尘埃、细菌密布，成为都市的隐形“杀手”。

此外，夏季使用空调时，室内外温差较大，人的体温调节功能难以适应，也可能引起感冒和心脑血管病复发。

军团菌病是死亡率比较高的一种疾病。发病时，病人会出现高烧、寒战、咳嗽、胸闷等类似于上呼吸道疾病的症状。在全球范围内，有记载的军团菌病暴发流行约50起，死亡率为5% ~ 30%，其中大部分是由在空调系统冷却塔中滋生的嗜肺军团杆菌所致。我国部分地区公共场所的抽样调查结果表明，空调通风系统冷却水中军团杆菌的检出率高达50%以上。

以上情况不能不引起大家的警惕。

空调污染和传播疾病的条件

吸入尘埃。空调系统从外界环境吸进去的空气都带有一定量的尘埃，大部分尘埃不是沉降在通风管内，就是被阻留在过滤器上。空调通风系统的过滤器、通风管道、热交换器肋片间若堵满了灰尘，必然会造成送风量不足和污染。新风采集口设置不当，受到污染、过滤器失效、气流组织不合理等因素，也能使空调系统送出的空气质量变差。

病菌繁殖。在热交换盘管、肋片及周边部分滞留的凝结水逐渐蒸发，在盘管四周形成温暖、潮湿的环境，是病原微生物适合的繁殖场所。当病原微生物繁殖时，可生成大量的恶臭气体。

应该指出，引起空调病的问题，虽然与空调质量有关，但更多的是由管理失当所致。如果不进行定期清理，任何空调通风系统都可能成为病菌与霉菌滋生的温床，为疾病的传播打开方便之门。

定期清洗空调可防病

- 必须对集中空调的通风管道、冷却水塔、过滤器和家用空调的过滤器进行定期清洗、消毒或更换。
- 定期清除空调表冷器段和加湿段的积水、凝结水及污垢。
- 在夏季，老人、小儿、体弱多病者、孕妇应减少在商场等公共空调场所滞留的时间。

【你问我答】

问：能污染室内空气的装修材料有哪些？

答：能污染室内空气的装修材料为：

（1）人造板。人造板是室内装饰装修的最主要材料之一，是由不同尺度和不同形态的木材（如木块、薄木片、刨花和木纤维等）经黏合压制而成的板材，这种板材不可避免地会用到黏合剂。另外，地砖、地板、壁纸、天花板等，都会使用相应的黏合剂。这些黏合剂可分为聚乙烯醇缩甲醛黏合剂、聚乙酸乙烯酯黏合剂、橡胶黏合剂、聚氨酯黏合剂等，在使用过程中都会释放甲醛、苯、甲苯、二甲苯、挥发性有机物、甲苯二异氰酸酯和氨等有毒有害气体。

（2）黏合剂。存在于黏合剂中的甲醛会持续缓慢地释放，其释放量随着季节和气温的变化而变化，可以长期影响（3 ~ 15 年）室内空气质量。

（3）涂料中的溶剂和助剂。这些溶剂和助剂大多属于挥发性有机物，在涂料的使用和养护过程中可释放到空气中，造成室内空气污染。

（4）壁纸。壁纸所含的有害物质包括重金属（如铅、铬、砷、汞等）和氯乙烯单体、甲醛等。

问：哪些家庭用品能影响室内空气质量?

答：能污染室内空气的家庭用品主要有：

（1）家具。①使用由人造板材制作的家具可释放甲醛，造成空气污染。②有漆膜的家具可释放挥发性有机物，污染室内空气。色彩艳丽的儿童家具含有可溶性铅、铬、镉、汞等有毒重金属，接触后要及时洗手。③各种软垫家具，包括沙发、床褥、枕头、寝具、地毯和饰物，易滋生尘螨，应经常打扫、晾晒。

（2）家用电器。加湿器、空调的排水管、冰箱的滴水板等容易发生微生物污染，应定期打扫。彩电、电脑、打印机、复印机在使用时会散发出有害气体和粉尘。

（3）下水道。下水道容易散发臭味，可严重影响室内的空气质量。最好在下水道口加上盖子，尤其是在开启抽油烟机时。

（4）垃圾。垃圾（尤其是生腥垃圾）如果不能及时倾倒或不得不储存过夜时，可污染室内空气。所以，应把垃圾袋口系紧，放在温度较低处，待第二天及时移出室外。

此外，家中饲养猫、狗、鸟等宠物，也会使病菌、螨虫等病原微生物大量繁殖，因此要注意经常为宠物清洗并清理其用品。

问：每天开窗户就能改善室内空气质量吗?

答：开窗通风是最简单有效的改善空气质量的措施。实验证明，室内每换气 1 次，可除去室内空气中 60% 原有的有害气体。当家里有老人和小孩时，不论天有多冷，每天都应定时开窗通风。但是，开窗通风要注意：

⌘ 最好在上午 9 时和下午 4 时分别开窗通风 1 次，每次 30 分钟。

⌘ 注意气象条件对通风质量的影响。例如，在大雾、大风和沙尘天气里，应适当减少开窗通风的次数和时间。

⌘ 根据房屋的通风情况控制通风时间。例如，在有对流风的板式楼房中通风 8 ~ 10 分钟，室内空气即可达到卫生标准；若是在无空气对流的塔式楼房中，需要开窗通风 40 ~ 60 分钟才能达标。

⌘ 注意室内外温差的影响。在天气寒冷的冬季，过度开窗通风容易使室温骤降而导致人体不适。为了使室内空气达到卫生标准，可以适当减小开窗的面积，延长开窗时间。在无风和温差较小的天气里，则应增大开窗的面积。

⌘ 居住在高速路和公路附近的城乡家庭，为防止汽车尾气和噪声污染，可选择隔声窗和家用新风机。

问：装修完1个月后入住，如果正赶上天气很冷，总开窗户不太现实，请问应采取什么措施?

答：建议您采用以下方法：

⌘ 如上所述，天气寒冷时可以减少开窗的面积，延长开窗的时间。

⌘ 使用空气净化器。

⌘ 摆放可吸收有害气体的植物，如吊兰等。

问：市场上销售的空气净化器有很多种，使用空气净化器究竟有没有用?

答：空气净化器的功能水平主要是由以下两个方面决定的：

⌘ 每小时循环风量。该指标直接决定了空气净化器能够有效净化多大面积的室内环境。

⌘ 有效清除室内空气污染物。由于室内空气污染物成分复杂、种类很多，因此，必须有针对性地采用不同类型的净化装置。如空气过滤器可以过滤空气中的颗粒物，活性炭则可以吸附一些有害气体。还有一些采用高压静电、低温等离子体、光触媒、分子络合等高新技术的设备，也都各有其适用的范围。消费者可根据自家的情况进行选用。

问：现在有不少宣称能消除装修材料或家具中的甲醛的偏方，请问是否确实有效?

答：对以下“偏方”不应寄予过高的期望：

⌘ 食醋熏蒸。食醋属于酸性物质，有微弱中和空气中氨气的作用，但不会清除甲醛等其他有害成分。

⌘ 放置菠萝。实际上，由于菠萝含有大量水分，所以，在水分挥发时只能溶解微量的有害物质。菠萝所挥发的香气可起到一定遮盖异味的作用，但并不能清除有害物质。

⌘ 过分依赖植物。仙人掌、吊兰、芦荟、常春藤、铁树、菊花等可吸收甲醛；常春藤、铁树、菊花等有吸收苯的作用，但这种作用相当有限。面对装修刚刚结束时的有害气体密集散发期，这些植物不但不能救护主人，连自身性命都难保。

⌘ 过分相信空气净化器。有些空气净化器材的效果往往在推销时被夸大，似乎成了治理空气污染的法宝。其实，各种空气净化器各有其专长，应该有针对性的合理使用，否则可能变成新的污染源。

问：听说白血病与装修污染有关，是这样吗？

答：2004年6月15日，世界卫生组织所属的国际癌症研究机构发布了153号关于甲醛致癌的公报。公报汇集了10个国家的26位科学家针对甲醛致癌的评议结果，正式确认其为致癌物质。公报说，有充分的证据可以证明较高浓度的甲醛会导致人类患鼻咽癌、鼻窦癌，但由装修造成的甲醛污染浓度较低，导致白血病的证据尚不充分。

【延伸阅读】

商场里的病毒可飘30小时

监测表明，在商场等公共场所，空气中有些病毒细菌飘浮时间可能长达30小时。随着客流量的逐渐增多，商场开门9小时后，悬浮颗粒浓度可高出室外9倍以上，二氧化碳浓度最高时比室外高3倍以上。

空气中有1800多种细菌

美国劳伦斯伯克利国家实验室的最新研究发现，人们呼吸的空气中含有超过1800种的细菌，这比以前人们想象的要多得多。

研究者使用生物芯片技术，通过检测细菌普遍存在的一个基因的DNA序列（可分辨9000个种类不同的细菌），结果在空气样品中发现了1800种细菌。研究者发现，空气样品中的微生物多样性与取样地点的关系不大，但与季节和气候关系较大。

教你学会家庭消毒

【专家档案】

袁洽勋 中华预防医学会消毒分会副主任委员

张流波 中国疾病预防控制中心环境与健康相关产品安全所消毒检测中心主任

【热点提示】

⌘ 家庭是人们在一天工作之余得以放松休闲的地方，所以家庭卫生不可松懈。为什么有的家庭几人同时得一种病？这与家庭卫生的好坏有直接关系。

⌘ 搞好家庭卫生不能怕麻烦，需要从点滴做起。

⌘ 按传染病的不同传播途径，针对不同的传播媒介进行消毒，才能取得满意的消毒效果。

第一防线 保持清洁

我们为什么要消毒

细菌、病毒一般不会游离存在于环境中，它们常常附着在尘埃上，同时受到某些有机物或无机物的保护，因此可以长时间地存活于外界环境中。这些带有病菌、病毒的尘埃，小的直径小于5微米，几乎不受地心引力的影响，能长时间在空气中悬浮；大一些的可沉降到物品表面或地面上，但是由于人的活动，可以再次悬浮到空气中。这些附有病菌或病毒的尘埃随着呼吸进入人的呼吸道，大一些的颗粒被阻留在上呼吸道，小一些的颗粒可进入支气管甚至肺泡，引起相应的疾病。

在家庭各成员间彼此了解健康状况、没有人发生传染病时，只要保持家庭内部的清洁就可以了，没有必要每天对居室环境和生活用品进行消毒。可以说，保持家庭内部的清洁是预防疾病的第一道防线，也就是广义的消毒。但是，有些人尚不清楚保持家庭清洁的要点和具体方法。以下两个要点需要大家掌握：

保持清洁要点一：从日常生活的点滴做起

- 早起开窗通风换气，可排出室内的二氧化碳，引进室外的新鲜空气，有利于呼吸道健康，促进人体新陈代谢，增强机体抗病能力。
- 生熟食物菜板要分开，剩饭剩菜应防蝇冷藏，防止食物中毒。在肠道传染病流行期间应不食生菜，不饮生水。
- 家庭成员不共用牙缸、牙刷、牙膏、毛巾，防止通过这些途径传染疾病。
- 餐具、脸盆用后要洗净并保持干燥，防止细菌滋生。
- 室内卫生勤打扫。

保持清洁要点二：湿式打扫，适时消毒

湿式打扫。每天湿拖地面、湿抹家具等物品，清除积灰，可减少室内空气污染，是防止呼吸道传染病的有效方法。

适时消毒。当家人患有某种传染病时，除采用湿拖地面、湿抹物品的方法，还应选用适当种类和浓度的消毒液；对可能被病菌、病毒污染的室内空气和物品进行熏蒸、擦拭或浸泡消毒。

消毒防病　走出误区

肠道传染病包括甲型和戊型病毒性肝炎、细菌性痢疾、肠炎、霍乱、伤寒及一些食物中毒等。病人的排泄物可以直接或间接地污染水和食物，不洁的水、食物、手以及苍蝇、蟑螂对肠道传染病的传播往往起着重要的作用。但是，有些人在预防肠道传染病方面往往存在着以下误区：

误区 1：以水为净，只要看着干净就行了

其实，预防肠道传染病不能“只要看着干净就行了”，而要从以下环节认真落实：

- 手的消毒。①平时要养成饭前便后、接触可疑污染物后洗手的好习惯。用肥皂和流动水洗手，可去除手表面上 80% 的细菌。②当家里有病人时，可在洗手后用 250mg/L 有效氯溶液浸泡 5 ~ 10 分钟，或用 0.2% 过氧乙酸浸泡 3 ~ 5 分钟，之后，用清水冲去残留的消毒液。

⌘ 果蔬消毒。在灾区和疫病高发期，可在洗净果蔬之后，用0.1%高锰酸钾溶液浸泡15分钟。

⌘ 餐具消毒。①最简便可靠的消毒方法是把餐具煮沸20分钟。②用红外线消毒碗柜进行消毒。③在没有热消毒条件时，可以在清洗后用250mg/L的有效氯消毒液浸泡20分钟，或在0.2%的过氧乙酸溶液中浸泡10分钟，然后用清水冲洗干净。

⌘ 饮用水消毒。对可能被病原微生物污染的来自井水、江河湖水的饮用水，可根据其水质的不同采用加氯消毒，投氯量为3～5mg/L。有条件时可用臭氧消毒。

⌘ 当家里有传染病患者时随时消毒。①对病人的排泄物、呕吐物或分泌物应采用含氯消毒剂消毒。粪便可用10%～20%的漂白粉上清液，按粪1份、上清液2份的比例混合搅匀，作用2小时进行消毒。尿液或分泌物可按5份水、1份漂白粉的比例搅匀，作用2小时后倒入厕所。②对病人可能接触或污染的门把手、用具、玩具、水龙头、厕所地面等物品表面，应及时用500mg/L的含氯消毒液进行喷洒、擦拭或浸泡方法加以消毒。

⌘ 积极灭蝇灭蟑。

误区2：家里有人感冒没必要消毒

呼吸道传染病包括流行性感冒、普通感冒、传染性腮腺炎、麻疹、风疹、衣原体或支原体肺炎、肺炎球菌性肺炎、脑膜炎、军团菌病、结核病等。其主要传染源是病人通过咳嗽、打喷嚏散布到空气中的飞沫，有些也可以通过密切接触传播。他们认为只要自己抵抗力强，就不会被传染。其实，这种认识是片面的。因为当环境中的病原微生物浓度很高、作用时间比较长时，光靠有限的人体抵抗力也是抗不住的。因此，一旦家里有人发生了呼吸道传染病，应采取以下措施：

⌘ 开窗通风。这是一种最简便有效的消毒方法，尤其是对某些近距离感染的病毒性飞沫传染性疾病，消毒剂在短时间内不能杀灭这些病原微生物，而通风能起到稀释病原微生物的作用，可以有效减少感染的机会。

⌘ 物理消毒。可使用循环风紫外线消毒器、空气静电吸附消毒机、空气等离子消毒机等进行空气消毒。

⌘ 终末消毒。在病人住院后，需要对病人的居室进行一次终末消毒。①使用0.3%过氧乙酸、3%过氧化氢或500mg/L含氯消毒剂进行喷雾消毒。作用1小时后，再打开门窗通风30分钟，以去除残留的消毒剂。②对于盛装病人分泌物和痰液的容器，可直接加热煮沸20分钟，也可用500mg/L的含氯消毒液浸泡消毒30分钟后倒入厕所。

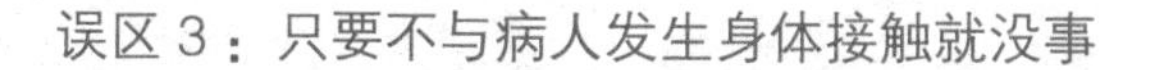

误区 3：只要不与病人发生身体接触就没事

接触性传染病包括单纯疱疹病毒病、流行性出血性结膜炎、脓疱疮、体癣、念珠菌病、淋病、梅毒等。其实，预防接触性传染病，除了做好手的消毒，还应采取以下措施：

- 对浴室、毛巾、拖鞋、门把手等可在擦拭或洗涤后，用 250mg/L 的有效氯或 0.2% 过氧乙酸消毒液浸泡或擦拭消毒。
- 病人所用的衣被应与健康人分开，经常用 80℃ ~ 93℃的热水洗涤，或用 250mg/L 的含氯消毒剂溶液浸泡 30 分钟。
- 在患性病期间应避免性生活或使用安全套。需要提醒的是，在性生活中，使用消毒液（如洗必泰等）是不能预防性病的。

家庭消毒　就地取材

用微波炉消毒

有微波炉的家庭，可将待消毒物品，如抹布、毛巾、口罩等棉织品洗净拧干，放入微波炉内，开启定时器。少量物品可设在 2 ~ 3 分钟，如果物品占微波炉容量 1/2，应将定时器设定在 5 ~ 10 分钟。

使用微波消毒时要注意：①消毒的物品要含有 15% 左右的水分。②注意掌握时间，时间过长会损坏物品，时间过短则消毒失败。③对于不可浸湿的物品应用湿毛巾包裹后消毒。④有些物品，如婴儿塑料奶瓶、奶嘴可泡在水中，再放入微波炉中消毒。金属物品不可用微波消毒，否则可引起磁控管损坏。⑤不可用微波消毒钱币、贵重文件和资料等。

用炊具消毒

①各种煮锅、蒸锅、压力锅是很好的湿热消毒器。将污染物品放在其中蒸煮 15 分钟，即可将大部分细菌、病毒杀灭或使其失去传染性。压力锅的温度更高，杀菌效果更好。②消毒碗柜可在 120℃温度下持续 25 分钟杀灭大部分细菌、病毒。③洗碗机不仅可去除餐具上的油腻，也可洗去大部分细菌或病毒。如果在水中加入一些洗涤剂，不仅能提高清洗效果，也能杀灭部分细菌或病毒。如果在水中加入洗必泰、新洁尔灭等，不仅可加强洗涤去污的作用，还能杀灭抗力较低的细菌和部分病毒。

家有肺结核病人怎样消毒

咳嗽是主要的传播方式

在肺结核病患者的病变组织中，存在着大量繁殖的结核菌。含有大量结核菌的痰液，可通过咳嗽、打喷嚏、大声说话等方式喷出体外，在空气中形成飞沫，并长时间悬浮在空气中。如果空气不流通，含结核菌的飞沫被健康人吸入肺泡，就可能引起感染。这种“咳嗽传染”是肺结核最主要的传播方式，通过随地吐痰形成的“尘埃传染”是次要的传播方式。

隔离方法

病人去肺结核病专科医院住院。

如果病人需要在家中休养，要与其他家庭成员分室居住，分开饮食，不共用洗漱用具、痰盂等生活用品。

消毒措施

- 经常开窗通风。
- 每天对病人居室进行熏蒸或喷雾消毒。常用的化学消毒剂为过氧乙酸、过氧化氢复方空气消毒剂等。消毒时室内人员必须离开房间。
- 痰盂用后洗净，或煮沸消毒 20 分钟，或以 1000mg/L 有效溴或有效氯的消毒溶液浸泡 30 分钟。一次性痰杯用后可焚烧。
- 每天在清洗洗漱用品后，在消毒溶液中浸泡 30 分钟并冲洗干净。
- 病人的餐饮具应每天煮沸 15 ~ 20 分钟，剩余食物应煮沸 15 ~ 20 分钟后弃掉。
- 病人家属或护理人员在护理病人后应及时认真洗手消毒。与病人接触后，必须用皂液流动水或用含醇的手消毒剂 5000mg/L 的碘伏溶液洗净双手。
- 病人的被褥要经常曝晒，棉质的床单、枕头、枕巾、衣服等可煮沸 10 ~ 20 分钟，或用 0.5% 过氧乙酸浸泡消毒 0.5 ~ 1 小时。化纤织物只能采用化学浸泡法消毒。
- 家具、陈设品、墙壁和地面可用含氯消毒液或碘伏溶液，按照先上后下、先左后右的顺序擦拭。
- 对门把手、水龙头、门窗、洗手池、卫生间、便池等很容易受到污染的物体表面，每天可用含氯消毒液消毒，再用洁净水擦拭干净。

【你问我答】

问：清除蔬菜上的残留农药等有害物质，是否需要使用消毒剂？

答：一般来说，清除蔬菜上的残留农药等有害物质不需要使用消毒剂。消毒剂的作用是消除和杀灭病原微生物，而蔬菜、水果上的残留农药属于化学污染，使用消毒剂是起不到去除污染作用的。当然，如果蔬菜、水果上有病原微生物污染，可以使用果蔬消毒剂进行消毒处理。

问：什么情况下应使用消毒剂？

答：在家庭里，各成员间彼此了解健康状况，没有传染病发生时，没有必要每天进行消毒。只有明确家庭成员中有某种传染病，而且有病原微生物污染时，才应使用消毒剂。

问：家庭应常备哪些消毒剂？

答：家用消毒剂应符合杀菌作用强、化学稳定性好、毒性低、对物品腐蚀性小、无异味、保存方便的要求。符合这些要求的消毒剂有：

⌘医用酒精。70% ~ 80% 的医用酒精可杀灭结核杆菌、乙型肝炎病毒及各种细菌繁殖体。但由于它易挥发，所以应注意有足够的作用时间（5 ~ 10 分钟）。由于它受有机物的影响比较大，应在被消毒物品擦洗干净后使用酒精。采用浸泡法消毒时，容器应加盖。保存酒精的容器要严密，置于阴凉处，远离火源。

⌘碘伏。0.3% ~ 0.5% 的碘伏可杀灭结核杆菌、真菌、乙型肝炎等病毒及各种细菌繁殖体。由于碘伏是各种表面和活性剂的络合物，除了具有杀菌和灭活病毒的作用，还具有清洗作用，尤其适合于手、皮肤和各种织物的消毒。

在进行织物消毒时，可将 0.5% 的碘伏溶液按 1 ∶ 50 的比例进行稀释后浸泡织物，作用 20 分钟后用清水冲洗干净。

在进行手和皮肤的消毒时，可用 0.3% 的碘伏涂于手或皮肤，作用 3 ~ 5 分钟之后用清水冲洗。皮肤烫伤时，用棉签将 0.3% 的碘伏涂于创面，可防止细菌感染，还有减轻疼痛的效果。

⌘洗必泰和新洁尔灭。0.5% 洗必泰或 0.5% 新洁尔灭溶液可杀灭细菌繁殖体（除结核杆菌外）。主要用于皮肤和黏膜消毒，也用于各种物品表面的消毒。使用时可取原液加水稀释成0.1%～0.2%的液体，擦拭或浸泡消毒3～5分钟。

含氯消毒剂。在某些疾病的病原微生物，如甲型肝炎、柯萨奇病毒病流行期间，或处理结核病人住所各种物体表面时，需临时选含氯消毒剂。

过氧化物类消毒剂。如二氧化氯、过氧乙酸等，应在专业人员的指导下进行消毒处理。

以上几种消毒液（漂白粉除外）化学稳定性较好，在密闭避光条件下可保存1年，可作为家庭常备消毒剂。在疫病流行时，做好家庭卫生消毒，使病菌病毒远离家庭，不仅可以保护家人的健康，也是全社会防病措施的组成部分。

问：听说使用家用酸化水机能起到消毒作用，是这样吗？

答：有条件的家庭选择家用酸化水机用于卫生消毒是有效可行的。酸化水机利用电解盐水的方法，在阳极槽可得到pH 2.3～2.6、氧化还原电位1100mV、有效氯20～60mg/L的酸性水。这种水可在1分钟内杀灭一般的细菌繁殖体（结核杆菌除外）和亲脂性病毒（如乙肝病毒），在20分钟内可杀灭各种微生物。酸化水可用于手、皮肤、口腔黏膜、织物、餐具、水果、蔬菜及各种物品表面的消毒。由于酸性水的性质不稳定，必须现制现用，即使密封保存也不能超过3天。还因为易受到有机物的影响，所以，在用酸化水进行消毒前，应将物品清洗干净，再将物品用酸化水淋洗或浸泡3～5分钟。

【延伸阅读】

飞舞的尘埃与消毒的发明

李斯特（Lister Joseph，1827～1912）生于英国埃塞克斯。他从小就立志当一名外科医生。后来，他担任了格拉斯哥大学、爱丁堡大学和伦敦皇家学院的外科教授和英国皇家学会会长。

在伦敦大学医学院学习的时候，当李斯特目睹英国第一次使用麻醉剂给病人动手术时激动无比。令他失望的是，做手术本来是为了给人解除病痛，但有时病人的病非但没有治好，反而因为伤口化脓而烂死。当时英国因“医院坏疽”引起的截肢手术的死亡率达到40%，其他欧洲国家有的高达60%。在了解了物质腐败和伤口化脓的“罪魁祸首”都是细菌后，李斯特反复思考着细菌进入伤口的途径问题。

1865年的一天早晨，阳光从窗口斜射进来，照到病床上。李斯特迎面进来，马上被一种现象吸引住了：在射进来的一束束阳光中，无数灰尘在飞舞，但光束的周围却仿佛什么也没有。

这一普通得不能再普通的现象，李斯特当然见过，却从未引起过他的注意。今天见到这一现象，他像发现了重大秘密似的兴奋异常：那些微小的细菌可能就是躲藏在飞舞的尘埃上，在空气流动时落到了伤口上，并进入伤口而使伤口化脓。他将绷带、棉花球、手术刀，包括手都拿到太阳光束下观察，看见微小的灰尘在它们周围飞舞着。他由此推论，灰尘可以传播细菌。

下一步的目标是寻找杀菌的方法。经过实验，他找到了碳酸这种有效的杀菌剂，并进行了第一次试验：在整个手术室里、手术台上、手术器械以及整个手术过程中，都喷洒了稀释的碳酸溶液，获得了出乎意料的成功。后来，他每次做手术前，都将碳酸喷洒在室内以及手术器械、纱布等物品上，并用碳酸溶液洗手、洗病人的伤口。由于采用这种消毒法，伤口化脓明显减少，手术死亡率也大幅度下降。1867年，李斯特公布了这一重要研究成果。此后，英、德、法等国的医院纷纷采用。

消毒灭菌法的发明，是李斯特对人类的一大贡献。消毒灭菌法诞生以后，外科手术的范围变得十分广阔，从摘除白内障到心脏移植，不仅挽救了许多生命，病人的痛苦也大为减轻。随后，世界许多科学家又研制出加热、化学消毒剂、紫外线照射、伽马射线照射、超声波灭菌等消毒法。

住宅健康　安居乐业

【专家档案】

刘晓钟　北京建筑科学研究院总设计师

【热点提示】

⌘健康住宅的核心是：人、环境和建筑。

⌘健康住宅的目标是：全面提高人居环境品质，满足居住环境的健康性、自然性、环保性、亲和性和行动性，保障人民健康，实现人文、社会和环境效益的统一。

⌘健康住宅评估因素涉及室内外居住环境的健康性、对大自然的亲和性、住区环境保护和健康行动保障四个方面。

营造健康的室内环境

必要条件 1 ：日照、天然采光和自然通风

⌘日照。在居室内部环境中能获得充足的日照，是保证居者（尤其是行动不便的老、弱、病、残者及婴儿）身心健康的重要条件。因此，国家有关规范规定，在不同套型的住宅中，冬天应有一定数量的居住空间获得日照，对有日照要求的房间规定了日照的质与量。保证住宅获得充足日照的条件包括：合理的建筑布局，足够的日照间距，单体的住宅设计应避免过深的凹裆。

⌘天然采光。住宅建筑采光主要是确保居室内部具有良好的天然光照度。住宅采光标准应符合：卧室、起居室（厅）、厨房窗地面积比值不小于 1/7，楼梯间窗地面积比值不小于 1/12。窗地面积比值为：直接天然采光房间的侧窗洞口面积与该房间地面面积之比。

⌘ 自然通风。国家有关规范强调，卧室、起居室（厅）应组织相对外墙窗间形成对流的穿堂风或相邻外墙窗间形成流通的转角风。在住宅设计条件受限制，不得已采用单朝向型住宅的情况下，应采取户门上方通风窗、下方通风百叶或机械通风装置等有效措施，以保证卧室、起居室（厅）内良好的通风条件和空气质量。

⌘ 住宅厨房通风与品质。住宅设计规范中明确规定，自然通风的厨房通风开口面积不应小于该房间地板面积的1/10，并不得小于0.6m²。考虑到在关闭外窗和非炊事时间条件下，厨房内应有排除燃气或烟气泄露的自然排气设施，如设置有防回流构造的自然排气竖向通风道，有避风构造的外墙通风口，或有避风构造的通风窗等。

必要条件2：舒适的热环境

我国《健康住宅建设技术要点》规定，居住建筑应建立外围护结构隔热保温技术体系，提高外围护结构的隔热保温性能。屋顶应设置隔热保温层；外墙导热系数应根据国家的有关规定，采用外保温技术，有效切断"冷桥"。外门窗的保温性能和气密性应符合国家的有关规定，宜采用中空型玻璃门窗。具体措施如下：

⌘ 保温、节能。在住宅建筑节能设计标准方面，由"二步节能"（50%）过渡到"三步节能"（65%）。三步节能标准为外墙外保温材料为70mm厚的自熄性聚苯板，少数窗墙比值较大的住宅的外墙外保温材料为90mm厚的硬泡聚氨酯，飘窗的上、下板均采用30mm的硬泡聚氨酯结合水泥胶粉聚苯颗粒。屋面保温材料为135mm厚的自熄性聚苯板。

⌘ 采用居室独立温控调节装置的集中供热采暖技术和分户热计量方式。此外，立式散热器小巧、美观，又节约空间。新型的地板辐射采暖方式可以节约居室中的使用面积，还能改善传统的暖气片给建筑装饰带来的不利影响。从人体工程学和生理学角度来看，地板辐射采暖自下而上释放热量，使人们觉得脚暖头冷，感觉舒适。特别是老年人，使用采暖地板有活血暖身的功能。

⌘ 推广使用环保型门窗。经测算，我国住宅约有40%的能耗与门窗有关。目前普遍采用的是双层中空玻璃塑钢窗和断桥铝合金窗，其保温性能明显好于铸钢窗和普通铝合金窗。与此相关的是门窗的风压变形性、水密性、气密性、保温性、隔声性、内变形性、启闭性、垂直荷载、反复启闭性等。门窗的装饰性、功能性、安全性、便捷性及舒适性也应满足健康的要求。

必要条件3：适宜的声环境

根据有关规定，住宅的卧室、起居室（厅）内的允许噪声级（a声级）昼间应小于或等于50db，夜间应小于或等于40db，分户墙与楼板的空气声的计权隔声量应大于或等于 40db，楼板的计权标准化撞击声压级宜小于或等于 75db。电梯不应与卧室、起居室（厅）紧邻布置。凡受条件限制需要紧邻布置时，必须采取隔声、减振措施。

住宅健康 ABC

健康住宅的国际趋向

近二三十年以来，世界各国的建筑大体上经历了三个发展阶段，即节能环保、生态绿化和舒适健康。

根据世界卫生组织对健康的定义，健康住宅是指能使居住者在身体上、精神上、社会上处于完好状态的住宅。根据世界卫生组织的建议，健康住宅的基础标准主要包括：

⌘尽可能不使用有毒的建筑装饰材料来装修房屋，如含高挥发性有机物、甲醛、放射性的材料。住宅竣工后宜隔一段时间才能入住。

⌘室内二氧化碳浓度应低于 1000ppm，悬浮粉尘浓度低于 $0.15mg/m^3$。

⌘室内气温全年保持在 17℃ ~ 27℃，湿度全年保持在 40% ~ 70%。

⌘室内允许噪声级小于 50db（a 声级）。

⌘主要居室一天的日照要确保在 3 小时以上。

⌘居室有足够亮度的照明设备，并设有性能良好的换气设备（尤其是厨卫空间）。

⌘住宅套型单元具有足够的人均建筑面积，并确保私密性。

⌘有足够的抗自然灾害的能力。

⌘住宅要便于护理老人和残疾人。

对健康建筑及可持续发展课题的研究大多遍布在欧洲、北美洲及亚洲的日本等国家和地区。美国于 1992 年成立了国家健康住宅中心，政府的住宅与城市发展部还下设相关机构，开展“健康之家”的建设计划来指导住宅建设。日本从 20 世纪 90 年代开始推行健康住宅的建设，并成立了专门的研究机构和健康住宅委员会等组织，出版了《健康住宅宣言》和《环境共生住宅》来指导住宅的建设与技术开发。加拿大的住宅建筑技术发展以健康住宅理念为原则的体系与技术，通过规范式生产技术操作来保证居住者的健康。目前在加拿大新建的独立式住宅中，健康住宅约占 10% 以上。

我国健康住宅研究体系日趋成熟

我国健康住宅的研究是基于国内住宅建设方面的规划设计、施工安装、材料设备以及家庭装修中的不当行为而产生的种种有害居住健康因素而开展起来的。

我国在 2001 年国际建筑中心联盟大会上首次向社会发布《健康住宅建设技术要

点》，并开始在全国开展健康住宅建设试点工程。2002 年完成《健康住宅建设技术要点》编制工作。2004 年国家住宅工程中心在北京第一届健康住宅理论与实践论坛会上发布了 2004 年版《健康住宅建设技术要点》和 2004 年试行版《健康住宅建设应用技术》两份报告。报告强调了健康住宅不但在居住环境的居住空间，空气环境，声、光、热、水、绿化等环境方面，提出了与社会、技术及居民可支付能力等水平相关的量化技术指标，而且拓展到住区的社会环境健康性，包括住区社会功能、住区心理环境等方面内容。由此我国健康住宅的理论研究体系日趋成熟。

营造健康的居住区环境

绿化环境

创造条件让人们接近自然、亲近自然是健康住宅的重要任务。因此在建设住宅时，应尽可能保护和合理利用自然条件，如地形地貌、树林植被、水源河流，让人感受到真实的自然环境。同样，水、阳光、空气和自然风也是宝贵的，应充分组织好，利用好。

健康住宅生活少不了绿意。在居住环境中，广植花木不但可以使居民怡情养性，同时还可以促进土壤生物活化。绿被植物还可吸收二氧化碳，改善小气候，降低温度。

为了鼓励绿化，应增加有关绿化覆盖率、乔木植种的数量和栽种密度等要求，增加立体绿化和植物立体配置，发展阳台、屋顶绿化，保持人和自然的高接触性。

住宅基地的保水性能越好，基地涵养雨水的能力越强。为了保证住宅基地有好的渗透性和保水性能，应做好环境透水设计，保留和收集雨水。具体方法是：应在规划中增加土壤面积，增加透水铺面和雨水截留设计。目前，我国北京等大城市已经推行居住区的雨水回渗技术。

此外，居住区的室外园林绿化还应与历史文物、遗迹、古树名木的保护相结合，积极营造宜人的近人尺度开放空间。例如，在居住区保留古代白皮松，使居民享受成树的绿阴环境。又如，重新修缮现有的区级历史文物保护建筑物，增强居住区的历史文化氛围。

优化室外交通

为解决居住区内人车混杂的局面，城市居住社区内的交通组织形式被分为人车分流和人车共存两种形式。人车分流可避免大量的交通干扰，能有效促进邻里交往的进行。人车共存则是既能行人又可行车的一种交通组织方式。

恢复街道空间的生活机能，使之更富有活力和人情味，为居民的休憩、日常交往、儿童活动等提供良好环境，美化街景。这种体系曾在欧美国家推广，日本、新加坡等国家也曾效仿。这种交通体系基于对汽车交通的控制，重视街道文化和交往空间，在组织住区交通方面有其独到之处。

居住区的交通组织还应包括设计舒适安全的步行系统。安全、便捷和光照条件好的人行道，以鼓励人们步行、近距离活动或自行车外出，缓解人车共存的矛盾。

步行交通系统设计应曲折多变，结构布局自由灵活而空间流畅，贯穿于社区内部的各个活动空间。步道的铺装应使用透水性良好的多孔材料。应有无障碍通道和适当的遮阳遮雨的设施。路边有夜间照明，每隔一段距离应有休息场地，内设座椅等设施。步行街还应有树荫和阳光等自然环境，并将铺地设计与种植和遮光结构结合在一起，避免眩光，以提高步行的便捷性和舒适性。

优化建筑布局

借助先进的计算机模拟试验技术，可以分析居住区的风环境、热环境、声环境和日照条件，从而为优化改善城市居住区（特别是高层居住区）的建筑布局提供客观依据。

目前在国家相关规范中，对住宅小区居民的视觉环境、心理卫生等方面作出的相关规定为：

- 住宅楼与楼之间应保持18米以上的视觉卫生间距。
- 不同住户之间、住宅公共部分和住户之间应避免通视和视线干扰，如“L”型住宅楼的阴角部位。
- 在高容积率条件下，尽可能优化高层板式住宅楼的品质，包括通风、采光条件，优化小区内和周边环境，以提高居民的户外活动质量等。

走出住宅健康的误区

误区一：住宅阳台越大越深越好，飘窗比平窗的采光效果好，落地窗能明显增加采光效果。

实践证明，住宅阳台越大越深，飘窗越长越深，室内采光效果越差；落地窗并不能明显增加采光效果。

根据国家有关规范规定，侧面采光，其采光面积应以有效采光面积为计算基准。离地面高度低于0.5m的窗洞口面积，其光线照射范围低而小，所能获得的有效照度极小，故不应计入采光面积内，以保证有效的天然光照度。窗洞口上沿离地面刻度不宜低于2m，以避免居室窗口上沿过低而限制光照深度，影响室内照度的均匀性和房间一定深度达到的要求。当采光口上有深度大于1m以上的外廊和阳台等遮挡物时，其有效采光面积可按采光面积的70%计算。

误区二：现代住宅采用面积较大的玻璃窗，通风效果一定好。

房间的通风开口大小不等于窗户的面积。在现实生活中，许多房间的窗户是采用推拉窗、固定亮子等形式，实际可开启的通风面积大大缩小了（最大不超过50%）。而采用平开内倒窗，可有效增大窗户的可开启面积。

【你问我答】

问：现代城市高楼林立，亲近土地和自然的住宅越来越少，怎样才能尽量减少由此带来的缺憾？

答：现代城市寸土寸金，居民亲近土地和自然的机会越来越少。大家更应利用有限的空间种花种草，或利用周末到郊区呼吸新鲜空气。在居室内，可注意色彩的运用，尽量适用柔和的色彩，如浅绿色、淡黄色等，有利于缓解精神紧张。

问：如果买新房，应选择楼间距多少米以上的小区才符合健康住宅的要求？

答：楼间距是根据建筑物的高度来确定的，应符合各地规划部门对于建筑物的日照间距的相关要求。根据不同地域的地理位置，各地都有相关的详细规定。

问：现在很多新楼盘的墙体比较薄，外墙的厚度大约只有20厘米，这样薄的墙能抵御寒冷和酷热吗？

答：作为围护结构的外墙是经过计算确定的。住宅的保温、隔热主要依靠保温材料。目前在北京，住宅已经普遍采用了外墙外保温系统，如在20厘米厚的钢筋混凝土结构墙体外粘贴聚苯板保温材料。

问：如果买新房，应怎样从用电设备方面进行考察？

答：应考察：①电度表规格应为10安培以上。②照明用灯、普通插座、空调插座、卫生间、厨房均应单独设置配电回路。③电视、电话出线口是否已穿线。

问：我家的房子是20世纪80年代建成的，目前用电设备已经增容，但供水和供暖设备（包括地漏）仍比较落后，请问我该在更新供水和供暖设备时注意什么？

答：由于20世纪80年代的采暖系统并未采用分户计量标准，基本上为上供下回的单管系统，各户原则上无法进行增容改造；给排水系统基本为明管安装，改造势必会影响下一层的管道，而且防水需要重新施工。所以，不建议住户自行进行供水和供暖的线路改造，对于用水设备，如水龙头、淋浴喷头等可改造为节水型产品，地漏可改装为不锈钢防返味型产品。

问：我家最近买了新房，准备装修，在装修时应从哪些方面去把握装修安全？

答：可从以下几方面把握：①会引起过敏症的化学物质的浓度应低于国家标准。②为满足第一点的要求，应尽可能不使用易散发化学物质的胶合板、墙体装修材料等。③设有换气性能良好的换气设备，以将室内污染物质排至室外。特别是对高气密性、高隔热性的居室来说，必须采用有风管的中央换气系统，进行定时换气。④在厨房灶具或吸烟处，要设局部排气设备。⑤因建筑材料中含有害挥发性有机物质，所以住宅竣工后要隔一段时间才能住。在此期间，要定期（2～3天）换气。

问：请问卧室里安装多大功率的电视机和空调比较安全？

答：对电视机功率无特殊要求，空调柜机不应大于3千瓦，壁挂机不宜大于1.5千瓦。

问：请问居室里适合种植哪些植物？

答：比较适合在居室内种植的植物为：棕榈叶、常春藤、绿萝、芦荟、和平百合、矮香蕉、羊齿蕨、黄金藤等。

教你抵御电磁污染

【专家档案】

赵玉峰 北京市劳动保护科学研究所电磁室主任

【热点提示】

☸环境中电磁能量密度增大、频谱增密，已成为社会发展的必然趋势。

☸电磁污染对公众的身体健康有着潜在的、长期的作用与影响，已被公认为当今危害人类健康的主要致病源之一。

☸公民应提高自我保护意识，防患于未然。

电器设备是把双刃剑

现代社会功臣

随着当代科学技术的迅速发展，人类已进入信息社会。电视塔、广播站、雷达、卫星通讯、微波等伴有电磁发射的设备与系统的使用越来越多。与此同时，各种家用电器，诸如彩电、录像机、家用电脑、微波炉、电磁炉以及手机等纷纷进入千家万户。这些设备与系统在人们的日常生活、社会活动和国防建设中起到了十分重要的作用。所以说，在人类的生存环境中，电磁能量的密度和频谱增大增密，已成为必然趋势。

主要致病源之一

可以毫不夸张地说，几乎所有人都暴露在电磁辐射之中。当您在家里收看电视节目时，您及家人就已经暴露在电磁辐射中了。当电磁能量密度成倍增加时，就会给环境带来一定的污染，并对电子与电气系统造成干扰破坏，或对人类健康造成不良影响。

电磁污染无色无味，看不见，摸不着，而且穿透力强，令人防不胜防。研究证实，电磁污染是继水、气、噪声之后的第四大污染源，对公众的身体健康具有潜在的、长期的不良影响，是被现代社会公认的危害人类健康的主要致病源之一。

辐射越强　危害越大

电磁辐射对人体的作用可分为：①积极作用。即产生一定有益于人体健康的温热作用。②消极作用。随着场强度不断提高，积极作用会转化为消极作用，即有益于人体健康的温热作用会转变为使人体局部组织温度急剧升高的破坏性热作用。

产生消极作用的频率

电磁辐射可分为电离辐射与非电离辐射两类。这里主要阐述非电离辐射所产生的消极作用。

能产生非电离辐射危害的频率主要是工频场与射频电磁场。当其强度达到较高水平时，非电离辐射就能对人体发生作用。直接对身体产生作用的并不是射频电流本身，而是电磁辐射。

作用来自于热效应

电磁辐射对生物体的作用大体上可分为热效应与非热效应两类。在射频电磁场的作用下，机体能吸收一定的辐射能量，从而发生生物学作用（主要是热作用）。其作用机理为：

- 分子变化。人体组织内存在的电解质可分为两类，一类为非极性分子，它们的正、负电荷中心在外电场不存在时是重合的；另一类为极性分子，其正、负电荷的中心在外电场不存在时不重合。它们在电磁场中会发生以下变化：①重新排列。非极性分子的正、负电荷分别朝相反的方向运动，致使分子发生极化作用（被极化了的分子称为偶极子）而重新排列，即发生偶极子的取向作用。②大量产热。在迅速取向的过程中，偶极子能与周围分子发生剧烈碰撞，并大量产热。

- 离子变化。体液中的离子受到场力作用后，也能发生位置的变化。当频率很高时，它们在平衡位置振动，同样能使电解质产热。另外，由于体液在一定程度上具有闭合回路的性质，所以在电磁场作用下能产生局部感应涡流，也能导致生热。

由于体内各种组织的导电性能不同，电磁场对机体各种组织的热作用也就不一样。电磁场强度愈大，分子在运动过程中将场能转化为热能的量就愈大，身体热作用就愈明显。就是说，电磁场对人体的作用程度是与场强度成正比的。

当然，上述影响因个人的身体条件、个体适应性与敏感程度，以及性别、年龄或工龄等而有所差异。

辐射危害何其多

热作用危害

在大强度与长时间作用的前提下，不同频段的电磁辐射对人体的不良影响主要为：

⌘ 神经衰弱。在经受一定强度和一定时间高频电磁场（中、短波频段）的作用后，作业人员会产生不适反应，主要是神经衰弱症候群，如头痛、头晕、失眠、记忆力减退、口干舌燥、嗜睡、发热、多汗、胸闷、心悸、月经紊乱、脱发、血压和心律异常等。

调查研究表明，电磁辐射对不同性别、不同年龄的人的影响程度有所不同，女性和儿童比较敏感；电磁辐射对机体的作用是可逆的，在脱离电磁辐射的环境和经过休息或进行治疗后，上述症状可以消失。

⌘ 植物神经功能紊乱。这通常由电磁辐射的热作用所引起。超短波与微波的频率均在 3×10^8 赫兹以上。在高频率的微波辐射作用下，部分辐射能量会被人体吸收，并使体内电解质产生射频振动，进而引起局部升温。

除引起比较严重的神经衰弱症状外，最突出的是引起植物神经功能紊乱。主要表现为心动过缓或过速、血压低或血压高、白细胞减少或增高等不稳定性变化。

⌘ 视力损伤。眼睛是一种对微波辐射比较敏感和容易受伤害的器官。在微波照射下，可能角膜等眼的表层组织还没有出现伤害，而晶状体已出现水肿了。在高强度、长时间的微波辐射作用下，晶体会发生混浊，重者可出现白内障，甚至角膜、虹膜、前房和晶状体同时受到伤害，以致视力完全丧失。

⌘ 男性不育。睾丸也是对微波辐射比较敏感的器官。在微波辐射的作用下，即使睾丸局部升温 10℃ ~ 20℃，皮肤尚未感觉疼痛，但睾丸却已在不知不觉中受到损伤。但是，微波辐射只抑制精子的生长过程，并不损害睾丸的间质细胞，也不影响血液中睾酮的含量。微波辐射通常仅造成暂时性不育的现象，当辐射过强、持续时间过长时，则能引起永久性不育。

非热作用危害

即使受到的电磁辐射不强，人体仍能出现异常反应。因为电磁辐射可在辐射程度不强的情况下对人体产生非热效应。

⌘ 脑力减弱。在电磁辐射强度较高的环境下长期工作的人员，可出现疲劳、头痛、嗜睡、记忆力减退、工作效率低、食欲不振、眼睛疼痛、心电图和脑电图异常、甲状腺机能亢进、嗅觉迟钝、性功能衰退等。这些症状一般都不严重，经过一定时间的休息后可以复原。

⌘ 白细胞减少。长期接受电磁辐射者，可出现血凝时间缩短、白细胞减少。

重要提示

电磁辐射能对人体产生累积效应，所以应防止其发生。经过一次低功率照射之后，一般会受到某些不明显的伤害，经过 4 ~ 7 天可以基本复原。如果在复原之前受到第二次照射，伤害就会积累，并形成明显的伤害，复原的时间需要 4 ~ 6 周。

使用这些电器要小心

手机

手机之所以能进行通讯联络，是由于手机在工作过程中向空间发射电波的结果。发话时，持机者的手机音频信号被转换为高频率信号，再通过无线电发射出去。此时手机的天线附近会产生较为强烈的电磁辐射。

由于手机的工作频率一般是在 920 ~ 980MHz 频段和 1800 ~ 2000MHz 频段发射微波波段，所以，手机在工作时被分为发话与收话两种状态。发话时，手机发生电磁振荡并产生辐射。本来手机的功率仅为几瓦，发射天线对半米以外的环境所产生的辐射强度很小。但由于手机的使用方法特殊，必须将天线与受话器紧贴于耳朵，此时，人体的头面部就会受到超量的电磁辐射。而收话时，是把来自基地站的微波信号转变为音频信号。由于信号来自距离较远的基站，所以人体所接受的辐射不会超量。

长期使用辐射场强超过国标限值的手机，可对敏感人群产生以下危害：紧张、头疼、头胀、失眠、多梦、反应迟钝、四肢无力、心血管系统紊乱、食欲不振、头面部皮肤红斑、红肿等症状。国外报道有引发脑瘤的可能，但目前我国尚无相关研究报告。

微波炉

检测表明，正在工作的微波炉所产生的微波，能对 2.6m 范围内的环境产生影响。当微波炉正在工作时，在离微波炉 15cm 处的磁场强度最低为 100×10^{-7}T，最高可达到 300×10^{-7}T。所以，微波炉是磁场最强的一种家用电器。

美国的一项实验报告指出，微波炉释放的电磁场会令人不安，容易引发家庭冲突。

例如，一些新婚夫妻因为微波炉使用起来方便快捷，所以很爱用它烹饪食品。但很多时候夫妻会在厨房内争吵。科学家认为，这绝非巧合，而是微波炉在工作时所产生的电磁辐射容易使人产生愤怒或沮丧等不良情绪反应所致。假如每天都用微波炉烹饪，这种反应出现的频率更大。日本也有类似的研究结果，微波炉在工作时所产生的电磁波会诱发白内障和导致大脑功能异常等。

虽然这些研究结果尚有待进一步核实，不过科学家仍建议人们少用微波炉，而且在使用微波炉的30分钟内，不要在它旁边讨论问题。孕妇与幼儿更要远离微波炉。

电磁炉

目前我国生产制造的电磁炉工作频率在40 ~ 50KHz（属于极低频）。在使用过程中，电磁炉所产生的磁感应强度较高，在距电磁炉20cm处可测得几十μT。这种强度较高的磁感应对健康存在一定的威胁。目前，我国尚无电磁炉生产的安全卫生标准，从预防的角度看，在使用电磁炉时应注意尽量保持半米以上的距离。

日光灯

与白炽灯相比，日光灯的能量转换效率较高，在同样能耗下，其照明效果可4倍于白炽灯。但是检测表明，当2支20W日光灯并列在一起时，10cm处的磁场强度为100×10^{-7}T，25cm处的磁场强度为6.5×10^{-7}T。对身体影响最大的是离头部很近的采用日光灯的台灯。

此外，日光灯不仅能产生电磁波，还能释放紫外线。而紫外线有引发皮肤癌、白内障的危险。

电热毯

电热毯是电器产品中长时间与身体发生密切接触的典型产品。调查表明，如果让电热毯直接接触皮肤，并使休息状态的细胞长时间处于电磁场中，就会引起健康危害。检测表明，在电热毯工作时，离电热毯数厘米处的磁场强度为20×10^{-7} ~ 50×10^{-7}T，其场强度可达到将近2KV/m，接近在500KV高压电线下3KV/m的电场强度。

研究证实，在强电场环境中，部分人可在睡眠中或起床后产生不适。国外已有报告指出，使用电热毯的孕妇发生流产等异常现象的几率明显高于不使用电热毯的孕妇。所以，不要让孕妇和婴儿使用电热毯。

其他

人们在日常生活中，经常使用的家用电器还有空调、吹风机、烤箱、吸尘器、油炸机、咖啡壶、电子表、照明电器等。其中，使用电流量较大的是空调、吹风机、烤箱、油炸机和使用电动机的吸尘器等。磁场强度最强的是吹风机，其强度为 70×10^{-7}T。

根据国际射线保护协会（IRPA）的规定，人体24小时内允许接触的辐射强度为 0.1×10^{-7}T。尽管吹风机所产生的辐射强度与相关规定相差700倍，但使用时间较短就不致引起较大危害。而理发师则可能因长时间使用吹风机而造成较大的危害。

教您采取防护措施

防护原则：尽量增大人体与电磁场源的距离。对于一般家用电器来说，保持0.5m或1m以上的距离就基本安全了；尽量缩短一次性接触的时间；采取屏蔽措施，将电磁辐射控制在一定的空间范围内。

手机

- 选购辐射低的手机。
- 使用手机时，尽量使用分离式耳机（通话时发话与收话系统分开，使发话系统远离头部）。
- 非急事尽量不要使用手机。

计算机

- 显示屏。使用镀膜玻璃防辐射显示屏。这种显示屏是采用高新技术，在光学玻璃上均匀地镀上一层导电膜，能对电磁辐射起到良好的屏蔽作用。也可使用具有抗静电、防辐射、防强光作用的金属混织网型防辐射屏。
- 主机。可使用由电磁屏蔽材料制作的防辐射罩。
- 操机人员。可穿个体防护服（如屏蔽围裙、护胎宝、衬衣、马甲、孕妇装、西装裤等）。这些防护服均由不锈钢软化纤维与其他纺织纤维混织而成，手感、透气性、洗涤性等与普通衣服一样，可有效减少电磁辐射对健康的危害。

微波炉与电磁灶

- 选购合格的正规产品，严防使用伪劣产品。
- 定期（一周或半个月）彻底清洗炉灶。
- 开机后，操作人员需远离半米以外。
- 推荐主妇穿合适的屏蔽围裙。
- 给微波炉顶部与前部加盖防护罩。

电热毯

- 最好不用电热毯。
- 如需选用，要选择低辐射的产品。
- 买一块屏蔽布，包严电热用品并接地。
- 使用时应先让电热毯预热，到睡觉时切断电热毯电源。

【你问我答】

问：电磁辐射与电磁污染是一回事吗？

答：这是两个概念。电磁辐射存在于一切空间，凡有电流通过时，无论何种电子或电气设备都会产生电磁辐射。但是，有辐射并不一定形成污染，只有当辐射强度超过一定量值时，才会出现电磁污染。

问：既然电磁污染有害，是不是说应尽量减少使用各种用电设备，以减少电磁辐射？

答：电磁辐射不等于电磁污染。一定强度（或剂量）的电磁辐射能对人体产生温热效应，从而促进新陈代谢。只有当电磁场强度成倍提高时，电磁能量才会破坏人体的热平衡，造成中枢神经与心血管系统的功能紊乱或异常等负面影响。

这就好比紫外线，长期在井下工作的人员上井后要进行日光浴，是因为它有消毒、杀菌与促进维生素A合成的作用。经常晒衣服、被子，也是利用太阳光的紫外线和风进行消毒。可是，很多女性到了夏天就戴上帽子、墨镜和穿长袖衣，就是因为紫外线的强度大幅度提高后，容易使人体皮肤出现红斑、刺痒等过敏反应和皮肤癌。

所以，人们不必一听到电磁辐射就怕得要命。只要我们严格控制电磁辐射的强度，就能防止电磁污染。

问：电磁辐射控制标准限值是如何制定的？各国卫生标准为什么会有差别？

答：国内外在制定电磁辐射的安全卫生标准限值时，均采用以下三个客观依据：

- 流行病学调研依据。为保证数据的真实性，各国均采用大规模的调查方法。比如，有些国家的调查人数在几万人至几十万人，我国一般在万人以上。科学家在取得调查数据后进行统计学处理，找出规律性的东西。

⌘ 动物实验依据。用一定强度的电磁场对规定数量的动物进行急、慢性试验。通过试验，找出电磁辐射产生的各种负面作用及其强度。

⌘ 动态观察依据。对典型的受试人员开展接触与短期脱离电磁场作用的试验，进一步验证上述流调与动物实验的结果。

此外，还要结合国情（特别是经济状况、实施条件等）给出一个安全系数，最终提出安全卫生限值。

可见，安全卫生标准是需要随着人们认识的不断深化、检测手段的不断提高和国民经济状态的变化而进行修订的。这就是各国安全卫生标准有所不同的根本原因。与其他国家电磁辐射的安全卫生标准限值相比较，我国的标准限值较严。

问：育龄妇女、孕妇、儿童等特殊人群使用各种电器时需注意什么？

答：研究表明，孕妇和婴儿对电磁辐射的敏感性较强，耐受力较低，更需注意防护：

⌘ 看电视、用电脑要控制时间。一般 0.5 ～ 1 小时应活动活动。

⌘ 孕妇在使用电脑时可以穿屏蔽服。

⌘ 尽量不在卧室内摆放家用电器。

⌘ 家用电器不用时，应当关闭电源。

问：在居民楼上安装无线通讯设备，能否产生健康危害？

答：楼房的基本结构是用钢筋水泥制成，而钢筋水泥对于电磁能量具有很好的屏蔽作用。加上无线通讯系统的天线有一定的架高，随着距离的加大，电磁辐射强度衰减较大。同时，由于通讯的需要，天线都有一定的方向性，架设天线的楼房并不在天线辐射主波束范围内……凡此种种，均表明架设天线的楼房内空间环境的电磁场强度远低于国家规定的标准限值，所以，原则上不会对楼内居民的健康造成不良影响。

问：不打电话时，手机存在电磁辐射吗？

答：手机置于待机状态时同样存在电磁辐射。任何有电荷、电流存在的地方都会产生电磁辐射和电磁感应，但其强度很低，不会形成污染。

抵御噪声污染

【专家档案】

李孝宽 北京市劳动保护科学研究所研究员

【热点提示】

⌘噪声是世界公认的污染源。

⌘噪声污染能对人类健康带来显著的危害。

⌘人们不仅要懂得在受到噪声污染影响的时候用法律法规来保护自己，也要学会从自己做起，尽量减少噪声，保护环境，使我们的身心更加健康，社会更加和谐。

声音是您的亲密伴侣

声音的来源

物体振动是声音的来源。如讲话的声音源于声带振动，扬声器发声源于纸盆振动，悠扬的琴声源于琴弦振动……凡是能发出声音的振动体，都可称为声源。

声源可以是固体的，也可以是液体或气体的。例如，敲鼓的声音是鼓面剧烈振动的结果，汹涌的大海波涛声是海水相互碰撞和冲击岩石、海滩的结果，高压容器排气时的声音是高速气流与周围静止的空气剧烈撞击和摩擦的结果……

声音的形式

声音的形式多种多样。例如，优美动听的歌声，海水轻拍沙滩的水声，建筑工地机械的轰鸣声，商场里人潮涌动的嘈杂声等，都是声音的具体表现形式。

我们把通过固体、液体和气体介质中传播的机械波均称为声波。而与听觉有关的声音主要是指在空气介质传播的声波，是由振动的物体与周围空气相互作用而产生的。

我国古代不仅乐律、乐器发展很早，人们对声学的理解也是先人一筹。东汉王充在《论衡》中已将声与水波类比，对声音的波动性质有了正确的理解。北宋张载更有明确论述："声者形气相轧而成也。"他说的"形"，就是指振动的物体；"气"即空气介质；"相轧"就是两者相互作用。这与现代声辐射的理解是相同的。

声音的描述

✣ 声压：由声波引起的压强变化称为声压。声压与大气压相比是很小的，人们正常讲话时的声压相当于大气压的百万分之一左右。

生理学研究表明，人们听觉的灵敏度与声波刺激量之间的关系不是线性关系，而是接近对数关系。因此，人们以分贝为单位，并引用"级"的概念量度声音，以提高计算的简明程度。达到人耳的听阈和痛阈的声压级分别为 0db 和 120db。而声压级的叠加不是简单的算术相加，而是按照对数运算的规律进行的，例如，两个 90db 的声压级叠加的结果不是 180db，而是 93db。

✣ 频率：频率是声音的一个重要属性，是指在单位时间（1 秒）内介质质点振动的次数，通常以赫兹（Hz）为单位加以表示。频率的高低即音调的高低，频率越高，音调越高。正常人耳的可听频率范围是 20 ~ 20000Hz。可听频率范围随不同的人和年龄而异，年龄越大，可听频率上限下降越多。频率低于 20Hz 的声音称为次声，高于 20000Hz 的声音称为超声。

声音的作用

人类生存离不开声音。有了声音，人们才能进行语言交流，开展各种形式的工作，从事一切社会活动。

您了解噪声吗

什么是噪声

噪声是声音的一种。物理学将和谐的声音叫做乐音，将不和谐的声音称为噪声。生理学将对人体有害或人们不需要的声音称为噪声。

噪声是各种不同频率和不同强度声音无规则的杂乱组合。与乐音相比，噪声的波形曲线是无规则的，通常给人以烦躁的感觉。判断一个声音是否属于噪声，主观因素往往起着决定的作用。同一个人对同一声音，在不同的时间、地点等条件下，常会做出不同的判断。

城市噪声分四类

♯ 工业噪声：主要是指企业内部各种设备产生的噪声，它所影响的范围是厂区与附近区域的环境。

♯ 交通噪声：是指由机动车、船舶、火车、飞机等交通运输工具产生的噪声，它不仅对周围环境的影响范围大，而且作用时间长。

♯ 建筑施工噪声：是指在城市基础设施和民用建筑建设过程中产生的噪声。一般在建筑施工噪声源的 5 ~ 10 米距离，噪声的声级为 80 ~ 100db（A），是一种强度最高的噪声，对周围环境的影响一般可以达到 100 ~ 200 米的范围。目前施工中产生的强噪声对周围居民的影响持续增加，夜间施工噪声更为突出，成为城市环境噪声投诉的首位因素。但其具有时间性，工程完工，扰民停止。

♯ 生活噪声：是指产生于经营场所、服务设施、公共活动场所和邻里的噪声等。

噪声的危害和致病原理

水污染、空气污染、固体废弃物污染、噪声污染是城市四大环境污染。前三种污染都容易对人造成直接的甚至是致命的伤害，因此，容易得到人们的高度重视。而噪声除了对人的听力会直接造成损伤外，对人的其他伤害基本是间接的，而且需要一个时间的积累过程，因此，人们对其危害重视不够。

在四类环境噪声源中，服务设施、经营场所产生的噪声影响范围最大（超过 200 米）。

噪声的五大危害

（1）轻者听力损失，重者失聪。

（2）引起血压高和心脏病。

（3）引起失眠和神经衰弱。

（4）导致注意力分散，降低工作效率。

（5）容易引起不必要的矛盾和纠纷，影响社会和谐。

噪声的三个致病原理

♯ 直接生理效应：①人们在进入强噪声环境时会感到刺耳难受，经过一段时间后，从强噪声环境中出来，人们会感到耳内响，听力变得迟钝。通常将这种从生理角度产生的暂时性听阈偏移称作听觉疲劳。听觉疲劳是一种生理上的暂时变化，只要离开噪声环境，到安静地方呆一段时间，人的听觉就会逐步恢复，内耳听觉器官并未受到损害。②如果人们长期处于强噪声环境，日积月累，内耳听觉器官就会发生器质性病变，例如耳鼓膜破裂，甚至螺旋体从基底脱落，使双耳失听。这种状况是由暂时性听阈偏移演变成永久性听阈偏移，即噪声性耳聋。

间接生理效应：①噪声能作用于中枢神经系统，使人们的基本生理过程——大脑皮层的兴奋与抑制的平衡失调，导致条件反射异常，脑血管张力受损。这些生理学的变化，早期24小时之内可以恢复。但如果得不到及时恢复，久而久之，则可形成牢固的兴奋灶，累及植物神经系统，导致病理学影响，因而产生头晕、头痛、耳鸣、失眠、心悸、乏力等神经衰弱症候群。②噪声对心血管系统的影响亦很明显，它能作用于植物神经系统，导致末梢血管收缩，促使血压增高；还能诱发心动过速和心律不齐，心电图可呈现ST-T段改变，引起心肌组织缺氧，引起散在性的心肌损伤。③噪声可影响胎儿发育，造成胎儿畸形或智力低下。

心理效应：噪声能严重干扰人们的交谈、休息、工作与睡眠。在强噪声环境中，人们会变得烦躁不安，焦虑异常，注意力分散，不仅容易导致工作效率降低，还容易引发工伤等人身伤害事故。

如何控制噪声

噪声控制是个系统工程

噪声控制的目的是为了给人们提供满意的声学环境，同时又要具有经济性（即投资少）、适用性（即不影响人们的正常工作和生活）。为达到这个目的，需要遵照一定程序对噪声进行测量分析，再针对性地选择合理、经济的降噪措施。实际上，多数噪声振动的控制是一个系统工程，往往需要采用综合控制的方法去解决。

控制噪声的基本程序

噪声是多种多样的，噪声源不同，传播途径不同，所采取的技术措施也不同。噪声控制的基本程序是先从声源特性调查入手，通过传播途径的分析和降噪量的确定等步骤，最终选定最佳方案，最后对噪声控制工程进行评价。

噪声传播有三个要素，即声源、传播途径和接受者。因此，噪声的控制措施可以分别在声源（发射位点）、声源和接受者之间（传播途径）以及接受者位置上采取。

对各类声源采取降噪措施。首先要在各类声源（即噪声发射位点）采取所有可能采用的降噪措施。

⌘ 阻隔传播途径。对声源采取措施固然是一种好方法，但就目前的技术水平来看，仅仅降低机器设备产生的噪声尚不能满足人们的需求，还需要在传播途径上采取噪声控制措施。

经常采用的传播途径控制措施有：①吸声：利用可吸收声音的材料和结构，吸收部分声能，以减少噪声的传播。②隔声：利用具有一定重量和坚实的材料与结构，部分阻隔声音传播的通路。经常采用的形式有隔声罩、隔声屏、隔声窗等。③消声器：这是一种既可以使气流通过，又可以降低噪声的管道装置，能有效地控制气流噪声。④隔振：采用弹簧、橡胶等隔振元件，减少某些设备振动所产生的噪声传递，或在振动设备的表面覆盖阻尼材料，降低噪声的辐射效率。

究竟采取何种措施控制噪声传播为好，需要在调查测量的基础上，根据具体声源和传播途径，有针对性地进行选择。同时，要注意这些措施的经济性和可行性。

⌘ 采取个人防护措施。当采用上述措施仍达不到控制标准或不经济时，就需要考虑个人防护措施了。由于噪声传入人的中枢神经系统的主要途径是通过耳朵，其次是内耳的骨传导系统，因此，如果我们对主要传声通道进行隔离，中枢神经系统就接受不到噪声了。例如，用一小块棉花团塞进耳道，就可以使噪声降低一些。但在大多数情况下，使用这种方法起不到保护听力的作用。目前，我国已生产和进口了一些不同品种的个人专用听力保护用品，如耳塞、耳罩和防噪声头盔等。

⌘ 科学规划。我国是一个人口众多、城市化速度快、土地紧张和噪声污染比较严重的国家，只有较大的投入才能较为有效地防治噪声污染。尤其是在进行城市规划时，应建立功能明确的城市区域，安排好有不同噪声标准的工业区、商业区、居民区、文教区的布局，这样能起到事半功倍的作用。

如何判断噪声对人体的影响

研究噪声对人体健康的危害及对噪声的防治，必须有能够反映噪声对人体影响程度的评价标准。对噪声的评价常采用的统计方法，是依靠足够数量的人对噪声主观反应的对比性调查而得出统计的平均量。目前采用的为：

评价标准 1：A 声级

对于稳态的噪声，即随时间变化不大的噪声，我们通常可以采用 A 声级来评价。

A 声级是目前广泛采用的噪声评价的主要指标。采用 A 声级进行测量的结果与人耳对声音的响度感觉相近似（即用 A 声级分贝数的大小对噪声进行次序排列时，与人们主观上响不响的感觉近乎一致，能够较好地反映人对各种噪声的主观评价）。同时，它能与人耳的损伤程度具有很好的对应性（即A声级越高，对人耳的损伤也越严重）。此外，A声级不仅容易直接测量，所进行的噪声评价也容易与不同的测量结果进行比较。

但这种评价标准在使用上具有一定的局限性。因为A声级是个宽频带的量度，不能全面反映噪声源的频谱特性。例如，刺耳的电锯声（以高频噪声为主）和沉闷的鼓风机声（以中、低频噪声为主）的A声级都是100db（A），但是它们的频谱显然不同。所以，A声级不能全面反映声音的频率特性。

评价标准2：等效声级

有些噪声呈现起伏或不连续的变化，例如交通噪声，当大型载重汽车通过时，其噪声可能是85db，通过后可能只有55db。评价这种随时间变化而呈现起伏变化的噪声为等效声级，用LAeq表示。很多相关标准噪声限值均采用等效声级。

控制噪声是为了给人们提供一个满意的声学环境。而一个国家对噪声的控制，从一个侧面反映了这个国家的经济发展、科学水平和文明的程度。世界各国都制定了一些不同的噪声标准。一般的标准值为：

- 听力理想的保护标准：70 ~ 90db
- 脑力劳动理想的保护标准：40 ~ 60db
- 睡眠时的最低保护标准：30 ~ 50db

【你问我答】

问：我们办公室里有中央空调，不知何故，天花板上的空调出风口总传出嗡嗡的声音，尤其是坐在出风口下面的人备受干扰。请问这是什么原因？该采取什么措施？

答：空调出风口噪声主要是由三部分噪声组成：通过风管传递的空调机组运行噪声、气流再生噪声、气流激发风管管壁辐射的噪声等。

控制此类噪声的主要措施是：保证机组正常平稳运转、控制管道内的气流速度、对管道进行隔声处理、在管道一定部位加装消声器以及将出风口更换为具有消声功能的出风口。具体采用哪几项，应根据现场实际情况确定。

问：我家住在马路边上。平时为了减少噪声干扰，我们只能长期关着窗户，但还是感觉吵。请问我们应该怎么办？

答：由于我国城市道路路网密度在持续增长，特别是高速路和快速路的增加，机动车量的持续增加，机动车速度的不断提高，道路车流量也在急剧增加，交通噪声污染日趋严重。通常车辆速度提高 1 倍，平均噪声就会增加 6 ~ 9db（A）；车流量增加 1 倍，噪声增加 3db（A）。近些年，一些城市的交通干线和城市快速路距敏感建筑物仅为 10 ~ 20 米，一些新建居住区仍在交通干线两侧近距离建设，交通噪声影响范围不断扩大，长期接触交通噪声者也明显增加。特别是夜间交通噪声污染问题是目前我国城市声环境中突出的问题之一，一些道路夜间噪声几乎和昼间噪声水平一致，甚至高于昼间，达到 70db（A）左右。

单纯从技术角度讲，控制道路交通噪声主要有三个途径：一是从声源入手，降低车辆自身的噪声，减少道路交通噪声的声发射。相对而言，技术难度大，降噪效果不尽如人意。二是在地面交通线路和相邻噪声敏感目标之间，设立声屏障、堆土和绿化带等，对降低交通噪声具有一定的作用，也是控制交通噪声的主要工程措施之一。同时，在有条件的地方还可以采用低噪声路面，也有一定的降噪效果。三是若采取室外达标的技术手段不可行，应考虑对噪声敏感建筑物采取被动防护措施，如使用隔声门窗、通风消声窗等。在当前城市布局不尽合理、交通噪声污染问题突出、室外噪声达标难以实现的严峻形势下，应当说，这不失为使室内噪声达标的一种可行的方法。

问：长期在有噪声的环境里（如进行木材切割等）工作，应采取哪些自我保护措施?

答：此类设备的噪声比较大，特别是高频成分较高，在声源部分采取噪声控制措施难度比较大，降噪效果也不理想。建议作业人员要在从事此类工作时做好自身防护，如戴上耳塞或耳罩等。

问：在歌厅里，人们喜欢把喇叭的音量调得很大，请问这样会产生健康危害吗?

答：在任何场合把喇叭的音量调得很大都是无益的。一方面，高声强会影响周围环境；另一方面，对室内人员产生的影响更大。所以，音量应控制到适当为好。

问：平时在家里看电视或听收音机，应怎样控制音量?

答：现在许多建筑物的内部隔声效果较差，过高的声级会对周围邻里造成干扰，容易发生矛盾，引起争执，甚至有可能导致恶性循环，彼此相互干扰。因此，在家里看电视或听收音机时，应当适当控制音量，在自己欣赏节目的同时，应考虑到左邻右舍的感受。

问：听 MP3 时应当注意什么？

答：现在借用耳机欣赏音乐的人越来越多，很多人喜欢把音量放得过大，以致一个人听 MP3，周围的人也能够清楚地听到他正在欣赏的曲目，甚至歌词。长此以往，听力损伤（并且是不可恢复的永久性听力损伤）是必然的。因此，建议大家在听 MP3 时，应该控制音量和时间。

【延伸阅读】

相关法律与标准

我国已颁布了《环境噪声污染防治法》以及一些适用于不同场所的噪声标准，包括城市区域环境噪声标准、建筑施工噪声标准、工矿企业厂界噪声标准等；还对一些重要产品，如汽车、摩托车、工程机械、内燃机、风机和各种家电等制定了噪声标准。

2008 年 10 月 1 日起，国家环保总局和国家质量监督检验检疫总局联合发布了《声环境质量标准》、《社会生活环境噪声排放标准》、《工业企业厂界环境噪声排放标准》三项噪声标准。这些标准具有比较充分的协调性和可操作性，提出了很多以前没有涉及的问题和解决办法，对改善老百姓的声环境起到了促进作用。应该说，我国的环境噪声污染控制已走上了科学化、法制化的道路。

选对寝具　睡个好觉

【专家档案】

王　珏　西安交通大学生命科学与技术学院生物医学工程研究所所长

刘艳骄　中国睡眠研究会中医睡眠医学专业委员会副主任委员

【热点提示】

- 全棕床垫、荞麦皮枕头是寝具的上好选择。
- 老人、脊柱病人要选稍硬的床。
- 颈椎病人别用高枕，哮喘病人别用低枕。

哪种床垫适合你

弹簧床垫

弹簧床垫的质量取决于它的弹簧数量，弹簧越多越好。弹簧床垫的弹簧数量一般为500个左右，最少不能低于288个，有些床垫的弹簧能多达1000个。

弹簧软床垫技术已经相当成熟，它具有良好的透气性和抗冲击性，其软硬度以及对人体的支撑力度都比较合理，性价比最高。理想的床垫从里到外依次分为五层：弹簧、毡垫、棕垫、泡沫层和床表纺织面料。

缺点：弹簧钢丝表面有防锈的化学物质。连锁弹簧排列的弹簧床可能会导致颈椎和腰椎肌肉处在紧张状态中，出现颈肩僵硬和腰部酸痛。独立弹簧排列的床垫为了固定内部垫材夹层需使用大量的强力胶，而中间多达三层的夹层材料，也是藏污纳垢的地方。

特别提示：在弹簧床垫上试跳是检测弹簧床质量的好方法。如果床垫一跳就凹陷变形，则不必考虑。如果选择连锁弹簧排列的弹簧床，建议选择中度偏硬的床垫。如果选择独立弹簧的床垫，则不能用排骨架的床板，需要一张整板，或者在排骨架上再垫一层木板。目前，市场上流行独立弹簧排列的双床垫，也有两面可以翻转睡的弹簧床，都是不错的选择。

乳胶床垫

特点：翻身不影响他人；长期使用会老化。

与其他床垫的材质相比，乳胶具有更好的回弹性，可以顺应身体的轮廓，使身体的每一处曲线都有合适的依托。在睡眠过程中经常改变睡姿的人，比较适合使用乳胶床垫。体形相差很大的同睡伴侣，即使是翻身，对对方的干扰也小。

缺点：如果使用的材料是非开放乳胶，透气性不足，包封性差（不可压缩）。另外，真正的纯天然乳胶价格昂贵。

特别提示：乳胶垫不宜太薄，乳胶厚度至少要达到 1 英寸以上。目前，市场上的乳胶床垫大部分不是采用 100% 纯天然材料，仍是化学合成物。乳胶在长期使用后会出现老化变形，弹性也会降低。

海绵床垫

特点：柔软有弹性；透气性不佳。

海绵床垫中的泡沫材料包括聚氨酯泡沫、高弹泡沫以及高级记忆泡沫。它能密合身体的曲线，在提供坚实支撑的同时，不失柔软和弹性，促进血液循环。海绵床垫能够缓冲身体的动作，即使一个人频繁翻身，也不会影响到伴侣。另外，翻身的时候没有噪声。

缺点：透气性一般，在气候炎热的地区，应该购买冬夏两季使用的床垫。另外，海绵不能长期保持弹性。

硅胶床垫

硅胶床垫会自动调整到人体最适宜的软硬度，让人释放身体的压力，给身体各部位完整的支撑和舒适的承托。对脊椎有保健作用，能够消除腰酸背痛，保障血液循环通畅。

缺点：硅胶的软硬变化极为细致，不易察觉，需长时间使用才能收到保健的功效。另外，硅胶是石化产品，利用药水发泡而成，该药水主要从日本和韩国进口。由于硅胶使用于床垫中是近 5 年的事，因此其确切的使用年限尚不明了，但实验室测试显示其寿命可达 7 ~ 8 年。

特别提示：选购时，用手指在材质上稍加扭转，低密度的发泡床垫会留下扭痕，高密度则不会。或者以手指头按压，回弹速度快的材质有较高的密度，相对回弹慢的密度较低。

全棕床垫

特点：天然产品，透气好；适合喜欢硬床者。

全棕床垫一般是用海南纯天然椰棕丝精制而成，有良好的透气性，极易挥发人体所产生的湿气。它干爽，透气，具有耐磨、耐腐、抗老化的特点，它还有防潮的特点，且无毒无味，坚挺，冬暖夏凉，四季皆宜，坐卧回弹无声。这种椰棕不含糖分，因而绝无蛀虫。它硬而舒适，特别适用于儿童、老人和喜欢睡硬床的人士，是天然的环保产品。

保健床垫

⌘水床：水床可均衡支撑人体的重量，有利于血液循环顺畅，减少心脑血管疾病的发生。水床可以保护脊椎。它的温度可调，能保证冬暖夏凉。水床还有助于缓解失眠，提高睡眠质量。水床的缺点是缺乏足够的支撑力，睡眠中多次翻身需要的能量大，易有疲劳感。不适用于中老年人。

⌘气床：充气床是依据人体工效学原理而设计的，它利用空气的浮力能将人的身体均匀承托，能让睡床与人体紧密贴合，使颈椎、腰椎、脚腕子不再悬空，有利于尽快消除疲劳。

⌘护脊床垫：现在市场上可以见到护脊床垫，这种床垫依照人体体形设计，中央部分弹簧坚硬，增强承托力，确保睡眠时脊骨平直，让人感觉舒适。

⌘防压疮型床垫：这种床垫是专为长期卧床患者设计的，它是一种有预防及辅助治疗效果的喷气、循环、超压力、大流量气垫床。因为它能进行交替式换气，可以保证血液畅通。它还有特殊防霉抗菌的床罩，能使肌肤保持干燥清爽，不会产生闷热的感觉。

⌘磁性保健型床垫：这种床垫结合了磁场和天然椰棕的优点，可舒筋、促进血液循环，使人安然入睡。它的外层是织锦，下层有高密度海绵。海绵中依人体穴位放置一些1000高斯的永久磁料粒，能促进人体血液循环及新陈代谢，适用于风湿、高血压等疾病患者。海绵下面是天然的椰棕，透气性能好。

选用磁性保健型床垫要慎重，最好针对自己的特殊问题，待咨询医生后再选购。

⌘日式榻榻米床垫：日式榻榻米床垫是由净化蒸熏后的优等麦秸或稻草制成的垫子。它上下有防虫、防潮的衬纸，表面是蔺草席面。蔺草席面能吸收二氧化碳，还能调节室内干湿。它透气性好，还能散发出自然清香。这种日式榻榻米床垫软硬适度，合乎孩子骨骼发育的生理特性。

评价床垫

20世纪80年代，一个新的理论——垫子理论创立并发展起来。依据垫子理论，评价一张床垫的好坏有以下这些因素：

功能性

床垫要能为人的睡眠提供合适的微环境，让精神和身体均得到充分的休息，从而消除疲劳、集聚精力。它应该有良好的稳定性，固定性好，有合适的尺寸、重量和厚度，垫子与垫套之间要有良好的摩擦特性，外表美观，价格合理，耐用并易于保洁。

舒适性

床垫的主要结构要符合人体力学原理。床垫的软硬度非常重要。过硬的床垫只会让人的头、肩、臀、胯、踝等部位与床接触，而身体的其他部位并没有完全落到实处。它会让身体的重量压迫局部血管，使血液无法畅通。过软的床垫能给身体提供最大的支撑面，可降低受压组织层的局部压力，以免妨碍血液循环。然而，它不能提供适度的支撑力，会造成背部不当的弯曲，导致全身酸痛。如果人在一夜的睡眠中经常翻身，缺乏支撑力的床垫会让人消耗能量过多，早晨起床时就会倍感疲劳。

总体说来，舒适性好的床垫应能给睡眠中的人体提供良好的支撑。人不管是以什么睡姿睡觉，其脊椎弯曲度都基本符合正常的生理曲线。因此，舒适性好的床垫要有一定的弹性和硬度。另外，舒适性还包括良好的热传导性并透气防湿。

安全性

床垫的安全性有很多指标，如床垫材料要有好的阻燃性；人长时间躺在床上，不会伤害软组织；床垫材料的化学成分应该不影响人的健康等。

床垫材料

床垫材料的指标包括密度、硬度、回弹性、阻尼、包封、透气散热和防水性能等。

常见的几种床垫材料各有特性。海绵床垫的包容性好，剪切力大，动态特性好，回弹性好，但温度特性差。回弹性海绵床垫包容性好，剪切力大，混合回弹性和温度特性好。弹簧床垫弹性好，支撑力强，剪切力大，透气。固体凝胶床垫包封性差（不可压缩），剪切力小，热容量大，有助于微环境降温。棕床的透气性好。

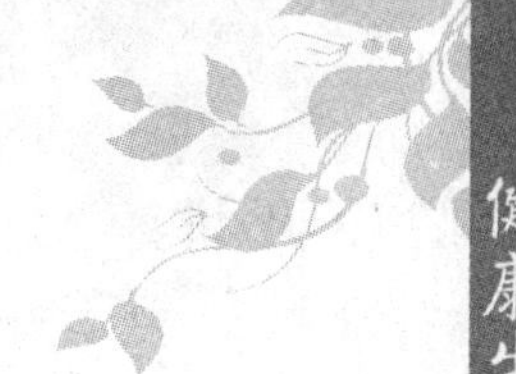

不同消费者的需要

特殊人群和一些疾病患者应该使用适合自己的床垫。如老年人要根据自己的睡眠习惯选择床垫，应选较硬些的床垫，床架要高低适中，以防起身困难；高血压病人的床不宜过低；驼背病人也需要硬床；脊柱侧弯病人的床要让腰部和脊椎保持在正常的生理弯曲度；瘫痪病人应选择可移动的床垫，以方便转运；婴儿床的床垫应该有防湿功能。

评价枕头

枕之产生，来源于石。人卧于地，头枕地石。后来，人们发现头枕木头睡眠比枕石头更加舒适，于是就将木头放在头下，枕由此而来。现在能看到的最早的枕具实物为战国的木枕。

枕头的高度没有确切的标准，因为不同的人肩的宽度不同，因此枕头带来的舒适程度也不同。一般认为，枕头的高度以人躺卧时头与躯干保持水平为宜。仰卧时，枕头的适宜高度应当是用手按压枕头，枕头保持自己的拳头高度，侧卧时枕高为一拳半。

有人曾经做过脑电图检测，发现枕头的高度在 6 ~ 9 厘米时，脑电图会出现平衡的休息波形，人可以获得较高质量的睡眠。枕高的选择，应考虑人体颈部的生理特点，每个人都有自己最佳的舒适睡眠的枕高。正常人的 7 个颈椎排列，呈现向前弯曲的生理曲线。在这种情况下，颈部的肌肉、韧带、关节囊可以处于相对平衡的状态。在睡眠时，也要适应这种弯曲。过高的枕头就破坏了这种平衡。仰卧时枕头过高，就像人站立时低着头，会导致颈椎紧张劳损。另外，颈部过于弯曲，还可以压迫颈动脉，妨碍血液循环，造成脑缺血、打鼾、落枕。侧卧时，枕头过高可使一侧肌肉疲劳、松弛，造成肢体麻木、疼痛和运动障碍。枕头过低，或者不用枕头，同样会破坏颈椎间的生理平衡。枕头过低使脑部的血液增多，头部血管处于充血状态，血管所承受的压力增大，醒后常有头晕、颜面浮肿的现象。一般认为，高血压、颈椎病、脊椎不正的患者不宜使用高枕；肺心病、心脏病、哮喘患者不宜使用低枕。

枕头的硬度以适中为宜。枕头过硬，头与枕的接触面积较小，压强增大，头皮不舒服。而枕头太软，难以保持一定的高度，会导致颈肌疲劳，或影响呼吸通畅，不利于睡眠。而且头陷其中，半边头皮均匀受力，会影响血液循环，导致头皮麻痹。

枕头应有一定的弹性。若枕头弹性过强，则头部不断受到外加的弹力作用，产生肌肉疲劳和损伤。而且弹性过大的枕头，一般总是中央高、四边低，头在枕上不稳，翻身易滑落。弹簧枕、气枕等都有这个问题。

选床垫把握五个原则

看产品信息

正规的产品标识上都有产品名称、注册商标、制造公司或制造厂名称、厂址、联系电话或传真，同时还备有合格证明和信誉卡。良好的品牌信誉，是床垫质量的保证。

看硬度

在平躺和侧卧状态下，查看颈部、腰部和臀下到大腿之间和身体弯曲处与床垫间是否有缝隙，没有缝隙则证明这个床垫与人的颈、背、腰、臀和腿的自然曲线贴切吻合，是软硬适度的。除此之外，也要考虑自身身高与体重的差异。体重较轻者睡较软的床，使肩部和臀部稍微陷入床垫中，腰部得到充分的支撑。而体重较重者适合睡较硬的床垫，床垫材料的力度要让身体的每个部位感觉妥贴，特别是颈部与腰部要能得到良好的支撑。

看弹性

为了辨识床垫的弹性是否良好，可以用膝盖试压床面，或是在床角坐下来，试试受压的床垫能否很快恢复原状。一张弹性佳的好床垫，受压后可马上恢复原状。

看材料

要根据当地气候，选择合适的透气性、热传导性和防潮型床垫。可靠的辨识材料的方法是躺下来左右翻转，看是否有声音、凸凹不平、边缘下陷和内衬移动等现象。

看外观

床垫的厚度最好在 18 ~ 23 厘米之间。这样的厚度既可以提供良好的支撑力，又可以保持很好的透气性。

不同年龄用不同床垫

适合不同体形的中年人

天然乳胶床垫：天然乳胶床垫具有高弹性，可以满足不同体重人群的需要。

适合年长的老年人

弹簧床垫及弹棕复合型床垫：可以均衡承托人体的各个部分，软硬度偏硬，防起身困难，适合老年人的脊椎特点。价格适中，也符合老年人的购买能力。

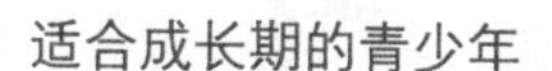

适合成长期的青少年

全棕床垫：孩子的骨骼在成长期，硬的床垫比较合适。

双弹簧床垫：能够满足孩子对硬度和弹性高的双重要求。

各种枕头用途有别

枕头的种类有很多，传统上有警枕（木枕）、健身枕、音乐枕、玉枕、棉枕、帛枕、鸳鸯枕、凉枕、孕妇枕、书枕、茶枕等。

现代人进一步发展了枕头的种类和功能。按照枕头的功能来看，枕头有首枕、腰枕、靠枕、耳枕等；按照枕芯的材料分，有玉石、磁石等石类枕，檀木、柏木等木类枕，决明子、蚕沙、菊花等中药枕，棉花、羽绒及各类化学纤维枕等软枕，还有水枕、气枕、茶叶枕等枕头。

婴儿枕

儿童时期，尤其是1岁以内是头部发育的重要阶段，有个适宜的枕头非常有利于宝宝头部的血液循环，可促进生长发育。一般来说，3个月内的婴儿不需要枕头，可使用手帕或毛巾当枕头。3个月以后，可用蚕沙枕或者绿豆枕。婴儿枕头高度以3～4厘米为宜，并根据婴儿的发育状况，逐渐调整枕头的高度。枕头的长度与婴儿的肩部同宽最为适宜。

抱枕

抱枕是现代社会的产物，最初流行于欧美国家，主要用于防止出现睡眠呼吸暂停综合征，近几年在国内也有流行。它有各种造型，主要功能是防止侧卧时上肢受压，肥胖者、儿童和有睡眠呼吸暂停的患者可考虑使用。

药枕

药枕是将中药作为枕芯，睡时枕之，民间用此类枕头来防治疾病。李时珍在《本草纲目》中提到，以苦荞皮、黑豆皮、绿豆皮、决明子等做枕头，可明目。民间有多种多样的药枕，大都以清火、祛热为目的。一般来说，春季可选桑叶青蒿枕，以疏通肝气。夏季炎热，可选蚕沙菊花枕，以清热除烦。秋季干燥，可选绿豆枕，以清燥泻火。冬季严寒，可选灯心草枕，以减少夜梦。

竹枕

竹枕是用竹藤编织或者竹筒制作的枕头，有清凉、透气的作用。1957年，在河南信阳长台关一个战国楚墓里，出土了一张保存完好的漆木床，床上就有竹枕。这种枕头适用于炎热的夏季，也适合于某些有头部疾病的人。

不同枕头如何选

荞麦皮枕

荞麦皮枕是中国人常用的枕头，它有一定的弹性，透气性较好，比较舒适。荞麦皮枕在各种睡姿下，可自动适应人的头颈轮廓，能保证头部的血液通畅，完全放松紧张的肌肉。荞麦皮具有良好的透气性和吸湿性，一年四季都可用，在我国很多地区的消费者都喜欢用荞麦皮枕。荞麦皮做的枕头，可以随着头颈部的生理曲度而改变形状，睡起来十分舒服。这种枕头的清洁也很简单，可以洗涤，也可以定期放在太阳下晒。

中空棉枕

中空棉枕是现在比较流行的软枕头，在很多宾馆、饭店均有使用。它外观漂亮、轻便、干净，给人一种轻松的感觉。但大多数人躺在中空棉枕头上，头部压下枕头后，其高度往往达不到人的拳头高度。人在刚睡下时感觉挺舒服的，但第二天早上醒来往往感觉不适，有的人用此类枕头还会出现颈部流汗。

羽绒枕

羽绒是保暖的好材料，用它做羽绒服非常好，但做枕头并不太适宜。因为用羽绒材料做枕头，会让头部感觉比较热，容易出现头颈出汗的现象。中医养生学认为，头要凉。头部太热，容易使颈部产生湿疹。高血压病患者不宜使用羽绒枕。

乳胶枕

乳胶枕头具有形状稳定的特性，制作精良的产品有一定的透气性，其独特的柔软触觉和乳胶高弹性能够顺应身体轮廓，托住人体脊椎，使脊椎保持最佳的无任何负担的曲线。但是，多数乳胶枕吸水性较差，尤其是在夏天使用，不容易散热，经常出汗的人不适合使用。另外，冬季也不宜使用乳胶枕头。

记忆枕

慢回弹海绵枕头又称记忆海绵枕，它使用的材料包括低回弹海绵、惰性海绵、零压海绵等。它能因体温及压力而成形，可以把人体压力化解为零压，抵消反动力，为人提供比较平均、坚实的支撑，使身体长时间接触的部位处于无压力状态，不阻碍血液循环，不易产生疲劳及身体酸痛，因而会减少睡眠时不必要的翻身次数。但是，海绵枕有怕火的特性，个别海绵材料还含有对人体有害的物质，不宜长期使用。

【延伸阅读】

如何避免用枕不当而导致疾病

在绝大多数情况下，枕头不会成为致病的诱因。但如果在没有其他身体疾病的情况下，晨起后常常有颈部麻木酸胀的感觉时，应当考虑枕头问题。若枕头已失去弹性，需要长时间拍打以恢复其弹性，或者更换枕头。枕头若出现异常气味，也需要更换枕头。夏季天气炎热，要用夏季专用的枕头。

如何保持整洁

一般来说，枕套应1～2周清洗1次；而枕内容物，半年至一年也要清洗1次。洗枕头要用柔软的洗涤剂，并且至少漂洗3次，这样就比较干净了。另外，要尽量放在太阳下暴晒，晒的时间可以长一些。

“蟑螂博士”说蟑螂

【专家档案】

曾晓芃 北京市疾病预防控制中心副主任

【热点提示】

- 蟑螂爱钻缝，爱吃香甜的食物，喜欢温暖的环境。
- 水比食物对蟑螂更重要，有水无食蟑螂能活上几十天。
- 粘蟑纸粘到了一只蟑螂，别扔掉，它会吸引更多的蟑螂。

你可能不知道蟑螂的本领

蟑螂，也叫蜚蠊，因为电影《唐伯虎点秋香》而有了一个别名“小强”。蟑螂为何叫“小强”呢？它们究竟有多强？

蟑螂是地球上最古老的昆虫之一，是生命力异常顽强的生物，曾与恐龙生活在同一时代。人类在地球上只有300多万年的生活史，但根据化石证据显示，蟑螂自3.5亿年前的石炭纪时代已出现，曾在无数暴龙猛兽的脚下走过。

我们发现的蟑螂化石或者是从煤炭和琥珀中发现的蟑螂，与你家橱柜中的并没有多大差别。也就是说，亿万年来蟑螂的外貌并没什么大的变化，但生命力和适应力却越来越顽强，一直繁衍到今天，广泛分布在世界的各个角落。

或许你不知道蟑螂身怀绝技

说起蟑螂的运动能力，那真是小而强。蟑螂是6条腿的奔跑专家。据科学家测算，它们每秒可以跑过50倍身长的距离，而且它们的平衡能力极强，可以在崎岖不平的表面奔跑如飞。

蟑螂不但身体强健，感觉也异常灵敏。它最为灵敏的感官是触觉，拥有两条各有100多节的触角，每节触角上都有若干感觉毛，身后还有一对各19节的尾须，每一节上也有11条特别敏感的感觉毛，分布着各种神经感受器。只要有些许的气流运动，气流神经感受器就可以感知并通过神经元迅速传到中枢神经，并作出逃跑决定。所以，想从背后偷袭它们是徒劳的。蟑螂的触角还是良好的化学感受器，不仅可以“闻”到食物和水的气息，还可以闻到同类的“信息”，以便彼此交流。蟑螂有一对复眼和一对单眼，单眼主要用来感知光线，是它们的夜视镜。

但是，蟑螂的神经系统并不发达，以人类的标准来衡量甚至可以说是十分简陋的，说它们没头脑一点不为过。它们的脑子只是整条神经上许多膨大的神经节中的一个。不过，断了头的蟑螂还能存活，甚至还会顺利产卵。

估计你想了解蟑螂吃嘛嘛香

蟑螂的食性非常广泛，除了喜爱各类食品外，它们在食物来源有限的条件下也常咬食其他物品，例如棉毛制品、皮革制品、纸张、书籍、肥皂等等。这些食物的蛋白质含量非常低，而蛋白质是各类动物生命活动不可缺少的营养素。蟑螂是如何在营养供给不足的情况下维持生存的呢？它们又是如何保证机体能够获得全面、均衡的氨基酸、维生素呢？

原来，在蟑螂体内的脂肪体细胞内，生活着一类共生菌，蟑螂与其体内的共生菌是互利共生的关系。蟑螂体内的共生菌能够产生尿酸降解酶等来代替蟑螂体内的氮素废弃物，当蟑螂处于营养不良阶段时，就能利用代谢废弃物来合成机体几乎所有的必需氨基酸，提供生长发育所必需的氨基酸与蛋白质。

蟑螂对饥饿的抵抗能力非常强，例如，美洲大蠊在有水无食的条件下，雌虫能存活90天，雄虫能存活43天。这与蟑螂的食性以及其独特的消化道特征有关。美洲大蠊消化系统占据体腔的大部分空间，由口部到肛门的长度约为体长的两倍。它的咽喉背面具有强壮的背括肌，而嗉囊几乎占消化道容积的一半，类似于鸡的嗉囊。正是这些独特的结构特征，使它们可将坚硬的食物磨碎，供肠道吸收营养物质。

可能你没注意蟑螂也讲卫生

说蟑螂脏，真是冤枉了它！其实，蟑螂特爱干净，与人相比，有过之而无不及。虽然人们总是在肮脏的地方见到它，但那些地方其实是蟑螂的“工作岗位”。除了睡觉、觅食之外，它们几乎随时随地、分分秒秒都在专心清洗自己的身体。若仔细观察，会发现蟑螂不停地用前脚将那两根长而多节的鞭状触角分别拉到嘴边，再用唾液一节一节依序将每根触角上的175个环节舔洗干净。蟑螂全靠这两根天线般的触角觅食、避害、联系同伴、分辨敌友。如果触角肮脏，就会感觉失灵，蟑螂还会像发神经一样地直打圈圈。

大概你感兴趣蟑螂有生物钟

据观察，德国小蠊从19时开始活动，21 ~ 22时为活动高峰，在次日凌晨2时出现小高峰，5时消失。黑胸大蠊自19时开始活动，20时即现高峰，到23时和次日凌晨2时又会出现两个小高峰，晨4时活动终止。美洲大蠊在昼夜交替环境中的活动情况可以分为6个时期。第1期在黑暗开始前，活动水平开始上升；第2期在黑暗开始后，活动明显增加；第3期是活动高峰期，历时2 ~ 3小时；第4期的活动水平突然下降；第5期在黑暗的后半期，活动保持低水平；第6期在天亮后5小时，仍有低水平活动，或完全处于休息状态。

蟑螂昼夜节律的周期是23时53分钟，这跟地球自转的周期非常近似。

保证你没见过蟑螂极抗辐射

曾经有生物学家下结论，如果有一天，地球上发生了核战争，所有生物包括人类都消失殆尽，只有蟑螂能继续存活。姑且不考虑这个说法的科学性，但蟑螂与其他动物相比，的确抗辐射能力较强。对蟑螂的辐射致死剂量要比人类高出6 ~ 15倍不等。通常情况下，人体能承受的放射量为5rems，一旦总辐射量超过800rems则必死无疑。而德国小蠊可以忍受9000 ~ 105000rems，美洲大蠊则可承受967500rems剂量的辐射。蟑螂的高抗辐射性与细胞周期有关。辐射在细胞分裂的时候会给机体带来较大的伤害，而蟑螂只会在蜕皮的时候进行细胞分裂。它一周之内最多只蜕皮一次，每次蜕皮大约需48小时。只有在此期间遭到辐射侵袭，蟑螂的细胞才会受到影响。当然，并非所有的蟑螂在同一时间蜕皮，所以还是有很多蟑螂没受辐射的影响。

你应该知道蟑螂的习性

“小强”的足迹遍及全国各地，侵害千家万户，凡是有人居住或活动的场所几乎都受其害。想要获得好的灭蟑效果，不光要掌握有效的“武器”，还应该知道蟑螂的生活习性。只有知己知彼，才能百战不殆。

蟑螂的足迹

餐厅、医院、宾馆、办公室无处不在。

餐厅、食品加工厂，以及医院、交通工具等公共场所遍布蟑螂的足迹。有学者曾在他的实验用冰箱中发现过蟑螂。

在商店餐馆中，饮食店、商场超市的食品加工部、药材店等，蟑螂的危害最严重。在餐馆中，特别是后厨，蟑螂也很多。

在工厂中，食品加工行业受蟑螂的侵害最为严重，其中尤以面点生产厂、酿造厂的发酵车间、酱油厂的制曲车间、豆制品厂的霉房等的蟑螂密度最大，有时白天都能见到大量的蟑螂。

在住宅内，蟑螂以厨房灶壁的缝隙、碗橱内、案桌下、水池底下、放杂物的橱柜以及煤堆内为主要的栖息场所。在卧室内的衣柜、五斗橱抽屉、写字台抽屉、书橱内也有蟑螂孳生。有的蟑螂甚至钻到收音机、电视机里面和冰箱背后孳生。此外，墙面及护墙脚板、配电板等的缝隙和地板间的窄缝中均有蟑螂。

在办公室内，写字台抽屉、文件柜、沙发、茶具柜、会计室长期储存账单的发票箱、图书室的报纸图书储存架上等地是蟑螂经常栖息的场所。

在医院里，除了食堂、厨房等是蟑螂的主要栖息场所外，中药房、各病区配餐间、厕所、洗涤间、医护人员办公室的抽屉、更衣室、病房的床头柜也是蟑螂主要栖息活动的地方。各科病房中又以妇产科、小儿科、外科受侵害较严重，主要和病人的食品丰富有关。在外科，因病人大都不能自主行动，致使蟑螂猖獗。

在宾馆饭店里，食堂、厨房、餐厅、面包点心房、食品仓库等是蟑螂集中的地方，各部门办公室的写字台、沙发、橱柜、客房部的衣柜、床头柜、卫生间、地毯下、水暖管道等处，均是蟑螂隐藏栖息的地方。

蟑螂的食谱

最爱吃含油的食物和香甜的面食。

蟑螂的食性很杂，取食种类非常广泛。主要有面包、米饭、糕点、荤素熟食、瓜果、饮料以及各种动物性、植物性、腐败及排泄物质等等。相对而言，它更喜欢有油水的食物以及香甜的面制食品。但是，纸张、书籍、肥皂、电线、衣物等它也不放过。可以说，没有什么是蟑螂不吃的。

蟑螂有嗜食油脂的习性，在各种植物油中，香麻油对它们最有引诱力，所以有些地方称它们为“偷油婆”。在食糖中，红糖、饴糖对它们的引诱力最强。但是，不同种类的蟑螂，食性也有一定的差别，不完全一样。德国小蠊爱吃发酵的食品和饮料，黑胸大蠊喜吃糖和淀粉，美洲大蠊喜食腐败变质的有机物，而澳洲大蠊却以植物性食物为主。

除了喜爱各类食品外，蟑螂也常咬食其他物品，例如，在住房、仓库、贮藏室等处，它们可啃食棉毛制品、皮革制品等。在室外垃圾堆、阴沟和厕所等场所，它们又以腐败的有机物为食，甚至啃咬死动物。当没有这些东西的时候，蟑螂也可以取食我们身体掉下来的皮屑、头屑等等。当实在没有东西可吃的时候，它们甚至可以取食死蟑螂的尸体。蟑螂到处爬行，无所不吃，它们沾染和吞入了很多病原体，再加上它们边吃边拉的恶习，成为一些病原体的机械传播者。

蟑螂耐饥不耐渴。因为水对蟑螂的生存比食物更为重要。美洲大蠊在只给干食不给水的情况下，雌虫只能存活 40 天，雄虫只能存活 27 天。而如果有水无食，雌虫则能存活 90 天，雄虫能存活 43 天。蟑螂在没有头的情况下仍然可以存活 1 周，但最终会因为没有嘴喝水而被渴死。

蟑螂的居所

厨房是最佳环境，缝洞角堆是最佳居所。

“小强”有一个特点，可以用四个字概括，叫做“缝隙生存”，因为它最喜欢多缝的地方。蟑螂喜欢在温暖、潮湿、有食物和多缝洞的隐蔽地方躲藏、生活。厨房的蟑螂最多，卫生间和卧室也常会发现蟑螂。它们喜欢躲在墙角落、橱柜角落、抽屉角落里；钻在墙壁和橱柜、桌子等家具的缝洞中；藏在纸盒、木箱和杂物堆中，“缝、洞、角、堆”是它们最爱隐蔽的地方。以厨房为例，蟑螂通常躲藏的地方有：碗橱的里面角落、桌子的抽屉和抽屉肚内、水斗下面、灶台周边缝隙、墙壁的缝洞中、阴暗的墙角落和杂物堆等。查找蟑螂，就要仔细查这些地方。灭蟑螂时，这些地方就是投药的重点。它们体形扁平，可通过墙洞和门窗缝隙扩散，也可随行李、交通工具、食品及其包装品的运输而被动携带，引致扩散。

特别提示

冬季是灭蟑的好时机

蟑螂喜欢在温暖的场所栖息，因此，冬季蟑螂主要分布和集中在热源处，此时灭蟑可以收到事半功倍的效果。

预防是防制蟑螂的关键，应采取各种有效措施，尽可能阻止蟑螂从外界侵入到房内。居民家庭中的蟑螂主要栖息于厨房与卫生间，以获取食源和水源。蟑螂密度高时也会侵入客厅、卧室和书房。

平时要注意搞好厨房、住室等地的卫生。首先，要注意及时清倒垃圾，特别是不要让垃圾过夜。其次，要注意对厨房与卫生间墙壁瓷砖和柜橱的缝隙、孔洞，以及各类管道的孔缝进行封堵，比如说厨房的瓷砖脱落了要尽快补上。第三，要特别注意水管、暖气管等管道。最后，要注意预防蟑螂随同购买的食品与货物“乔迁”入室，携带物品进房间前应仔细检查一下，在外面购买食品的时候一定要注意有无蟑螂或卵荚藏匿在其中。如果工作场所就有蟑螂，把东西带回家的时候要特别小心地查看一下。

家庭常用的灭蟑方法

蟑螂的活动能力强，见缝就钻，会顺着管道、门缝、墙缝走家串户传播。杀灭蟑螂最有效的方法就是统一行动，整单元、整楼灭杀效果最好。

物理灭蟑的方法：最常用的方法就是用粘蟑纸（也称为粘蟑盒），市场上比较容易买到此类产品。这是一个比较好的灭蟑方法，无毒无害，对环境对人没有任何影响。

在粘蟑纸使用的过程中要注意两个问题。一是粘蟑纸要尽可能放在蟑螂出没的地方，比如冰箱的下面，衣柜、橱柜，特别是食品柜的下面。为了增加粘蟑纸的引诱性，我们可以在粘蟑纸上放点面包等作为食饵引诱它。二是粘蟑纸粘到一两只蟑螂以后不要马上扔掉，因为蟑螂的身上和蟑螂的粪便里面会释放一种聚集信息素，它可以诱使更多的蟑螂爬到粘蟑纸上。

化学灭蟑的方法：这是目前灭蟑的主要措施。居民家庭灭蟑应以毒饵和胶饵为主，在暖气罩等隐蔽部位也可使用粉剂辅助灭蟑。如果蟑螂密度较大，则可先采用毒性低、刺激性小的气雾杀虫剂处理，以快速降低蟑螂的密度；然后，再使用毒饵、胶饵持续灭蟑。

在此提醒朋友们，如家中有儿童或宠物，应注意将毒饵放置在不易被儿童和宠物接触到的地方，并教育孩子不要把灭蟑药物作为玩具。同时要管好家中的宠物，不要让其触动药物。

上网　你可悠着点儿

【专家档案】

高文斌　中国科学院心理研究所心理健康促进研究中心主任

【热点提示】

⌘ 信息网络的发展水平已成为衡量一个国家综合国力的重要指标之一。

⌘ 网络使人们相互联系与沟通变得十分快捷、方便，为人们提供了更加丰富的生活和娱乐空间，满足了人们在发展过程中的部分需要。

⌘ 产生网络使用问题的原因是人的某些基本心理需求未得到满足。而满足心理需求的渠道不是只有使用网络。

青少年怎成众矢之的

尽管世界各国都有网络成瘾的人，但是，我国网络成瘾的人群与国外有着明显的区别。

区别1：我国网络成瘾者年龄低

从前期国内外研究结果看，国外网络使用问题的主体人群集中在20～30岁之间，而我国网络使用问题的主体人群年龄小于这一年龄，尤其是出现网络成瘾等严重问题的人群主要集中在15～20岁，与国外情况显著不同。

区别2：我国网络游戏成瘾者众

从最早报道网络成瘾的美国，到陆续出现网络使用问题的西欧国家和日本等，过度使用网络的内容包括信息下载、网络通信、网上聊天、网络购物、网络赌博、网上色情信息等多个领域。而我国的网络使用问题却主要集中在网络游戏上，其所占比例超过了其他各种问题的总和。

区别3：极端倾向明显

我国近几年青少年使用网络有关的恶性案例不断出现，包括长时间上网诱发猝死、盗窃、抢劫、诈骗、故意伤人甚至杀人。这些日益增多的恶性案件有些直接由网络引起，有些已超出网络应用的范畴。这些恶性案例引发了社会各层面的广泛关注，并吸引了越来越多的专业人员研究这一问题。

产生这些区别的原因在于：在我国社会、家庭和学校环境中，单一的评价体系占据着主体思维模式，也充斥着青少年教育领域。面对"什么是好孩子"这一问题，不同年龄段者会有共同的答案：从幼儿时期的"听话、不捣乱"，到学龄时期的"学习好、有特长"，再到青少年时期的"考上名牌大学"等。很多青少年在逐步认同外部的单一评价体系后，形成了自己内部的单一评价体系。不管内部与外部的评价体系是否一致，这种单一评价体系都会给个体发展带来风险：

⌘ 心理营养不良。比如，网络虽然能提供多种心理发展要素，但毕竟不能提供所有要素。而长时间上网或单一使用网络资源，会造成心理要素获得不足，就像长期偏食会造成营养不良一样。

⌘ 缺乏适应能力。比如，在现实生活中遇到不如意的事情时，他们很可能采取退缩的态度，沉迷于网络世界，而不是面对问题去发展应对能力。

当青少年开始上网并出现学习成绩下降等环境不适应的情况时，家长便开始焦虑担心，认为是网络影响了孩子的健康发展。目前青少年的学业压力仍然比较大，考大学依然被看成是很重要的一个目标，因此一旦出现学习成绩下降，便能够迅速引起关注。

网络是把双刃剑

就个人而言，网络在很大程度上满足了个体在自身发展过程中的需要：

⌘ 快速联系：十几年前，人们还普遍通过信件进行联系，随着网络和手机的发展，人们的相互联系和沟通变得十分快捷、方便。只要有一台电脑，一根网线，人们就可以足不出户约见别人，自由收发邮件，与同事、朋友、亲人聊天。

⌘ 方便交流：网络给人们提供了一个交流和沟通的平台，满足了人们进行交流和相互理解的需要。

⌘ 轻松查询：如今人们利用互联网的各种搜索引擎和数字图书馆、数据库等，可以轻松地在网络上查找到自己所需的各种信息，并对这些信息进行管理。

⌘ 自娱自乐：网络还给人们提供了更加丰富多彩的生活和娱乐空间，如通过网络观看电影、玩游戏等。

在给人们生活带来方便和快捷的同时，网络也会给人们带来一些不利影响：①损害健康：长时间连续上网会造成情绪低落、眼花、双手颤抖、疲乏无力、食欲不振、焦躁不安、血压升高、植物神经功能紊乱、睡眠障碍，有的甚至消极自杀。不良的上网环境也会损害人们的身体健康。②沟通方式减少：如果越来越多地生活在网络世界，忽略和减少现实生活中的联系和沟通，人与人之间就可能变得越来越冷漠。③社会化程度降低：网络是一个虚拟的世界，网上交际主要是依靠抽象的数字和符号，如果终日沉迷于这种人机对话的模式，会降低人的社会适应能力。而且在网络环境下，人们交往的对象、身份都不确定，这就减弱了人们对社会角色的获得能力。网络交往的虚拟性、自由性，还容易导致人们行为的普遍失范，不利于社会化。④信息良莠不齐：一些错误的信息和不好的信息有可能会给人们带来一定的误导和伤害。互联网上信息接受和传播的隐蔽性，有可能引起人们道德意识弱化、社会责任感下降。网络交流的隐藏性、无约束性，极容易使一些人做出一些违反常规的事情，甚至走上犯罪的道路。

青少年的三缺失

父亲功能缺失

父亲对于青春期的男孩来说是很重要的，父亲往往代表着规则和秩序，孩子自控能力的形成与父亲的作用有很大关系。但是，现在很多家庭中，父亲的功能是缺失的。比如，一些孩子父母离异了，孩子跟着妈妈生活；有的家庭虽然表面完整，但父亲很少在家，他们总是在外面忙自己的事；还有的父亲为了生存与发展，不得不离开家庭，想尽责也尽不了。在传统的大家庭时代，父亲不在，还有爷爷和叔伯来代替父亲发挥功能。而现代核心家庭却找不到替代者，造成父亲功能缺失。这就从某种角度上解释了为什么网络成瘾的大多是男孩。

游戏缺失

很多人以为，中学阶段的孩子已经不需要游戏了。实际上，青春期的孩子仍然需要游戏，只不过他们需要社会角色更丰富的游戏，需要有象征意义的游戏帮助他们长大。而现在中学体育活动不仅少，而且男生的活动在时间上和内容上都和女生差不多。其实，男生是需要在游戏中有一定的肢体接触，甚至肢体冲突的。当现实生活无法满足时，他就去找替代品。网络游戏很多都是战斗游戏，所以很容易被男生迷恋上。这也是

为什么我国青少年网络成瘾以游戏为主的重要原因。

同伴缺失

对于青春期孩子来说，同伴特别重要，没有伙伴就不能从家庭走向社会。但是，中国城市中大都是独生子女，家庭内同伴为零。同时，现在很多孩子上学远，又因为安全问题家长不得不接送，本来上学路上可以和同伴玩耍，现在不可能了。而短短的课间时间，很难发展出高质量的同伴关系。在新的城市社区，居民的异质性也不利于青少年发展同伴关系。当现实生活中同伴缺失时，网络就给青少年提供了机会。

在网络中，有游戏，有同伴交往，又能获得成就感，正好弥补了三个方面的缺失。在现实需要无法得到满足的情况上，越来越多的青少年选择去网络中寻找这些需要的满足。网络成了满足这些需要的替代渠道。

网络何成替代品

青少年

⌘ 开始接触网络的限制少。大部分家长认为电脑会帮助青少年学习，而且目前学校大都开设计算机课程，不少学校和教育机构还开设网校进行网上教学辅导。因此，青少年开始接触网络时的限制很少，甚至是完全敞开和受到鼓励的。

⌘ 在上网的最初阶段常得到支持。由于条件限制，一些家长希望孩子能够更多地进行室内活动，而在家使用电脑或网络恰恰与这种行为期望一致。因此，往往在最初使用电脑或网络时，很多孩子是得到家长许可与认同的。

⌘ 网络使用的入门技术门槛低，即刻满足性强。现实空间中的很多活动对于青少年来讲都有不同的技术门槛，而游戏和娱乐往往是门槛较低的一类，网络游戏是其中更低的一种。绝大部分青少年都可以在很短的时间内学会如何开始一种网络游戏或其他网络活动，而且几乎能即刻获得一定的满足，这对于青少年来讲是非常有吸引力的。

⌘ 网络的娱乐性满足了青少年发展的需要。娱乐和游戏是青少年成长过程中的必需要素，大量的能力（例如个体交往和社会适应的重要心理能力）与知识是通过娱乐和游戏习得的。而目前我国青少年的娱乐内容非常狭窄，渠道和可获得性也非常有限，因此网络游戏正好大行其道。

成年人

成年人同样有一些基本的心理需要，如安全感、归属感、支持和成就感等。这些基本需要的缺失和不满足同样会对成年人产生消极影响，如产生抑郁、焦虑情绪，低自尊和较低的工作效率等。虽然成年人在身心发展方面已经比较成熟，有独立的思考和决策能力，但是面对网络的巨大诱惑，有时也会被网络提供的各种满足所吸引，把上网作为一种心理补偿方式。

上网 你属于哪类型

第一类：健康使用者

他们不会因为上网而影响社会功能的发挥。

第二类：高危人群

这样的人往往是人们心目中的好学生。这些好学生往往对学习“成瘾”。他们对学习的投入并非出于内在的兴趣，而是想通过良好的学业成绩获得各种心理需求，如老师的关注、家长的奖励、同学的钦佩等。他们往往缺乏学业以外的明显特长和爱好，也缺少好朋友。这样的好学生进入大学后，一旦发现学习不再是评价一个人的单一标准时，就会出现精神垮塌，甚至放弃学习，一头扑在网络上，希望从网络上获得全部他想要的东西。但是网络并不能替代现实，他必须去发展自己的心理能力。

第三类：网络使用障碍者

这些人几乎每天都要上网，而且虽然上网时间很长，但还能有所控制，比如考试前会停止上网去学习。

第四类：网络成瘾者

这些人整日沉迷于网络，社会功能严重受损，心理、身体都出现了问题。这些人大约只占 2%，需要进行心理干预。

对网络成瘾问题的说明

单纯性网络成瘾

主要由网络使用引发（但需排除复合性网络成瘾）。这一问题人群即“上网时间很多且问题很严重”者，处于病理心理发展失补偿状态，容易出现发展偏差甚至终止。

如能帮助纠正网络使用的问题，他们很可能会恢复常态。

复合性网络成瘾

大部分网络成瘾的青少年同时存在其他若干心理行为问题，网络问题甚至并非主要问题，在人数上远多于单纯性网络成瘾者。

对于这部分青少年，不能单纯从摆脱网络成瘾入手，而需从主要问题（如帮助他们恢复在校学习、正常的亲子关系、顺畅的人际交往）入手，同时解决或缓解他们存在的其他心理行为问题方能奏效。

一般性网络使用问题

大量调研数据表明，我国青少年的网络使用问题大部分属于一般性网络问题，不属于心理疾病的范畴。这部分人群是造成网络问题社会化的主要背景人群。他们可以基本完成在校的学习，也能保持基本正常的亲子关系和人际关系，绝大部分人能够控制上网行为，只有小部分会发展成为网络成瘾者。

对这部分人群进行及时的心理行为干预，能有效改善其社会功能和主观感受，对他们的顺利发展会收到明显的效果。

高危人群

一些建立了单一评价体系、行为表现很好、被老师和家长寄予厚望的同学在进入大学或需要进一步实现社会化时，会遇到大量此前未遇到的困难。他们在接触网络后可能会迅速沉迷其中。当前这部分人最不被重视，然而将来受影响最大。

发现这部分青少年，及早制定多层面的心理行为干预措施，是防止他们发生网络使用问题，保障他们顺利发展的关键所在。

高免疫力人群

很多青少年上网而不沉迷，是需要我们鼓励的人群。这部分人群建立了较好的多维评价体系，能清晰觉察自己的心理体验，较好地控制自己的行为，处于良好的发展状态。

成年人的网络使用状况评价，也可以用青少年网络问题谱系图来说明，同样也是通过网络使用时间和问题的严重程度两个维度来判断。问题的严重程度包括对工作、学习、人际交往等问题的影响。

如何避免网瘾

方法1：创建和谐家庭

大多数存在网络使用问题的孩子家庭内部不和谐，不是孩子缺乏足够的安全感、支持和理解，就是父母的教养方式不一致。而和谐的家庭关系是保证孩子正常健康发展的必要条件，也是防止青少年出现网络使用问题的必要条件之一。

方法 2：充分履行父亲职能

父亲角色对于青少年自控能力的发展是很重要的，也是形成男性性别角色特点的重要参考。但是在我国，抚养孩子和教育孩子的任务却主要落在了母亲的身上。在很多家庭里，父亲很少或基本不与孩子交流。研究发现，网络成瘾的青少年大多数是男孩，而这些男孩有一个共性，即家庭中父亲角色功能缺失。这并不一定是说孩子没有父亲，而是父亲应该在一个家庭中所发挥的作用没有表现出来。因此，父亲应主动加强与孩子的沟通，参与教育孩子。

方法 3：采取个人防范措施

无论是青少年还是成年人都应该用合理的方式来应用网络：

⌘ 加强现实生活中的人际交往。勇于在现实活动中磨炼自己，利用各种实践机会增强自身的体验能力，提高人际交往能力。

⌘ 必要的时候求助他人。每个人都有自己的不足，遇到各种各样的困难靠个人力量难以解决是可以理解的。如果懂得求助他人，就很有可能渡过难关，跨入新的成长空间。

⌘ 建立多维评价体系。用单一评价体系来评价自己的人无论做什么事情都容易使用单一的维度，例如上学的时候只有学习，上班的时候只有工作，上网的时候只有网络……他们获得需要满足的方式也通常是单一的，因而更容易沉迷于网络。为此，要懂得建立多维评价体系的必要性和重要性，经常提醒和促使自己通过多种渠道来满足心理需要。

⌘ 进行目标管理。上网之前最好确定一个明确的目标，把需要做的事情列一个明细单，用最短的时间完成一项任务后立即进行下一项，完成任务后立即下网。切忌养成在受到其他信息刺激的干扰后延长上网时间的习惯。否则，很容易在网络中花掉大块大块的时间，而自己所做的竟完全不是上网前想做的。

【你问我答】

问：既然孩子容易上网成瘾，还不如规定不允许家长给孩子买电脑，而且应规定网吧不许中小学生进入，这不就能从根本上避免网瘾了吗？

答：这种观点具有一定的片面性。因为网络成瘾的成因是单一的评价体系、家庭不和谐、生活目的感偏低、情绪表达和调控能力不足等。这样的孩子在发展中遇到问题时如果没有得到解决，便以网络成瘾的形式表现出来。如果没有网络，这些问题（如家庭问题、人际关系问题、自身特征的问题等）照样会通过其他途径和形式表现出来。可以设想，一个家庭和谐、自我表现良好、能够得到老师和同学的支持、对自己有自信心、能够获得成就感的孩子会网络成瘾吗？肯定不会。

目前已有一些网吧监管条例出台，这对于青少年的健康发展也是具有一定保护作用的。但是，对待网瘾就像治水一样，不能只采取堵的办法，还要疏通。要了解他们上网的原因，帮助他们解决问题，引导他们合理使用网络，这样才能顺利地度过青少年这个特殊的人生发展时期。

问：我先生白天工作很忙，可是晚上下班后几乎每天上网下棋好几个小时，这算有网瘾吗？

答：评判网络成瘾的主要标准不是网络使用的时间，而是看使用网络是否影响到社会功能。如果只是把上网作为学习或娱乐的工具，能够自由地控制上网的时间，随时下网，就不算网络成瘾。不过，建议把网络作为唯一休闲娱乐方式的人，最好寻找除网络之外的其他一些娱乐方式。

问：一般每天上网多长时间合适？

答：对于有些人来说，网络是工作和生活所必需的，可能一天有十几个小时都在网上，但他上网是有明确目的的。有的人可能把网络作为休闲娱乐的方式，每天都会上网几个小时。只要不影响学习、工作、人际关系、身体健康，个人可以根据需要自行调整上网时间。

问：我的孩子上网后学习成绩下降了，我该阻止他上网吗？

答：首先应分析孩子学习下降的真正原因。例如，孩子某次考试失利，没有得到很好的调适，丧失了信心，借助网络来寻求一些补偿，由此造成学习成绩下降。如果是这样，单纯阻止孩子上网是不能解决问题的。就算孩子不上网了，但他对学习的兴趣和信心没有恢复，学习成绩就仍然不会提高。所以，家长不要只盯住学习成绩，看表面现象，要多关注孩子的内心变化，及时和孩子沟通。

珍爱眼睛　分享五彩世界

【专家档案】

王宁利　北京同仁医院副院长、眼科首席专家

胡爱莲　全国防盲指导组办公室主任

【热点提示】

⌘ 为了人人都能享有看得见的权利，WHO与世界许多非政府组织共同发起了“视觉2020，享有看见的权利”这一全球战略目标。具体来说，就是到2020年，要在全世界消灭90%的可避免盲。1999年9月，我国政府在第六届国际防盲大会上签署了全球“视觉2020”宣言。

⌘ 我国盲人占世界盲人的18%，第一位致盲病因为白内障，占总致盲因素的41.06%；第二位致盲病因为角膜盲，占15.38%；第三位是沙眼，占10.87%。

⌘ 人类外界信息的90%是通过视觉通道获取的。随着知识经济和互联网时代的到来，人们对外界信息的获取越来越依靠视觉。眼睛是人体最宝贵的感觉器官，最脆弱娇嫩，一双健康的眼睛有赖于人们的爱眼意识。

眼睛怕晒　如何防护

为啥眼睛能晒伤

紫外线（UV）是一种波长为100 ~ 400nm的光波，主要来源于日光。紫外线可分为A、B、C三种：UV-A波长为320 ~ 400nm，UV-B波长为280 ~ 320nm，UV-C波长为100 ~ 280nm。在地球表面的紫外线中，UV-A占97%，UV-B占3%，大部分

UV-C 在通过大气层时即被吸收。因此，能够晒伤皮肤和眼睛的紫外线主要是 UV-A 和 UV-B。

研究证明，眼角膜可吸收大部分 UV-A 及部分 UV-B，晶体和视网膜可吸收部分 UV-A 及 UV-B。流行病学的研究证明，紫外线可导致许多急慢性眼科疾病及损伤。例如，角膜组织吸收紫外线后，细胞中的蛋白质、脂质等发生氧化破坏，可导致最常见的日光性角膜炎，引起剧烈疼痛、角膜混浊和视力下降。翳状胬肉的发生率是随着阳光辐射水平的增加而升高的，多发生于接近赤道国家的居民中。全世界白内障的发病率也与紫外线辐射强弱的地理分布相一致。视网膜黄斑和老年性黄斑变性都与过量接触紫外线有关。可见，眼部防晒十分重要。

戴太阳镜防晒最有效

戴太阳镜防晒最有效。掺入金属元素氧化物的太阳镜镜片能吸收 95% 的紫外线及红外线，表面镀有反射膜的反射型太阳镜镜片（在镜片表面镀有一层真空金属膜）既能使可视光透过，又能反射有害的紫外线。能把光进行偏极化处理的偏光型太阳镜镜片，可将所有的有害光线都阻隔掉，而不影响可视光的透过，从而有效地保护眼睛。

一年到头都要戴。太阳镜并非只在夏天才用戴，而是一年到头都要戴，晴天要戴，阴天也要戴。您可别以为阴天太阳光不强，天气也不热，就掉以轻心，结果反而在不知不觉中使眼睛接受了更多的紫外线照射。

太阳镜不适合人人戴。常戴太阳眼镜容易引发瞳孔扩大，所以，青光眼患者要少戴。近视合并散光的患者可能因瞳孔扩大而出现球面像差加大，进而影响成像质量而致视物不清，因此，这类患者也要适当少戴。

电脑一族　护眼有方

在现代生活中，几乎在每一个角落都可以看到男女老少、白领、蓝领和股民们，整天都在盯着电脑屏幕学习、工作、炒股或是上网聊天、玩电子游戏。但长时间注视荧光屏，很容易造成眼睛疲劳或视力损害。眼科医生常听病人诉说自己的眼睛干涩、有异物感、视物不清或觉得眼球胀痛，甚至头痛。调查显示，终端机操作员眼睛疲劳的发生率占 70% 左右。美国视光学协会将这种眼综合征称为电脑视频终端综合征（C.V.S, Computer Vision Syndrome）。为了眼睛的健康，眼科医生为“电脑族”开出了以下护眼处方：

减负

⌘ 避免长时间注视屏幕。在一般情况下，人们 1 分钟眨眼的次数约为 20 次。在使用电脑时，由于凝神注目，每分钟眨眼的次数会减少到 6 次，仅为正常状态下的 1/3 左右。

泪液不仅有消毒杀菌的作用，还有润滑眼球、保持角膜屈光系统的重要功能。用眼过度可使泪液分泌减少，过少的泪液很容易蒸发掉。这样不仅角膜得不到泪液的滋润而容易受损或上皮角化，整个眼球表面也会变得干燥，以致结膜充血，出现灼热感或异物感、羞明、磨痛、视物不清和视物疲劳等症状。

建议人们不宜长时间操作电脑，尤其不要长时间玩游戏机，而应每工作 1 ~ 2 小时就休息 15 分钟，闭目或远眺。

⌘ 保持正确的姿势和注视距离。距离电脑屏幕过近，尤其是在使用笔记本电脑时，由于屏幕较小，有的人就把电脑拉近与自己身体的距离，使头部向前倾，颈部肌肉被迫用力，这种姿势很容易加重眼睛的疲劳。

建议与电脑保持 60 厘米以上的距离，调整显示器的高度，使视线向下约 30 度，让眼肌处于比较松弛的状态。

⌘ 保持屏幕的清晰度。有些电脑因为使用过久而致屏幕清晰度降低，可造成分辨困难和视觉疲劳。

建议及时调节电脑屏幕的亮度与清晰度。

⌘ 改善环境。在工作环境中，无论光线太强还是太弱，都可以使电脑屏幕上的画面不清晰或形成强烈反差，从而增加眼睛的负担。

建议室内光线要柔和。

增湿

⌘ 保持室内通风和适宜的湿度。

⌘ 使用人工泪液。如果眼睛疲劳症状比较严重，应及时请教眼科医师，选择合适的眼药水和人工泪液，使眼睛得到滋润。

吃能帮老人减少眼疾

研究证明，常见的老年性眼病与饮食有关。就是说，我们可以通过改善饮食和戒烟来减少或延缓老年人眼疾的发生。

黄斑变性

在发达国家中，黄斑变性是居首位的致盲眼病，也是我国老年人的一个主要的致盲眼病。在视网膜中心，有一个直径为 2 ~ 3 毫米的区域，医学上称之为黄斑区，这是视力最敏感的地方。老年性黄斑变性可造成不可逆的视力损伤。迄今全世界尚没有治愈黄斑变性的方法。

美国国家眼科研究所的一项研究发现，服用锌、维生素 C 和 E、胡萝卜素，能够降低老年性黄斑变性的发生。另有研究发现，与血液中番茄红素浓度低的人相比，血液中番茄红素浓度高的人发生老年性黄斑变性的机会可减少 50%。

建议少吃肥肉，每天适当摄入草莓、菠菜、西红柿、羽衣甘蓝、长叶莴苣、西蓝花、玉米、青豌豆、包心菜、鸡蛋、豆、燕麦粉、杏仁、紫菜、海带、羊肉、茶叶等食物。

白内障

居我国首位的致盲眼病是白内障。白内障是晶体蛋白被氧化破坏，使透明的晶体变浑浊所造成的。

研究证实，能防御机体细胞膜免遭氧化破坏和清除体内氧自由基的抗氧化剂为维生素 C 和 E 等。为了弄清楚白内障和营养摄取的关系，研究人员对白内障女性患者进行了跟踪调查，结果表明，与不吃维生素 C 片的女性相比，吃维生素 C 片超过 10 年的妇女发生白内障的几率低 64%。

建议常吃含维生素 C 较多的鲜枣、柚、柑橘、猕猴桃、葡萄、柠檬、山楂、西红柿等新鲜果蔬。

糖尿病视网膜病变

随着我国糖尿病患者的逐渐增加，糖尿病视网膜病变也越来越多。同时，高血压病也能提高糖尿病视网膜病变的发生率。研究发现，低糖、高蛋白、低盐、低脂饮食能有效预防糖尿病和糖尿病视网膜病变。

建议选择低糖、高蛋白、低盐（每人每天不超过 5g）、低脂（每人每天不超过 25g）饮食。

青光眼

这是居我国第 3 位的致盲眼病，一旦造成视力损害，将无法挽回。研究显示，以米饭为主食的人的眼压，与以面食为主食的人相比明显降低。

建议多吃蔬菜和大米等低脂饮食，控制碳水化合物和盐的摄入量。青光眼病人不要过量饮水，最好每天少量多次饮水。

【你问我答】

问： 选择什么样的太阳镜比较好？

答： 应去有信誉的眼镜店选择优质太阳镜。优质太阳镜一般都有产品标识，可滤除96%以上的紫外线。而劣质太阳镜不仅无防紫外线功能（一般没有产品标识），还会使瞳孔长时间扩大，增多进入眼内的光线，加大眼睛损害。

问： 戴隐形眼镜该注意啥？

答： 第一次配戴隐形眼镜的人，开始应控制在每天配戴4～5小时，1周后可每日增加2小时，每天戴隐形眼镜的时间不应超过8小时，尤其是在夏季。特别要注意不能戴着隐形眼镜睡觉，也不能戴着隐形眼镜游泳，以防发生眼睛感染。最好准备一副框架眼镜备用。

问： 如何预防婴幼儿眼病？

答： 婴幼儿常见的眼病主要有先天性白内障、先天性青光眼、先天性眼球震颤、先天性小眼球小角膜、先天性虹膜脉络膜缺损、维生素A缺乏症、新生儿结膜炎、眼外伤、早产儿视网膜病变等。预防方法为：

- 避免近亲结婚。
- 怀孕前后要预防各种感染（如性病和感冒），不接触环境污染因素（如噪声、光污染等），防止早产。
- 注意新生儿眼卫生，防止新生儿结膜炎。
- 合理喂养，避免发生维生素A缺乏症。
- 按期进行免疫接种。
- 教育孩子不接触有害化学物，不玩刀、剪等锐利物品，防止儿童发生眼外伤。

问： 怎样观察宝宝的视力发育？

答： 从以下几个方面着手：

了解宝宝正常的视力发育

出生1个月：可用手电筒的亮光在婴儿眼前晃动（不能直接照婴儿的眼部），婴儿眼球可在短时间（3～4秒）内追随亮光。

出生2～3月：婴儿双眼可追随人的活动，视力大约为0.02。

出生4～5月：婴儿能看自己的手，视力约为0.04。

出生6～8月：婴儿双眼可追随较大的玩具，视力接近0.1。

出生10～12月：婴儿双眼可追随较小的玩具。

2～2.5岁：部分儿童可用儿童图形视力表检查视力。

3岁：绝大多数儿童可用儿童图形视力表检查视力，视力可达0.5～0.7。

4～5岁：可用儿童图形视力表或“E”字视力表检查视力，视力可达0.8～1.0。

6岁以上：可用儿童图形视力表或“E”字视力表检查视力，视力可达1.0。

单眼视力异常的简易检查法

宝宝单眼视力异常可能在外观上表现不出来，家长可将宝宝的一只眼睛遮住，如果宝宝没有反应，则被遮眼可能有问题。如果宝宝吵闹，拒绝遮眼，说明被遮住的眼睛视力大致正常。

发现问题及早治

宝宝眼病的早期信号：

- 瞳孔区发白。
- 黑眼珠比常人大，且水汪汪。
- 看东西时喜欢眯眼或闭上一只眼睛、歪头或靠物体很近，常被绊倒。
- 傍晚看不清楚，不敢迈步或容易摔跤。

绝大多数的宝宝视力异常是由弱视和斜视引起的。无论是哪种眼病，都应该尽早治疗，年龄越小，疗效越好。

当发生眼外伤时，争分夺秒，就近求医

首先，家长应冷静弄清致伤物，在第一时间正确进行现场处理。如果是被化学物品烧伤，应用清洁的水反复冲洗眼部，或将面部浸入水中，使溅入的化学物质稀释或清除，然后到医院进一步治疗。有的家长在孩子受伤后一味追求到大医院诊治，结果因在路途中耽误大量时间而延误了抢救时机。

问：预防青少年眼病从何处入手?

答：常见的儿童眼病有屈光不正、弱视、结膜炎、眼外伤等。预防方法为：

- 教育儿童注意用眼卫生，在阅读时掌握好眼与书本的距离（30厘米），走路、乘车、躺着和光线暗时不要看书，连续阅读时间不要超过1小时，每天坚持做眼保健操。

⌘ 勤洗手、洗脸，不交叉使用毛巾，不用手揉眼睛，避免结膜炎。不接触有害化学物品，不玩刀、剪等锐利物。

⌘ 发现问题早治疗。发现儿童屈光不正，应及早到医院验光并配戴合适的眼镜；对于弱视儿童，应在医生的指导下，坚持进行视觉训练。

【延伸阅读】

控制眼睛形成的Pax6

在过去的几年中，随着生物医学的研究进展，对于基因的三个新发现引发出科学家更多的问题和兴趣。这三个发现是：控制眼睛形成的基因、老年痴呆基因和精神分裂症基因。

控制眼睛形成的基因叫Pax6，没有这个基因，人和动物就没有眼睛。1994年，瑞士巴塞尔大学的沃尔特·格尔林小组发现这种基因与果蝇眼睛发育也有关，没有Pax6，果蝇也不能长出眼睛。这一发现曾一度在世界上引起轰动。因为昆虫的复眼与哺乳类的眼睛的进化来源是不同的，这说明此基因是眼睛形成的必要条件。但格尔林小组在《科学》杂志上说，这个基因也是果蝇眼睛形成的必要条件，把它放到翅膀、触角或脚上，那里也会长出眼睛来；把老鼠的这个基因放到果蝇里，也可以形成眼睛。

教你正确配眼镜

【专家档案】

姜　珺　温州医学院附属眼视光医院视光学专科主任

毛欣杰　温州医学院附属眼视光医院视光学专科副主任

【热点提示】

- 我国青少年近视的发生率居世界第二位，人数居首位。35%的人至中年后会出现老花。
- 在人的一生当中，几乎人人都需要矫正视力。
- 配戴框架眼镜仍是目前最安全的视力矫正方法。

矫正屈光不正有三种方法

看得清是每个人的权利

人感知的外来信息有82%是通过视觉获得的，而看得清是每个人应该享有的权利。但由于各种原因导致的视力不良，能大大影响人们感知外界信息的能力。

在我国，屈光不正（指近视、远视、散光、屈光参差等）的发生率非常高。以近视为例，据2002年全国学生体质健康监测结果，我国在校学生视力不良（主要为近视）的检出率为：小学生近视眼发生率为22.78%，初中生为55.32%，高中生为70.34%，大学生77.95%。青少年近视的发生率居世界第二位，人数居首位。美国1998年的统计资料显示，占总人口55%的人已配戴框架眼镜，10%的人配戴了角膜接触镜，余下35%的人在进入中年后出现老花。可见，在人的一生中，几乎人人都需要矫正视力。

矫正屈光不正的三种方法

进行视力矫正，就能使人获得清晰、舒适和持久的好视力。而解决视物不清这个问题的方法很简单，即配戴框架眼镜、配戴角膜接触镜和激光手术治疗。

尽管配戴框架眼镜仍是目前最常被采用的、最安全的矫正视力的方法，但是很多人不愿接受框架眼镜，觉得影响外观。另外，眼镜的合格率偏低也是人们不喜欢配戴框架眼镜的因素之一。而正确认识、合理选择、规范使用眼镜，人们才能享受看得更清晰、更舒适、更持久的权利。

验光：正确配镜的前提

验光是一个动态的多程序临床诊断过程，它是正确配镜的前提。在验光中，每个程序缺一不可，而且必须由专业眼科医师或验光师进行操作。

通过验光，专业眼科医师或验光师会开具一个最适合患者的验光处方。

程序 1：进行眼部基础检查

包括了解眼部的基本状况，如有无隐斜视、斜视、眼肌运动情况、眼神经传导功能、色觉、立体视功能等。

程序 2：进入验光三流程

流程 1：初始阶段。检测原戴眼镜度数和戴镜视力，了解病人的戴镜习惯，以保证新配眼镜和原先戴镜习惯不出现很大的偏离，以减少不适情况的发生。还要通过检影验光或电脑验光，了解眼屈光度的粗略值。

流程 2：精确阶段。以初始阶段获得的资料为基础，通过综合验光仪调整好患者的瞳距和后顶点度数后，让患者注视视力表，根据患者对综合验光每一微小变化的反应，医生随之进行相应调整，包括放松调节、近视或远视度数测定、红绿试验微调、散光轴及度数的确定、双眼平衡等步骤。在这一阶段，医生非常重视配镜者的主观反应（又称主觉验光）。

如果配镜者为老视眼，在完成精确验光后，医生还要根据其用眼习惯、用眼距离和工作性质等，进行调节能力的测量，以获得验光处方。因此，老视的验配较普通近视更为复杂。

流程 3：终结阶段。医生要根据验光处方让配镜者试戴镜 10 ~ 15 分钟，通过观察配镜者的反应，再做出相应调整，最终使配镜者配戴上既看得清晰又感觉舒适的眼镜。

程序 3：进行眼前部和眼底检查

完成以上程序后，还要用裂隙灯和眼底镜检查配镜者眼前部和眼底的健康状况，并根据检查情况提出相应的意见和建议。

配眼镜的误区

误区 1：眼镜越戴越深

很多人认为配戴眼镜会造成近视加深。其实，近视加深的原因主要与用眼距离和持续用眼时间有关，而与配戴眼镜关系不大。

青少年的近视加深较快，主要与这个年龄段的孩子正处于生长发育期、个子在长高、眼球也在发育生长有关。眼球相当于一个照相机，原来能清楚对焦的成像，会由于眼球前后径的长度增加而变得模糊起来，需要用增加度数的方法来形成新的对焦。一般人 18 岁以后生长发育趋于稳定，近视度数会慢慢稳定下来。可见，近视程度的加深是与生长发育相关的。另外，近视加深较快还与孩子看书、写字、看电脑等较多有关，就是不戴眼镜，其近视度数也会增加。

误区 2：眼镜能不戴就不戴

有些家长不愿给孩子配眼镜，是担心孩子一旦戴上了眼镜，近视会越来越严重，以后再也摘不下来了。于是，利用按摩法、眼保姆镜等方法给孩子消除近视，避免戴镜。使用这些方法可能开始会让孩子的眼睛感到舒服或者视物好像清楚了一些，而实际上，只是对假性近视（即早期轻度近视）者略有作用，但作用并不持久。迄今尚没有公认的能真正有效治愈近视的方法。用戴镜的方法矫正视力，可以使孩子的视觉得到正常发展，还能避免孩子出现弱视，或有助于弱视恢复。

误区 3：电脑验光准

很多眼镜店都以“电脑验光，立等可取”作为招徕客户的手段。而实际上，电脑验光在用光学原理对眼睛进行屈光检查时是在常瞳下进行的，就是说，被验光者眼睛的睫状肌存在着近感知调节力，如此验光的结果容易与患眼的实际屈光度数产生偏差。尤其是青少年，其睫状肌调节力较强，电脑验光产生的偏差更大。

此外，电脑验光属于客观验光，不需要被检查者作出主观的判断。尽管屈光不正是一个客观基础，但也是人的一个主观感觉。因此，规范的验光需要在客观验光的基础上进行主觉验光。电脑验光的结果只能作为初始的数据和主觉验光的基础，而不能直接作为配镜的参照数据。

误区 4：戴镜会引起眼睛变形

不少人觉得戴眼镜会引起眼球变形，以致很多人眼睛虽然早已近视，却坚持不配戴眼镜。其实，眼球长度越长，配镜的度数才越高，这与眼镜并没有关系。换句话说，就是由眼球变形导致了近视，而不是配戴眼镜导致了眼球变形。当然，配戴眼镜后，人的视线一般是通过镜片的中央看出去的，长久后，戴镜者的眼球转动可能没有不戴眼镜者灵活。至于很多长期戴镜者摘掉眼镜后目光显得有些无神，这与戴镜者突然摘掉眼镜后感觉不适应有关，而并不是所谓眼球变形引起的。

误区 5：配眼镜不用做眼科检查

很多人发现视力不好后，常自己去眼镜店进行简单验光和配镜。殊不知，很多疾病都能影响视力，其早期表现就是视力下降。如果只做验光配镜，而忽视眼科检查，就容易错过早期发现其他疾病的机会。所以，发现视力下降应先做眼科检查。在排除了眼睛器质性病变，证实视力下降确实是由屈光不正引起时，才能去验光配镜。

误区 6：散光矫正不矫正都行

有的眼镜店不矫正散光，是因为他们不会验配散光或没有相应的散光镜片。而有的家长则为省钱放弃为学生矫正散光。其实，散光不矫正很容易引起视疲劳，只要试戴没有不适，有散光就都需要配上。有些人试戴配有散光度数的镜片后有头晕、视物斜等不适症状，在适当减少散光度数后症状即可减轻或消失。有高度散光的幼儿如果不矫正可能会造成弱视，因此，更需要及早检查和配镜。

误区 7：眼镜戴上看得清楚就行

很多人用看得是否清楚作为衡量眼镜配得好不好的指标。其实，看得清楚只是其中一个指标，另外两个指标决定能否持久看得清楚而且舒服。例如，给老花眼者配镜，用好几个度数都能看得清楚，但只有让配镜者看得舒服和持久的度数才最合适。

误区 8：镜架变形了可以自己调

由于经常取下和戴上，眼镜的一些衔接部位常发生松动，有些人就自己加以调整。其实，调整镜架的技术性很强，镜眼距离会影响镜片的有效度数，因此，调整后的镜眼距离需要维持在 12 ～ 14 毫米，镜片的光学中心要对准瞳孔位置，鼻托、镜腿与鼻梁和耳朵接触部位要吻合，无压痛等。所以，调整镜架最好请专业验配师进行调整。一些特殊的镜片（如渐变多焦点眼镜）则需要定期调整镜架。

配镜需把握五个细节

细节1：选择镜架

镜架材料要选择质轻、坚韧、牢固、耐用、不易变形、对皮肤无刺激、不易被皮肤分泌物侵蚀的。目前市场上较多见的是：

金属镜架：比较轻巧、坚固，大多带有鼻托，可根据鼻形调整，适用于多数屈光不正者。

板材镜架：比较牢固，不易变形，抗过敏，边框遮挡性强，适用于儿童及高度近视者。

镜架类型：有全框镜架、半框镜架和无框镜架。

全框镜架：因为镜片边缘比较厚，能遮挡边缘厚度，所以适合高度近视者选择，也可选择镜框较小的镜架。

半框镜架：由于少了下框而比较轻，下框由拉丝固定，因此有中、高度散光者不宜选择无框镜架。无框镜架的稳定性相对较差，镜片容易松动或旋转，需要定期调整镜架。

镜架大小与形状：

⌘镜框的大小要与瞳距相匹配，这样才能使镜片配好后的边缘厚度较薄，配戴更舒适。

⌘镜架大小应与脸的大小成比例，镜架上缘应不高于眉毛，也不应在镜片中看到眉毛。

⌘镜腿不能紧夹脸颊。

⌘镜架的形状应与脸型和肤色相搭配，以符合美学要求。如长方形脸宜选用圆弧形，或圆弧过渡形镜架；倒三角形脸型宜选用下缘宽而圆滑的镜架。

特殊要求：为便于调整镜架配戴的高度，看远和看近时都有足够大的视野，老年人可使用既可看远又可看近的渐变镜，但宜选择带鼻托的金属架，镜架要足够大，且以全框架或半框架为宜。

细节2：如何选镜片

镜片材料：①玻璃镜片硬度高，但重量重，易碎。②树脂片透光性较强，质轻，不易破碎，可以防御紫外线，但不耐磨。

高度屈光不正者宜选用树脂片，以减少镜片重量；儿童也不宜戴玻璃片，因易碎而危险性高，也宜选择树脂片。

镜片折射率：镜片的厚薄主要取决于镜片的折射率和度数。近视镜片的中央薄，周边厚，而远视镜片则相反。通常度数越高，镜片越厚；折射率越高，镜片越薄。

高度屈光不正者最好选择高折射率镜片，但不是所有度数者都要追求高折射率。因为随着折射率的增高，镜片的色散现象会随之增加，所以配度数低者应选择低折射率的镜片。

镜片镀膜：镜片镀膜一般有3层：加硬膜、减反膜和去污膜。如果镜片只有加硬膜则外观无颜色，只是增加树脂片的硬度以防划。减反膜主要用于增加光线的透过率，外观看去有浅蓝色、浅紫色、浅绿色等。减反膜的颜色以淡而柔和为佳。镀膜可以增加镜片的耐磨性、透光率和防紫外线的系数，减少电离辐射和镜面反射，并能避水防油污。

镜片设计：普通镜片是球面镜片，而非球面镜片则一面平、一面为弧形，比球面镜片更薄，还有成像不扭曲、自然真实、视物更清晰舒适的特点，非常适合需要配中高度数镜片者选择。

细节3：眼镜装配

眼镜装配是根据配镜的处方，将符合配镜者验光参数的镜片安到镜架上。对于眼镜的装配，我国有严格的国家标准，即装配好的眼镜参数与处方的差异要在国家标准允许的范围内：

- 度数要准确。
- 散光的轴向要正确，散光度数越高，对轴向要求越严格。
- 眼镜的瞳距制作要准确。有些眼镜店为了使镜片做好的边缘更薄些而将瞳距做大，但瞳距不准确会产生棱镜效应，长期配戴这种眼镜容易使戴镜者产生视觉疲劳和头晕等现象，甚至影响视力。
- 在眼镜外观上，国家也有相应的标准，例如镜架和镜片上不能有加工过程产生的划痕，镜片和镜框要吻合，松紧合适，镜片与框架之间不留缝。

在正规的眼镜店或医院的视光中心制作眼镜，不仅在眼镜制作设备方面有保障，装配人员还有国家统一核发的定配工证书。

- 配镜者在配镜时应索取配镜加工单，并知道自己所配眼镜的基本参数。如发现有质量问题，应及时与配镜机构联系，以得到妥善解决。

细节4：眼镜调整

由于每个人脸型、鼻子和耳朵的相对位置不一样，因此配镜时需要根据个人的特点对眼镜进行调整，以便松紧合适，配戴舒适，不过分压迫鼻子和耳朵，戴上眼镜后应以接触点无压痛、低头镜架不滑落为宜。除了调整好的眼镜的面弯、镜腿张角、前倾角要符合国家标准外，还要符合配戴者的脸型要求。

眼镜配戴一段时间后，镜架会出现变形和松动现象。随着镜架的变形，戴镜者可能会出现视物模糊、视物变形、头晕、视物易疲劳等症状，因此需要定期对眼镜做调整。

细节5：使用注意事项

⌘ 双手摘戴眼镜。长期单手摘戴眼镜易使眼镜变形。

⌘ 做剧烈运动时不戴眼镜，以免受到碰撞导致变形，直至结构破坏、镜片破碎。

⌘ 睡觉或趴在桌子上时摘掉眼镜，以免造成眼镜变形。

⌘ 用专用镜布擦拭眼镜，也可用清水和洗洁精清洗。避免使用纸巾、手帕或顺手用衣服擦拭。

⌘ 不要把眼镜放置在50℃以上的热环境（如桑拿室、汽车风挡）里，以免加速镜片加膜脱落或镜架的老化。

⌘ 不经常对记忆材料镜架做变形演示，以免连接或焊接部位发生断裂。此外，记忆材料在-10℃以下的环境中会失去记忆功能，这时过于弯曲也会产生断裂或变形。

⌘ 对金属过敏的人应选择合成材料镜架或在金属镜腿上装防腐套，以避免皮肤与金属接触。

⌘ 不配戴时应将眼镜放入眼镜盒内。

【你问我答】

问：应如何治疗近视？

答：目前有效的近视矫治方法有以下几种：

光学矫正

⌘ 配戴框架眼镜：这是目前最安全、常用的矫正近视眼的方法，原则是选用使患者获得正常视力的最低度数凹镜片。

⌘ 配戴隐形眼镜：其优点是对成像影响较小，视野较大，不影响外观。

⌘ 配戴角膜塑型（OK）治疗镜：应用透氧硬性隐形眼镜，可通过压迫中央区角膜而使角膜变平坦，从而起到暂时减轻近视的作用。其缺点是：一旦停戴，视力可立即回退。此外，如使用不当，可发生严重并发症，因此应严格掌握适应证和使用规则。

手术矫正

⌘ 角膜屈光手术：如准分子激光角膜切削术、准分子激光原位角膜磨镶术等。

⌘ 眼内屈光手术：如晶状体摘除及人工晶状体植入术等。

⌘ 巩膜屈光手术：后巩膜加固术适应于高度近视的发病初期，能加固巩膜，阻止近视的发展。

问：隐形眼镜有哪些类型？各有什么优点？

答：隐形眼镜可分为软、硬两类。

软性隐形眼镜因配戴较舒适和验配较简单而相对普及。

硬性隐形眼镜（又称RGP镜片）主要是指透气性硬性隐形眼镜。它具有高透氧、成像质量好、矫正散光能力强、对近视进展有一定控制作用等优点，还能制作成各种特殊类型的镜片，包括圆锥角膜镜、角膜塑型镜等。

隐形眼镜的优点为：

⌘ 视力改善显著。隐形眼镜比框架眼镜具有更大的视野，视物更真实，对于高度数的屈光不正者来说尤其如此。

⌘ 美观。能保持自然面容，提升配戴者的自信心。

⌘ 方便。无须担心在热天或冷气情况下被水汽蒙住；不需要压在鼻梁上和由此引起耳朵、鼻子或颞侧皮肤的疼痛；在从事体育运动等剧烈活动时，可避免在镜架损坏时所发生的鼻子或脸部损伤。

⌘ 安全。由于隐形眼镜是戴在角膜上，因此可起到屏障作用，使眼睛不容易因受到腐蚀性液体而引起损伤。

问：配戴隐形眼镜有哪些注意事项？

答：配戴隐形眼镜应注意以下几点：

（1）配镜前需做规范的视力检查和眼健康检查，由医生确定是否适合配戴隐形眼镜和适合配戴何种隐形眼镜。

（2）每次配戴前，仔细检查镜片有无损伤。

（3）每次摘镜后，一定要清洁镜片。

（4）保持镜盒干净，并将镜盒置于相对干燥的环境，每天更换护理液。

（5）建议每周消毒镜盒一次，每三个月更换一次。

（6）修剪磨平指甲，以防止损伤镜片。

（7）隐形眼镜配戴者应遵从医生的嘱咐并定期复查。

（8）最好准备一副框架眼镜，以备隐形眼镜丢失或破损时使用。

（9）定期或尽早更换镜片。隐形眼镜造成眼部并发症主要是由于镜片的沉淀物和老化造成的，所以应保持镜片的清洁，尽早更换镜片。

（10）持续配戴不适、眼痛或眼红，应立即摘下隐形眼镜，并到正规医院检查就诊。

（11）特殊情况的处理：①化妆前需先戴镜再化妆，先取镜再卸妆。②由于怀孕妇女的内分泌发生了变化，所以最好不戴隐形眼镜，以防发生不良反应。③游泳时最好不戴镜，以防镜片被水冲走或污染镜片。④戴镜时最好不滴眼药水，尤其是有颜色的眼药水。

问：怎样矫正老花眼？

答：矫正老花眼有如下几种方法：

（1）首选配戴框架眼镜：①普通单光眼镜：即老光眼镜。其特点是视近清楚，视远不清楚，视线范围局限在眼前15～40厘米处。②双光眼镜：将两种不同屈光度磨合在同一镜片上，可同时看远和看近。其缺点是无法看清中距离、有跳跃感、外表不美观。③渐进多焦点镜片：在一个镜片上同时具有连续的远距、中距、近距光学区，外表美观，使用方便，无跳跃感，但也存在周边像差和中近距离视野小等缺点，对验配者技术要求较高。

（2）配戴隐形眼镜：适于年轻时一直配戴隐形眼镜且希望继续配戴隐形眼镜的老视眼者。

（3）手术治疗：①准分子激光多焦点切削方式矫治老视眼。②实施巩膜扩张术。将巩膜扩张，增大睫状肌与晶状体之间的距离，增加睫状肌的张力。③植入调节性人工晶状体。调节性人工晶状体能使患者获得清晰的视力和一定程度的调节范围。④射频传导性热角膜成形术。用射频电流作用于周边部角膜，使胶原组织产生瘢痕性收缩，通过改变角膜中央部曲率的方法达到矫正目的。

足部健康　轻松行走

【专家档案】

张建中　首都医科大学附属北京同仁医院足踝中心主任

【热点提示】

人的每只脚有26块骨骼，100多条肌腱、韧带和33个关节。这些结构使我们能适应各种不同的地面并保持身体的平衡。

足部的疾病较多。70%的人一生中有过脚病。像我们身体的其他部位一样，随着年龄增长，脚也会发生各种退变。

女性穿高跟鞋可使身体显得修长，但高跟鞋也可引起足部疼痛或足趾畸形。专家建议鞋跟不要超过5cm。

足是人体的第二心脏

人们常说，“千里之行，始于足下”，“足是人体的第二心脏”。由此可见，足对于我们每个人都是非常重要的。刘翔的足有了病，不能参加奥运会。姚明的足有了病，不能参加NBA的比赛。我们的足出现疼痛，也会影响生活和工作。足对于我们如此重要，但我们似乎对它知之甚少。了解它，爱护它，让足发挥出最佳功能，我们的生活才能更加丰富多彩。

足承受着几倍于人体的重量

足的基本功能是支撑人体重量和推动身体向前。人的每只脚有26块骨骼，100多条肌腱、韧带和33个关节。这些结构的组合使足具有一定的灵活性，以适应各种不同的地面并保持身体的平衡。足还具有三个足弓结构，就像几个弓形支架一样支撑着我们的身体。虽然足的面积不大，但在人体活动时，需要承受着几倍于人体的重量。

足还要有一定的柔韧性，以吸收地面对人体的冲击力，此时足要柔软；当迈步向前时，足要坚硬，以推动身体向前。在我们行走的每一步中，都经历着这种软和硬的转换。这种转换功能是足特有的功能，它需要足的各种组织结构协调一致地工作。如果这种转换功能失效，就会引起足的某一部分结构损伤或发生病变，反之亦然。

七成人一生中患过足病

足部的疾病较多。有人做过统计，70% 的人一生中有过足病。比如，足部皮肤病变，真菌感染引起“脚气”；足还可能受到各种损伤，发生骨折和肌腱断裂；足部也可能发生肿瘤，还可以发生骨髓炎或结核；足还可以发生先天性或后天性畸形。一些全身性疾病也会在足部有各种表现，如糖尿病、类风湿关节炎、痛风性关节炎等。

老年人更易患足病

足也会像我们身体的其他部位一样，随着年龄的增长，发生各种退变。由于足部韧带结构的松弛，足弓可能比年轻时扁平，从而使足变得更宽更长。足跟脂肪垫可能萎缩，失去脂肪垫吸收地面应力的保护。足和踝部的关节可能会失去正常的活动度而变得僵硬。由于肌肉力量的减退和机体协调能力的下降，老年人步行时足踝关节的平衡能力降低，易发生足踝关节扭伤或摔倒。这些改变是人体的正常退变，并不一定都会引起不适。但如果不注意足的保健，就有可能引起病变，如拇外翻、锤状趾、小趾滑囊炎、胼胝、鸡眼、跖间神经瘤，以及各种足踝部关节炎等。

足部疾病自检法

我们怎么知道自己的足发生了问题呢？您可以从以下几个方面做自我检查：

皮肤：看皮肤是否有胼胝、水泡，是否因受到刺激而发红。

血液循环：看足趾的颜色，是发红、发紫还是暗色。按压足趾甲使其变白，正常情况下，放松按压后，甲下颜色会在 2 ~ 5 秒恢复。

灵活性：用足趾夹取小球或毛巾，如能完成，说明足趾具有良好的灵活性。踝关节的灵活性可用以下方法测试：前足站在一个台阶上，足跟向下放。如感到足跟部疼痛，停止测试。如感到足跟部或小腿有一些牵拉，可通过锻炼改善踝关节的灵活性。如能顺利完成此动作，说明踝关节的灵活性较好。

感觉：可用橡皮擦拭双足的不同部位对比检查，并可和身体的其他部位比较，看是否一样。

⌘ 疼痛：在足的任何部位应该均无疼痛。

⌘ 平衡能力：闭眼后伸出双手单足站立。一般 40 ~ 50 岁可站立 10 秒钟，50 岁后可站立 7 秒钟。

⌘ 足弓检查：脚底沾湿后在地面留下足印，看足印是否正常。

⌘ 鞋的磨损：从您所穿的鞋的磨损和外形了解足的情况。鞋的过度磨损常说明脚有畸形。

细节决定足健康

足部疾病可以影响您的生活，足部疾病也可以是全身疾病的一个表现，做好足部的日常保健非常重要。

细节 1：不要忽略足部疼痛，这是不正常的。如果有持续疼痛超过 72 小时，应该去看医生。

细节 2：定期做足部检查。注意足的颜色和温度的改变，趾甲是否变厚变色，皮肤有无破损，测量足的大小有无变化。

细节 3：经常洗脚，洗脚后注意擦干足趾间隙。

细节 4：趾甲不要剪得太短，尤其是糖尿病和肢体循环不好的患者，修剪趾甲不当可以引起皮肤破损而导致感染。

细节 5：选择一双合脚的鞋。①不同品牌的鞋，鞋号可能不同，不要只根据鞋的号码选择鞋，而应实际去试穿。②尽可能选择适合自己脚形的鞋，尤其注意不要选择前部过于窄小的鞋。③随着年龄的增大，足的大小可以改变，所以要经常测量脚的大小。④您的双脚可能并不一样大小，所以应按大的脚选鞋。⑤鞋的前部应留有约 1 厘米的空隙，不要选太紧的鞋，以期望以后慢慢撑大它。⑥在一天的活动后，您的双脚可能会有一些肿胀，所以买鞋应在下午以后。⑦试穿鞋时不要只坐在那里，而应该站起来行走几步，感觉一下是否合适。

细节 6：根据不同的活动选择不同的鞋。

细节 7：就像我们锻炼身体的其他部位一样，脚也有一些锻炼方法。步行是最安全、最简单的锻炼方法。它不但可以加强足和下肢肌肉的力量，减轻关节疼痛，防治骨质疏松，还可以加速机体代谢，增强心肺功能，放松紧张的情绪。步行前可先活动一下关节，做做准备活动。开始时速度慢一些，时间短一些，以后根据自己的身体情况增加。一般可以每周 3 次，每次约 20 分钟。对于一般人来说，可根据自己的心率来测算您的运动强度。用 220 减去您的年龄是您的最大可允许心率。最大可允许心率的 60% ~ 70% 是您比较合适的心率。如果您 50 岁，220−50 = 170，170 × 60%=102，170 × 70%=119，故 102 ~ 119 次 / 分钟是您运动时的合适心率。

【你问我答】

问：老年人穿平底鞋合适吗？

答：平底鞋可能穿着较为舒适，但常常鞋底较软或薄，对脚的保护作用不好。老年人足底脂肪垫萎缩，有鞋跟的鞋可对足底起到保护作用。另外，坡跟鞋也有利于行走。老年人足弓常有塌陷，硬底的旅游鞋可较好地支撑足部，减少足部的劳损。

问：足踝部扭伤后，脚可以动，自己处理可以吗？

答：足踝部骨骼较多，当足部扭伤后，可能发生小的骨折。尽管关节仍可活动，但如果不及时诊断处理，可能会遗留慢性损伤，造成长期的功能障碍。

问：足踝扭伤后，可以按摩或热敷吗？

答：足踝部扭伤后，局部软组织中微小血管破裂，引起局部出血、肿胀。按摩或使用热敷会使局部出血加重，延长功能恢复的时间。冷敷可使局部血管收缩，减轻局部肿胀和疼痛。

问：踝关节经常扭伤是怎么回事？

答：踝关节经常扭伤又被称为踝关节慢性不稳定。最常见的原因是急性损伤后遗留外侧韧带的松弛或腓骨肌无力。反复多次的扭伤可引起踝关节其他结构的损伤。正确处理急性损伤可减少慢性不稳定的发生。

问：穿高跟鞋有哪些弊病？

答：女性穿高跟鞋可使身体显得修长，行走起来更加婀娜多姿。但高跟鞋使足跟部抬高后，人体重量更多地转移到前足，使跖趾关节承受更大的压力，加上此时跖趾关节处于过度背伸的位置，长此以往，容易引起跖趾关节病变。高跟鞋的前部一般也较窄小，易对前足形成挤压，引起前足部疼痛或足趾畸形。一般推荐鞋跟不要超过 5cm。

问：小孩适合穿什么鞋？

答：小孩的骨和关节尚处于发育阶段，且每年都生长，因此选鞋应更加慎重。研究表明，穿鞋的年龄越晚，引起的足病越少。具体来说，低学年的孩子应该选择不妨碍脚趾活动且在足背部有固定带的鞋，高学年的孩子应选择有鞋带的鞋。最重要的是选择大小合适的鞋。

问：小孩平足需要治疗吗？

答：小孩平足多为先天性平足。部分孩子的平足随着身体发育，足弓可变正常。大部分平足不需要治疗。使用足弓垫是否能够矫正平足尚有不同的意见，但足弓垫可将关节置于相对正常的位置。有症状的和有明显畸形的平足患儿应尽早就诊。

问：定制足垫有什么作用？

答：足的基本功能之一是负重。正常足的结构使足能够承受几倍于身体的重量而不发生疼痛。足的病变或退变破坏了这种结构，常会使足部某一点的应力增加，引起局部疼痛。足垫的作用主要是分散局部高的应力，从而达到缓解疼痛的目的。对于老年人，足垫对足弓有着较好的支撑，可缓解行走时足部疲劳，还可防止由于异常应力造成的关节病变。

【延伸阅读】

足部健康评价表

一天中您使用双脚的时间

少于2小时　0

2~4小时　1

5~7小时　2

8小时以上　3

您多大年纪

40岁以下　0

40~59岁　1

60岁以上　2

您的体重

具有理想体重，即身高（cm）-105，或不超重10公斤　0

超重10~20公斤　2

超重20公斤以上　3

您的足和踝部疾病对您有什么影响吗

影响您的运动　2

影响您的生活　3

您曾经由于足踝部疾病接受过治疗吗

是　3

否　0

您曾经穿过5cm以上鞋跟的鞋吗

是　2

否　0

您经常参加哪一种运动

散步　1

打球　2

滑冰　2

跑步　3

您在运动中穿运动鞋吗

是　0

否　3

您在步行或锻炼时足部有疼痛感吗

无　0

很少有　1

有时有　2

经常有　3

您在锻炼时所穿的鞋是一双旧鞋（使用超过一年以上）吗

是　3

否　0

您在锻炼前后是否先进行肌肉牵拉等准备活动

是　0

否　3

您患有糖尿病吗

是　3

否　0

您的脚有麻木或烧灼感吗

是　3

否　0

您有糖尿病的家族史吗

是　2

否　0

您经常扭脚吗

是　2

否　0

您有扁平足或高弓足吗

是　2

否　0

您在锻炼时感到足跟部或小腿部疼痛吗

是　2

否　0

您患有胼胝、鸡眼、踇外翻和锤状趾吗

是　3

否　0

您的足部有关节炎或经常疼痛吗

是　3

否　0

您的小腿经常肿胀疼痛吗

是　3

否　0

总分

0~20 分：您的足处于健康状态。

21~40 分：您的足处于亚健康状态，需要注意足部保健，尤其是在四、五、九、十一、十二项评分中得分高者。

41 分以上：您的足可能已有问题，应特别注意或及时就诊。

睡觉前你泡脚了吗

【专家档案】

杨茗茗 国家职业资格工作委员会足部按摩专业委员会主任

【热点提示】

※足部按摩是中医的重要组成部分和文化遗产，如今已成为流行的养生与社交方式。

※进行恰当的足浴和足部按摩，能促进血液循环，安神助眠，增强人体免疫力，预防和治疗疾病。

※人力资源和社会保障部与商业部等政府主管部门已经和即将颁布《足部按摩国家职业标准》、《足浴保健经营技术规范》等行业法规。

足部按摩成新潮

随着人们生活节奏的不断加快以及生活水平的提高，我国城镇居民逐渐重视起了养生之道。足浴和足部按摩以其独特的功效和魅力出现在人们的生活当中，成为一种流行的消除亚健康、进行保健休闲和社会交往的方式——下班之后，约几个同事或知已去普通的足浴店泡脚，各自躺在同一个房间里的睡椅上，用加入当归、川芎、透骨草等中草药的热汤泡脚。然后，按摩师在揩干的脚上涂上按摩油，让大家边海阔天空地聊天，边享受足部按摩。这不仅使百姓的休闲生活融入了保健内容，一些商务客人也能在足浴店里边躺着品茶，吃水果，进行足浴足疗，边进行商务谈判。

进行恰当的足浴和足部按摩能促进血液循环，增强人体免疫力，治疗或减轻相关疾病。因此，晚上睡前进行足浴和足部按摩就成了人们一种新的休闲和社交方式。

为了使足浴和足部按摩更好地造福我国人民，我国人力资源和社会保障部于2000

年正式将足部按摩纳入《中华人民共和国职业分类大典》，并颁布了《足部按摩国家职业标准》；新版《足部按摩国家职业标准》于2006年正式出版发行。国家科委全国高科技健康产业工作委员会在2001年将足部按摩纳入工作范围，确立了足部按摩保健产业的战略目标，以便使之成为中医走向世界的一个重要手段。今年5月1日，商业部将正式颁布并实施《足浴保健经营技术规范》。

教您在家做足疗

浸泡

先在温热的水中加入适量浸足液，把双脚浸泡在水中后再边洗边加较热的水，使水温保持在42℃～45℃，以暖和舒适为宜，泡到泛红为止，时间约需15分钟。出盆后，用干毛巾轻而快速地搓擦按摩脚趾和掌心，催眠助睡效果更佳。洗热水脚可以软化角质，舒缓脚部压力，清洁和保养的效果会更加理想。

去角质

用掌心搓暖足部去角质膏，再涂在湿润的足部上，然后以打圈的方式轻轻地磨去脚趾、脚面和脚心的死皮和角质，置留数分钟后用温水洗净。

滋润

在经过浸泡和去角质后，将爽足乳涂于整个足部，同时加以轻轻按摩，让足部得到充分滋润，防止皮肤过于干燥。

清爽

在足部疲倦或酸痛时，在脚趾缝间和鞋子、袜子内部和足、腿部轻轻喷射适量爽足雾，以消除足部肌肤的紧张状态，使双足恢复活力。

足部按摩

进行足部按摩时，应保持室内清静、整洁、通风。按摩前用温水洗净足部，全身放松。足部按摩可采用以下方法：

- 把两脚心相向置于床上，左手搓右脚心，右手搓左脚心。
- 用中指或食指的指腹由脚心向脚趾方向按摩，每次100～200次，以按摩部位发热为度。
- 在适量使用按摩膏后，用手掌反复搓脚心15分钟。

ꕤ 左手按住右脚脚脖子，前后活动脚踝 5 次，换左脚。

ꕤ 向外揉按右脚并前后活动 5 次，左脚同样；再向内侧揉按并前后活动 5 次，左脚同样。

ꕤ 将右膝弯曲，用左手固定右脚掌，右手握脚跟前后活动 5 次。左脚同样。

ꕤ 将右膝弯曲，用右手拇指轻按膝盖里侧，左手握右脚踝，前后活动 5 次；再将左膝弯曲，用同法活动左脚。

找到反射区　按摩才有效

足部反射区的分布是有规律的：首先是对称性。凡人体某器官成双，则反射区在双足存在，如肾、输尿管、肺、眼、耳等，左脚上有，右脚上也有。

其次是整体性。人体的两只脚并在一起构成一个完整的全息胚。除了成双的器官外，人体还有一些单个器官。如果靠近人体左侧，器官的反射区就在左脚上，如心、脾、降结肠、乙状结肠等；如果靠近人体右侧，器官的反射区就在右脚上，如肝、胆、盲肠、回盲瓣等。

再次是特殊性。人体的某些单个器官，如鼻、气管、喉头、胃、胰、十二指肠、膀胱等位于人体椎骨中间部位，这些特殊位置的器官在反射区的定位上也呈对称性。

但是，对于足部反射区的理解应有立体感，这样才能对它的分布规律加深理解和认识。两脚并在一起的部位称脚内侧，是人体椎骨的反射区；两脚外侧称脚外侧，是人体肩、肘、膝的反射区。

为什么选择足部按摩

血液循环原理

经测定，在足部按摩前，足部血液流速为每秒 12mm ；按摩后，足部血液流速可提高 2 倍。这说明足部按摩可以使局部的代谢产物随着增速的血液循环进入体循环，有利于代谢产物最终通过泌尿系统等器官排出体外。

神经反射原理

神经反射是人体对外界刺激的一种反应。当人体的组织器官出现异常现象时，与足部相对应的反射区就会出现气泡、沙粒状、颗粒状、条锁状、小结节样变化。在按摩这些反射区时，就会产生非常明显的压痛感。这种痛感会沿着传入神经向中枢神经传导，再经中枢神经调节并发出新的神经冲动而传导到体内组织器官，从而引起一系列的神经体液调节反应，激发人体潜能，调整体内的失衡状态。

实践证实，由足部反射区传来的触压和痛觉冲动能形成一个新的兴奋灶。随着按摩时间的延长，这个兴奋灶在叠加作用下会逐渐加强，并超过原有病理兴奋灶的强度，从而使病理兴奋灶受到压抑乃至完全消失。

中医经络原理

《黄帝内经·观趾》早有对于足部按摩的记载。现代科学已经证明经络确实存在，它是由人体各部位的穴点连接起来的。足部有很多穴位，当我们按摩足部时，外界刺激会沿经络进行传导，起到疏通经络的作用。

生物全息论原理

全息论是近代发展起来的一门科学，研究对象是整体与局部的关系。根据这个理论，每一个有独立功能的局部器官都包含着人体的全部信息，因此叫它全息胚。在足部这个全息胚中，有与人体器官相对应的特点。当人体某器官发生生理变化时，足部反射区会首先出现反应。

虽然足部按摩并不排斥对其他局部的按摩，但相比之下，选择足部进行按摩具有更大的优越性。因为足部这个全息胚发育程度较高，最接近整体；足部又是末端的全息胚，神经和血管丰富，感觉敏锐，信息传导路径密集；再次，足部的体积和面积比手、耳、鼻都大，而且肌肉较厚，便于按摩。

睡前足浴可催眠

用热水洗脚，也叫足浴。我国民间素有“睡前一盆汤”的习惯做法。古人早就懂得用热水洗脚与催眠的关系。据记载，陆游 82 岁时还坚持睡前用热水洗脚。有诗为证：“老人不复事农桑，点数鸡豚亦未忘；洗脚上床真一快，稚孙渐长解晓汤。”我国民谣云：“春天洗脚，升阳固脱；夏天洗脚，暑湿可祛；秋天洗脚，肺润肠濡；冬天洗脚，丹田温灼。”此民谣也简练地道出了四季洗脚的益处。

那么，为什么睡前洗脚具有催眠及健身作用呢？

中医认为，人体的五脏六腑在脚上都有相应的投影。在连接人体脏腑的 12 条经脉中，有 6 条起于足部。双脚是足三阴之始，足三阳之终，且分布着 60 多个穴位。如能坚持在睡前用热水洗脚，就能刺激这些穴位，促进气血运行，调节内脏功能，疏通全身经络，从而达到祛病驱邪、益气化瘀、滋补元气的目的。

现代医学认为，脚是人体的“第二心脏”。脚上有大量的神经末梢与大脑紧密相连，还密布着许多血管。由于热水有温和的刺激作用，因此刺激脚上的神经末梢，可对大脑皮层产生抑制作用。同时，用热水洗脚能使脚部毛细血管扩张，血液循环加快，使人感到脑部舒适、轻松，不仅能加快入睡，使睡眠加深，还可有效地消除一天的疲劳。

按摩手法有讲究

按摩力度

受年龄、性别、身体状况、工作条件和工种等的影响，每个人的双脚也会表现出软硬、薄厚的异同。进行足部按摩的力度应以接受按摩者产生痛感为宜。痛感的强弱通常依施力大小而定，且以能够忍受为度。

保健力度

所谓保健力度，即应使按摩达到“痛标准”。在一般情况下，采用b的力度进行保健按摩是合适的。在足部反射区中有敏感反射区和非敏感反射区，所以对不同的反射区应施加不同的按摩力度。

我们在选择保健力度时应遵循以下这些原则：

b的按摩力度（按摩时有痛感）：适合于一般敏感反射区。

a的按摩力度（按摩时无痛感）：适合于敏感反射区。

c的按摩力度（按摩时过痛）：适合于非敏感反射区。

施力的几点要求

- 有力。用力才会产生痛感，但这种力应该是一种有渗透力的力，而不是生硬的，仅使表皮感觉刺激的力。
- 均匀。遇到输尿管、甲状腺、坐骨神经等反射区时，力度均匀一致效果才更好。
- 柔和。有些反射区肌肉多，有些反射区骨骼多，因此，在按摩骨骼较多的反射区时，施力要柔和，以免伤害骨骼。
- 持久。对不同的反射区要用不同的速度和节奏施力，如对坐骨神经、输尿管等呈带状反射区进行按摩时，速度要慢一些；对面积较宽大的小肠反射区，按摩时要有一定的节奏感。如果按摩的力度运用不持久，就会使左、右脚的温度和轻松感不同，这样的保健效果就差一些；而按摩后双脚均感觉轻松，保健效果更好。

【你问我答】

问：什么时间做足部按摩合适？

答：最好选择晚上做足部按摩。饭前30分钟和饭后1小时内不宜进行足部按摩。

问：做完足浴和足部按摩后需要注意什么？

答：常人进行足部按摩后要饮些白开水。小儿、心脏病患者、水肿病人、糖尿病患者饮水量可适当减少。

问：来月经或怀孕的妇女能做足浴和足部按摩吗？

答：未经专业训练并取得按摩师资格者不可给怀孕及月经期间的女性进行按摩。

问：老人和小孩能做足部按摩吗？

答：老人和小孩儿是可以做足部按摩的，但施力要小，按摩的时间也要适当缩短。

问：每次按摩多长时间合适？

答：每次按摩的时间以30～45分钟为宜，时间不宜过长。严重的心脏病、糖尿病、肾病患者每次按摩时间应适当缩短（双脚不可超过10分钟），力度要轻。身体恢复后方可逐步加力和延长按摩时间。

问：如果病人感觉足部按摩效果不错，能停止服用药物吗？

答：足部按摩不能替代药物治疗，因此，癫痫、心脏病、高血压、肝病等各类疾病的患者必须坚持服药。

问：如果产生了不良反应怎么办？

答：进行足部按摩时，如果产生下列短暂反应，仍可继续按摩，不必放弃：①脚踝肿胀。尤其有淋巴阻塞现象的人更为明显。②静脉曲张更为明显。这是血液循环好转的现象，应观察其发展情况。③发热。当体内潜伏着炎症时，按摩后可能发生低热现象。④反射区会更痛或失调现象明显。⑤尿液颜色加重，气味很浓。

让芳香帮你放松心情

【专家档案】

金　锋　中国科学院心理研究所心理健康重点实验室研究员

【热点提示】

- 千万个嗅觉细胞是你的重要财富。
- 基因决定你对气味的偏好。
- 人人需要保护嗅觉，改善体味。
- 香气有助于舒缓神经。

嗅觉可以开发

人类大脑能力的锻炼和提高都是来自于眼、耳、口、鼻以及触觉等，以完成对于事物的认知过程。过分自信的人类通常只相信自己的眼睛，而忽略开发其他的重要器官。其实，嗅觉对于事物的认知，也是人类求生和提高生活质量最基本的一个途径。研究表明，嗅觉细胞每年减少 1%。

从婴儿到成年，嗅觉细胞的发育和死亡趋势有矩可循。在视觉和触觉尚未完全发育的时候，婴儿对于母亲和食物的基础判断基本上是依靠嗅觉，尽管吃在嘴里，但还要嗅在鼻子里。对于大多数人而言，从 10 岁开始，嗅觉细胞每年以 1% 的速度减少。因为随着生命的衰老，鼻黏膜的厚度和水分都会有很大变化，嗅觉细胞更容易因受伤而减少，因此，保湿和保持呼吸道通畅十分重要。呼吸道的病毒感染可以加速对嗅觉细胞的破坏进程，预防呼吸道传染病是保护嗅觉的重要举措。

保护和开发嗅觉益处多

由上可知，人们应从10岁开始就对嗅觉进行训练（多闻），以帮助自己储存更多的气味信息。其好处为：

保持食欲

对于食物香甜的感受会大打折扣，从而使人减少进食的乐趣。

唤起美好感受

人的一生当中有很多美好的回忆是通过各个器官的协调作用而储存在我们大脑中的。不管你活到多老，只要头脑还能正常工作，就一定会不时回想起因为母亲的关爱而让你感到最安全和幸福的幼年时代；当你成年的时候，你爱慕的人身上散发的沁入肺腑的气息会让你在各种时刻回味；诸多的花香、果香和调料的味道，一定会有一些让你钟情，能让你想起妈妈做的菜肴、田边生长的花卉、果园里飘逸的果香……对于这些气息的记忆与遐想，能让人体产生更多好的激素，唤起美好的感受。所以说，高水平的嗅觉会更让人感受到生活的充实。

促进环境优化

某些气味对于人的注意力、创造力，甚至人格会产生明显的影响。例如，老师和家长绝不会希望在清静的教室或图书馆里充满使人想入非非的外激素气味；当你闻到一缕淡淡的清香，一定会舒展眉头，感觉压力得到释放；而当你闻到周围有人不及时更换衣服、鞋袜而发出臭味，口气带有烟草、大蒜味，或排出难闻的气体时，也一定会本能地减少呼吸次数或是紧锁眉头。

嗅觉冠军　德国黑背

漂亮的小白鸟的嗅觉细胞是已知脊椎动物中最少的，仅有10万多一点，它的食性也许因此而过于单调。

有人训练小白鼠寻找托运行李中的毒品，认为它的嗅觉很强。其实，它不过有100多万个嗅觉细胞，只是它的某些特长超越了人类。

动物中的嗅觉冠军大概非狗莫属。德国短腿狗有超过1亿个嗅觉细胞，而它还不是嗅觉冠军。德国牧羊犬（黑背）是目前已知的拥有嗅觉细胞数量的冠军，高达2.25亿个。因此，黑背不仅有超乎人100倍以上的嗅觉分辨力，还能在很远的地方闻到不同人所留下的气味。

基因和饮食决定体味

人的体味主要是由汗腺、皮脂腺以及性腺等分泌到体表，经过微生物、体表的一些蛋白和酶的消化作用变成比较容易挥发的分子。当这种较为容易飘逸的分子进入我们的鼻子，与鼻黏膜下面包埋的嗅觉细胞接触后，我们就能感到不同人的体味或者不同物质的气味。

美国莫尼尔化学感觉中心的研究表明，人类的体味由基因决定。由于基因的复杂组合，每个人都有独特的和基本不变的基础体味。除了同卵双生的双生子之外，世界上没有重复的体味，而且人的基本体味终身不变。只有妇女在怀孕时体味可能会有所改变，反映出来的是胎儿和她本人的混合气味。

可能是由于历史上中国人对于择偶的气味选择过于苛刻，因而全世界分布上占主流的一个体味基因在中国人群中不但没有扩散开来，反而呈降低的趋势。这个基因位于人的第 16 号染色体。携带这个基因的人在汗腺密集处具有更大的分泌腺体，贯穿表皮和真皮，深入到脂肪层。这样的人会在大量运动或者紧张的状态下分泌较多的脂蛋白。这些脂蛋白可在细菌或氧化的作用下产生一种胺类气体，缺乏科学知识的人将其称之为狐臭，甚至认为这是一种病。殊不知，具有这个遗传特性的人在世界上占有 2/3。而半数以上的亚洲人通常只分泌一些电解质及少量的脂肪。可见，体味对一个国家、一个民族、一个人群，乃至一个家庭的形成都能产生不可低估的影响。

除了遗传因素，如果肠道中梭状菌或酵母菌等微生物过度繁殖，会导致硫化氢和氨等能毒害神经的气体产生，并分别从口腔、食道（打嗝）或肠道（排气）溢出。长期暴露在这类气体环境中，或体内产生过多腐胺类气体，会导致人体发生各种退行性病变，如高血压、糖尿病和老年痴呆等。因此，防止胃肠道感染性疾病，适当补充乳酸菌等益生菌，不仅能改善体味，更有助于预防各种退行性病变。

香水精油可改善环境与心情

香水精油能舒缓神经

改善情绪往往具有特定的条件，即因人而异、因香而异。如果有人给你指定一种香气，而你却讨厌这种香气，结果恐怕会适得其反。即便某个大科学家天天使用某种香料，也不一定适用于每个人。历史上拿破仑酷爱某种香水，也不可能让这种香水来造就几个拿破仑。这也是东方人吃松花蛋觉得可口，而大多数欧美人不能接受；欧美人喜好吃发酵奶酪，而不受多数东方人欢迎的根本原因。

香气对于情绪的影响恐怕主要来自文化方面。当我们想提高自己的工作和学习效率时，不妨靠我们的嗅觉细胞来调整对环境的适应力：舒展紧缩的眉头，尽情地呼吸自己所喜爱的香气，在舒适、愉悦、放松的环境下使自己宁静致远。实际上，这种放松作用不一定是香水分子对人体组织细胞产生了直接的药理作用，更可能是通过嗅觉对人体产生了心理调节作用所致。

选香水不要跟风

有报道说，我国种植的薰衣草在国际市场上供不应求。于是，一些为了改善体味而选用香水的人以为，这可能是因为世界上喜欢薰衣草这种香料的人较多所致，甚至专门选用薰衣草气味的香水和洗护用品。其实，薰衣草在国际市场上供不应求的真正原因是种植薰衣草容易导致土地沙化，因此很多国家拒绝种植薰衣草。尽管我国适合种植薰衣草的地区较多，但政府主管部门需要综合权衡利弊才能作出正确的抉择。个人更没有必要跟风——非薰衣草气味的香水、精油和洗护用品不用，除非个人喜欢，并且没有发现副作用。

嗅觉的角色

辨别食物

草原上几乎每年都有牛、马、羊、骆驼因为误食毒草而中毒死亡。人类也不断有因误食毒蘑菇、不明草药等食物而丧生的事件发生。尽管如此，在人类的产生和为生存竞争的阶段，嗅觉仍具有十分重要的地位和作用。从古至今，人类对于食物的选择就是通过视觉、嗅觉、味觉以及口感来实现的，而且嗅觉的作用最为重要。假如一个陌生人递给你一种你从未吃过的食物，你会本能地仔细观察，并用鼻子来嗅，以判断能否接受这种食物。在进食过程中，嗅觉也发挥着重要的作用。如果不是鼻子中有气体通过，以促进食物分子的振动，嗅觉细胞就不能从口腔里获取食物的气味信息，人就可能不知道自己在吃什么。在正常情况下，把一粒花椒放在嘴里的感受是让很多人不能接受的。但如果捏住鼻子，此时的感受就大不相同。由此看来，让人决定这口吃的东西是咽下去还是吐出来，取决于口腔和呼吸道的双重作用。可以说，“口福”一词并没有全面概括人类对美食的体验，完整地说，人类对美食的体验还应包括“鼻福”。除了汉语，世界上任何一种语言都会把口中体会到的味和鼻子中体会到的气味分开，比如英文中的 taste 和 smell，汉语没有能够区分的缘故，也许就是认识到两者在对食物的判别上有密不可分的关系。

非常有意思的是，人类能对腐败物质和发酵物质加以区别。从生化角度上看，腌渍物、腐乳、酸奶等都是被微生物消化、降解和产生新物质的食物，但人会本能地选择能吃的“腐败”豆腐、“腐败”腊肉、“腐败”酸菜及“腐败”的奶制品，远离腐败的臭鱼、烂虾或肉类。在这个过程中，嗅觉“扮演”着至关重要的“角色”。因为高蛋白食品腐败后产生的硫化氢和腐胺为人类的神经毒害物质，人类的神经系统和肠道共生菌会让人天生具有避开这类有害物质的本能。

躲避天敌

许多动物身上分布着各种分泌腺体，散发出特定的气味。例如，许多动物都能远远地嗅到老虎身上散发的气味，本能地退避三舍。

感受性别与繁衍后代

小到蝴蝶、蛾子等昆虫，大到麝鹿等哺乳动物，都依靠异性动物散发出来的气味来获得它是否在求偶和可否交配的信息。

对于人类而言，无论男女，嗅觉在性需要和繁衍方面都占有十分重要的地位。每个处在青春发育阶段的年轻人身上都会散发出吸引异性的独特气味，这种气味被称为外激素。从暗送秋波到一见钟情，人们或许认为那只是视觉的选择，其实不尽然。对方扩散的外激素也许已经让两个人在更短的时间里决定各自的终生。

虽然目前对于外激素的气味尚无法进行确切的描述，但它确实存在。很久以前就有人发现，同一个寝室生活的女生入学不久，她们的月经周期就开始趋于一致，而一个人的不规律周期可能对同室人的周期产生干扰。

人能识别万种气味

一笔可观的财富

人的嗅觉细胞有1000万个以上，是一笔重要而可观的财富。一般没有经过培训的人可分辨大约2000种气味，而经过训练的调香师识别气味差异的能力会高于常人5倍，能识别上万种气味。

如同视觉中红、蓝、绿三原色原理和味觉中甜、酸、苦、咸四原味原理，嗅觉的产生相比之下要复杂些。Henning按气味的三维空间分布，将嗅觉原味归纳为由花香、果香、焦煳、腐臭、调料以及树脂等6种基本气味构成。

意大利文艺复兴时期的大数学家Jerome Cardan曾经不无夸张地感叹：“光凭气味就可以摧毁或者造就一个人。”这一说法貌似偏颇，但如果认真体会气味的魔力，或许并不夸张。

基因决定嗅觉

当今世界号称对香料最为熟知的第一人 Michael Edwards 发现，不同人格类型的人对不同的气味有不同的偏好。2007 年 9 月，英国《自然》杂志发表了洛克菲勒气味研究中心的研究成果，对这一论点给出了令人信服的实证。研究表明，15% 左右携有特殊基因型的人对于多数人所嗅到的尿臊味有完全不同的感觉，他们竟然觉得那是一种令人愉悦的香草味！由此使更多的研究者关注基因对气味感受的支配作用。

怎样减少不良体味

防止体味过度扩散，不仅有利于自己的身心健康，也能对周围环境产生有益的影响。改善体味的具体措施为：

- 保持良好的卫生习惯，经常洗头、洗澡、更换衣服和鞋袜。
- 调整饮食结构。减少油炸、方便食品、甜食的摄入和总食量，增加粗粮、蔬菜、水果的摄入比例，适量饮用酸奶和豆浆。这样的饮食结构能抑制消化道的有害微生物过度繁殖，减少体内不良气味的产生。
- 不过度使用空调。处在酷暑的环境下，人体需要体表散热和排出体内代谢物。如果在低于流汗的空调设定温度下，人体的这个功能就不会启动。可以说，过度使用空调不仅浪费能源，也容易导致体内垃圾堆积。而适当使用风扇，更有利于汗液蒸发和体表散热。

【你问我答】

问：我有腋臭，常常因此招来周围人的不满，我时常为此感到难堪。请问我该怎么办？

答：首先你自己要调整心态，了解体味是一个正常的遗传特征。虽然全世界有 2/3 的人像你这样，但在中国人群当中不是很多。由于这种气味对人的神经系统有些刺激，因此体味的扩散对于周围的同事确实会有影响。大量运动或者紧张时这种物质分泌增加，体味会更加强烈。

但这肯定不是疾病。没有这种基因的人不需要违心地说我们不在乎这种气味，带有体味基因的人也丝毫没有必要自卑。除了经常洗澡，吃饭也要加以注意，避免暴饮暴食或食用大量肉类和脂肪。

问：我爱人身上的气味比较重，加上他喜欢踢球，脚也特别臭。除了经常洗澡、换衣服，还有什么办法帮他减轻身上的气味？

答：大量的体能运动会导致大量的汗水和脂蛋白以及皮肤的一些废弃物排出。这些物质在皮肤表面细菌的作用下会变成易挥发的小分子，变成令人不愉快的气味飘逸到周围的空气中。对于身上的气味可以通过洗澡、换衣服来解决，但脚和鞋的臭味与微生物过度繁殖有关，因此，简单地洗脚和刷鞋效果不是很明显。如果使用醋或者乳酸菌来洗脚、刷鞋，就可以大大抑制产生臭气的微生物，获得比较好的效果。很多细菌寄生在趾甲沟里，因此洗涤的时候要用刷子彻底刷洗。

问：我是山东人，习惯在进餐时吃大葱。但自从上班以后因为同事总说我说话时有味，弄得我也不敢吃了。难道没有两全之策吗？

答：在职场（尤其是密集型工作场所）工作的人，在早、午餐的食品选择上要尽量注意，不好的气味会降低人的愉悦状态，影响工作效率。倘若中午有人请客吃烤鸭或大葱卷饼，比较好的做法是先吃凉菜里的大葱或者卷饼，后吃其他的东西，吃完后咀嚼一些茶叶，这样能在很大程度上减轻口中的异味。

问：我女儿特别爱感冒，最近她感觉自己闻不到气味了。不知她的嗅觉能不能恢复？

答：一般感冒不会对嗅觉造成永久伤害，大多一周内嗅觉会逐步恢复。为了提高抗感冒能力，可以考虑用干白葡萄酒加入2/3的矿泉水，灌入清洁的化妆水喷瓶里，以便在干燥的季节里每天对鼻腔和口腔进行气雾式喷射。这种方法不仅廉价，也比较有效，不妨一试。

问：听说孩子学习时在周围喷洒些香水能提高效率，是这样吗？

答：由于很多商业广告上有这样的说法，因此很多中小学生热衷于买一些精油，在家里用电灯或者蜡烛来熏蒸。

从心理感受角度上看，如果家里充满炒菜或其他令人不愉快的气味，也许会影响到孩子的注意力或者学习效率。如此说来，让孩子用自己喜爱的香水放进加湿器或者熏蒸，只要自己能够感到愉悦，就能够营造一个集中精力的状态。需要强调的是，每个人的个人喜好和要求不同，切不可模仿其他人的爱好或者选择高浓度的熏蒸方式。在香水的选择上，首先要考虑个人的感受。

成功戒烟你能行

【专家档案】

姜　垣　中国疾病预防控制中心控烟办公室副主任

林江涛　卫生部中日友好医院呼吸内科主任

【热点提示】

※ 烟草是世界上唯一按照生产商的说明使用却导致50%以上的吸烟者死亡的消费品。

※ 烟草是世界上首位可预防的致死因素。

※ 烟草威胁着世界上10亿青年的健康。为保护年青人不受烟草的危害，最有效的途径之一是禁止烟草广告、促销以及对任何赛事或活动的烟草业赞助。

※ 成功戒烟，相信你能做到。

吸烟有害不容置疑

吸烟的危害

世界卫生组织在2008年的控烟报告中指出，目前每年因吸烟而死亡的人数已高达540万；如不采取措施，到2030年，年死亡人数将超过800万；其中半数死于35 ~ 60岁，而且80%以上发生在发展中国家。

目前我国有3.5亿烟民，每年死于吸烟相关疾病的人超过100万，占全部死亡的12%。如不加以有效控制，2030年将达到33%。

⌘ 导致癌症。烟草烟雾中含有4000多种化学物质，已有60余种化学物被确认为人类致癌物，包括亚硝胺、多环芳烃、芳香胺、砷等，可致肺癌、口腔癌、咽喉癌、食道癌、胃癌、胰腺癌、肾癌、膀胱癌、白血病、宫颈癌等。

⌘ 导致心血管疾病。烟草烟雾中的尼古丁及一氧化碳可导致血黏度增高及动脉粥样硬化，从而引发多种心血管疾病，如冠心病、脑卒中、腹主动脉瘤等。

⌘ 导致呼吸系统疾病。吸烟者患病的比例远高于非吸烟者。

⌘ 导致其他疾病。如不孕、阳痿、白内障、骨质疏松、消化道溃疡等。

⌘ 导致被动吸烟。根据2002年调查，82%的人在家庭、67%在公共场所、35%在工作场所接触二手烟。其中，90%的女性被动吸烟者是在家庭中接触二手烟；20 ~ 59岁男性在公共场所和工作场所接触二手烟的比例最高；与1996年相比，人们在公共场所接触二手烟的比例上升。

吸二手烟同样有害

二手烟有害物浓度更高。2006年美国卫生总监报告指出，与吸烟者本人吸入的烟雾相比，二手烟雾中致癌和有毒化学物质的浓度更高，因此，接触二手烟雾的非吸烟者发生心脏疾病的风险可提高25% ~ 30%，患肺部疾病的风险可提高20% ~ 30%。我国的调查研究显示，被动吸烟的妇女患脑卒中的危险性随丈夫每天吸烟量的加大而增高。

儿童吸入二手烟的危害更严重。据WHO估计，全球有接近一半的儿童生活在吸烟者家庭里。我国有1.8亿15岁以下的儿童生活在吸烟者家庭。2002年全国吸烟行为流行病学调查数据显示，虽然吸烟率稍有下降，但被动吸烟的状况没有任何改善。

而被动吸烟能导致儿童发生多种疾病。美国每年因治疗儿童被动吸烟所致疾病的花费高达10亿美元。调查显示，母亲吸烟，孩子患婴儿猝死综合征的危险性是其他孩子的2 ~ 3倍；如果家中有2人以上吸烟，危险性升高5倍；出生体重低的婴儿增高2.6 ~ 4.8倍；家长吸烟的孩子因呼吸系统疾病而住院的几率是其他孩子的1.5 ~ 2倍；吸二手烟还能引起婴幼儿支气管炎、肺炎、哮喘和中耳炎的风险，不仅发病频繁，而且一旦发病，病情更严重。

远离烟害有良方

家长做榜样

中国有句古话叫“上行下效”。研究表明，家长吸烟，子女成为烟民的比例高于不吸烟家长的子女。因此，家长即使不为自己的健康着想，也要为了孩子的健康坚决戒烟。要告诉孩子，烟草成瘾后很难彻底戒断，而目前的医疗水平不足以治疗吸烟相关疾病，最终使大约1/4以上的吸烟者在壮年时期死于各种吸烟相关疾病。

揭穿骗术 避免诱惑

为了推销烟草，烟草公司常在烟盒上标明“低焦油”，“含中草药，具有保健功能”，或有“橘子味、香蕉味”。有的烟草公司还在青少年中开展宣传活动，传播“吸烟是成年人的选择，青少年不要吸烟”的理念。但实际上，每个青少年都希望尝试成年人所能做的事情，并不真正了解吸烟的危害——一旦成瘾，戒烟很难，危害很大。因此，需要学校、家长和社会的共同努力，避免孩子们受到诱惑。

戒烟成功5步骤

成功戒烟通常需要经历5个阶段：

思考前阶段：尚未形成戒烟动机，但可能会在6个月内有所改变。

思考阶段：已有戒烟动机并认真考虑于6个月内开始戒烟，但尚未确定具体日期。

准备阶段：准备采取行动，定于1个月内的某日停止吸烟。如果有环境因素的影响，如公共场合控烟、患病或医务人员的积极干预等，能使吸烟者提前进入行动期。

行动阶段：已开始戒烟，并有一段时间不吸烟，但不到6个月。

维持阶段：持续不吸烟达6个月以上。在此阶段，遇到开心或不开心的事情，都是复吸的高诱发时机。提前做好心理准备，被诱惑的几率就小。

一旦复吸也不要气馁，因为复吸是常见现象，一般完全成功戒烟者总要经历这个过程。只要重新开始，最终是完全可以成功戒烟的。

抓住20岁这个坎儿

吸烟容易戒烟难

很多人以为，今天我吸烟享受吸烟的乐趣，明天身体不好了，戒掉就是了。实际上，戒烟是很难的。因为烟草中的尼古丁是高度成瘾的物质，一旦成瘾，彻底戒除有一定的困难。

英国有两位流行病学家从20世纪50年代起就开始追踪近4万名注册的临床医生，研究持续了50年，并不断在英国的医学期刊上发表研究结果。开始时，英国男性医生的吸烟率是70%。他们告诉医生，虽然有丰厚的收入和最好的医疗照顾，但如果吸烟，医生也会患上肺癌和冠心病；如果不戒烟，医生也会提早10 ~ 15年撒手人寰。得到这些知识，医生们开始戒烟。但即使是患了冠心病的医生，也仅有不到一半的人能够摆脱尼古丁的依赖，告别卷烟。可见，戒烟不是一件容易的事情。据观察，通常平均经过7 ~ 10次的努力，戒烟才能成功。

但在加拿大和澳大利亚，两年前戒烟成功的人数已经超过吸烟的人数。其主要原因是政府进行了大范围、高强度的宣传，并将烟草制品大幅度提价，严格执行了100%的无烟政策，同时有方便、周到的戒烟服务，如戒烟热线、网站和门诊。

九成吸烟始于青少年

90%的成年吸烟者始于青少年时期。在高收入国家，80%以上的吸烟者在18岁前开始吸烟。在中等收入国家，吸烟者多在20岁左右开始吸烟，其中近一半人会养成吸烟的习性。如果20岁前不吸烟，则成人后吸烟的可能性大大降低。

研究表明，青少年正处在发育时期，比成人更易于吸收毒物。毒物不仅能损害心脑血管、呼吸系统，还能使思维迟钝，记忆力减退，影响学习。多数吸烟的青少年能很快对尼古丁成瘾，而酗酒和吸毒者最开始使用的成瘾物品正是卷烟。

由上可见，预防青少年吸烟成了降低吸烟相关疾病发病率的关键。

四个认识误区

误区1：戒烟容易生病

有人认为，多年吸烟，身体已经习惯了烟草，一旦戒烟，身体容易失去平衡而生病。比如戒烟后，有人得了肺癌。事实上，患肺癌的原因不是戒烟，而是长期吸烟的结果。大规模的流行病学研究结果显示，戒烟者患各种疾病的危险性均呈下降趋势，而癌症的发病风险下降速度最慢，10年后才会显示出来。

误区2：少吸或吸低焦油烟无害

有人认为，每天吸几支烟或吸过滤嘴烟就能减少焦油的吸入，减少患病的危险。实际上，烟草吸入没有安全剂量，吸烟再少，烟草内所含的焦油再低，吸烟者及其周围的人仍会吸入数百种有毒的化学物质，照样对身体有害。

误区3：岁数大了戒烟太迟

戒烟的确是越早越好，但实际上，无论何时戒烟，都对保护肺功能等身体机能有明显的好处。邓小平同志在医生的劝导下，86岁才戒烟，而且从决定戒烟后的第二天开始就一根也不再抽，值得学习。

误区 4：吸烟能使身材苗条

吸烟对舌头上的味蕾有一定的破坏作用，以致难以品尝出食物中的味道，因此吸烟具有一定的抑制食欲的作用。但利用这种方法保持正常体重是一种很危险的做法，结果往往得不偿失。因此，建议需要减轻体重者不要用吸烟的方法来抑制食欲，而应通过运动和改变膳食习惯的方式安全减肥。

【你问我答】

问：吸烟可以缓解紧张情绪，戒烟后怎么办？

答：吸烟只能满足您的身体对尼古丁的需求，紧张只能因吸烟而暂时缓解。但吸烟的同时能增加心跳次数，升高血压，并不能真正放松。戒烟时，您可以到戒烟门诊，医生有各种方法帮助您安全缓解紧张情绪。

问：您是否已经做好戒烟的心理准备？请回答以下 8 个问题：

1. 您要为自己戒烟吗？
2. 戒烟是您第一件要做的事吗？
3. 您曾否戒过烟？
4. 您相信吸烟会危害您的健康吗？
5. 开始戒烟很难，您是否有决心？
6. 您的亲友愿助您一臂之力戒烟吗？
7. 除了健康的理由，您有其他戒烟的理由吗？
8. 如果烟瘾复发，您会再尝试吗？

答：如果有 4 个以上为肯定的答案，说明您已经准备好戒烟了，祝您成功！如果肯定的答案不到 4 个，那么，您戒烟的时机尚需与专家商量。

问：少吸烟、吸淡烟，危害会小些吧？

答：少吸烟、吸淡烟比不吸烟者得病的人数还是多好几倍。因为为了满足尼古丁的需要量，吸淡烟时会吸得更深，对身体的损害不会减少。

问：戒烟后体重会增加吗？

答：由于烟草中的尼古丁有一定抑制食欲的作用，并能增加人体的基础代谢，加上吸烟能使胃肠道黏膜血管收缩，影响营养的吸收，因此如果没有医生的指导和使用药物进行辅助，大部分人的体重会出现波动。戒烟最好有专业医生的指导，提前注意增加运动，控制饮食。

问：吸一支烟算复吸吗？

答：在完全戒烟的情况下偶尔吸一支烟不能算复吸。但在整个戒烟过程中，我们的要求是不吸一支烟，特别是在戒烟前3周。

问：戒烟应突然戒还是慢慢戒？

答：如果突然戒烟，建议您寻求医生帮助以获得替代品。否则，建议您逐渐减少烟量，到每天只吸几支烟时制定戒烟日期，然后突然戒断。

问：戒烟后会生病吗？

答：如果没有帮助，完全凭毅力戒烟，戒烟者会出现戒断综合征，即老百姓所说的生病。因为体内尼古丁水平突然下降，可使身体不适应，导致易怒、焦虑、坐立不安、失眠、体重增加、焦虑或抑郁、血压及心率波动、肌肉及骨骼不适等。

目前已有科学的戒烟方法，如专用药物。在专业医生及机构（如戒烟热线）的帮助下，戒烟会变得轻松，成功率会提高3～4倍。

问：克服不了烟瘾怎么办？

答：每次烟瘾来时不要立刻拿起烟，您可以忍耐一下，观察烟瘾持续的时间。一般每次烟瘾持续的时间也就三五分钟，熬过这三五分钟，烟瘾就过去了。随着每次努力，烟瘾持续的时间会逐渐缩短，烟瘾到来的间隔时间会逐渐延长。为了克服烟瘾，您可以采取喝水、深呼吸、转移注意力、运动等方式。

司机请遵守三大纪律八项注意

【专家档案】

王正国 中国人民解放军交通医学研究所名誉所长，中国工程院院士

【热点提示】

- 我国的道路交通事故和伤亡人数目前居世界前三位。
- 司机是多种疾病的高发人群。
- 提高司机交通安全及自我保健意识，自觉遵守交通法规和自我保健，是保障司机健康的必由之路。

驾驶员健康问题日益突显

我国交通安全形势严峻

随着我国城乡道路建设的飞速发展，我国机动车保有量不断增加。但由于道路安全条件的整体水平还比较低，低安全性能的车辆仍占有较大的比例，加上道路交通使用者的法制意识相对淡薄，以致我国交通安全形势相对严峻。我国道路交通事故致死人数已在2008年降为7.35万人，但仍居世界前三位。我国道路交通事故致死率在20%左右，是日本的25倍。资料显示，发达国家万车死亡率普遍在2%以下，如美国为1.77，英国为1.1，加拿大为1.2，法国为1.59，澳大利亚为1.17，日本仅为0.77，而我国为4.33。

职业驾驶员：疾病高发人群

原因1：职业特点。工作时间长，工作任务重，存在较高的职业风险。

原因2：不良作业因素。长时间采取被迫体位、精神高度紧张、担心发生车祸和被劫等。

在这些不良因素的共同作用下，职业司机成为多种疾病的高发人群。在对机动车驾驶员职业危害的调查中发现，出现头昏、疲乏、记忆力减退、易激动、咽干、咳嗽、消化不良、便秘等自觉症状者普遍存在，患有一种以上慢性病者高达六成，其中，高血压、脊椎病、胃病、关节炎的患病率较高。

私家车驾驶员：健康隐患不容轻视

⌘ 容易肥胖。长期以车代步，缺乏必要的运动，容易肥胖。

⌘ 腰背酸痛。驾车姿势不正确、持续驾车时间过长、路况不好而车速较快或操作过猛导致车体剧烈颠簸等，均能损伤脊椎和肌肉，产生腰背酸痛、颈部不适等病症。

⌘ 骨关节病变。汽车的震动会通过方向盘传递给人体，长此以往，易导致肌肉痉挛和萎缩，甚至使骨关节发生病变。

⌘ 易引发胃病。经常不按时吃饭，胃酸及各种消化酶会对胃黏膜造成损害。

⌘ 头晕。长时间开空调可致头晕。

⌘ 诱发冠心病。长时间高速行车会影响心血管功能，甚至诱发冠心病等。

因此，驾驶员应重视开车所带来的健康问题，使自己成为健康的驾驶人。

严格遵守三大纪律

纪律1：严格遵守交通法规

为规范交通秩序，减少交通事故，保障交通畅达和人员安全，国家制定了严格的交通安全法，各地还结合当地情况制定了相关的实施条例。但由于部分人的交通法规意识比较淡漠，目前违反交通法规的现象仍比较普遍。其中，由机动车导致的事故致死率在90%以上。统计结果显示，机动车驾驶人的违法行为以未按规定让行、超速行驶、无证驾驶等为多见。行人违法导致事故的比例达11%。随意横穿机动车道的现象十分普遍，部分行人甚至存在“汽车不敢撞我”的侥幸心理。

保证交通活动安全的根本措施是：

⌘ 各类道路交通参与者各行其道。

⌘ 认清各种交通标志和设施，按交通信号通行，服从警察的指挥。

⌘ 行人严禁穿越快速车道，严禁翻越交通护栏。穿越无专用人行道的道路时，先左看后右看，在确认安全时快速通过。

纪律2：严禁酒后驾车

酒后驾车已被WHO确定为交通事故的主要致死原因。根据专家的研究，其原因主要为：

⌘ 行为失控。饮酒数分钟后，驾驶员的自我中心倾向增强，行为更具冲动性，其动作准确度明显下降。常表现出身体摇晃、言语不清、答非所问、定向障碍和打瞌睡。其驾驶行为主要表现为行驶缓慢、弯曲行驶、行驶中突然转向或停止、撞击静止车辆或其他物体等。

⌘ 反应时间延长。酒后驾车可出现注意力分散，视物模糊，对红绿灯、交通标志、标线的辨别能力下降，以致对道路、环境、人员、车辆动态信息感知障碍，进而造成判断和操作失误。

另外，药物的作用与酒精的作用类似，也会导致人体出现欣快感、幻觉、情绪及活动力亢奋等症状，最终导致严重的交通事故。值得注意的是，在我国，人们对于服用成瘾性药对驾驶行为的影响尚普遍缺乏认识。

纪律3：不开问题车、斗气车

问题车：包括存在故障隐患的车，无牌、套牌、拼装、报废的车辆。其共同特点是存在严重的安全隐患，常在行驶过程中突然发生障碍，使驾驶员措手不及而导致严重事故。一旦驾驶问题车时发生交通事故，驾驶员将会承担相应的法律责任。

斗气车：喜欢开斗气车的人一般在出现强行抢道、强行超车等情况时，很容易发生冲动行为，例如用追、超、夹、别等方式来报复对方。但是，这些行为极易导致交通事故。所以说，开斗气车是一种不计后果、得不偿失的幼稚行为。

心中牢记八项注意

注意1：恶劣天气少开车

大雾、暴雨、冰冻、风雪等恶劣天气极易引发交通事故，包括因暴雨引发的山洪也常致车毁人亡，因此在恶劣天气应少开车。如必须出行，应采取以下措施：

⌘ 大雾天。由于能见度低，不能及时发现危险，因此必须保持低挡高转速慢速行驶，与前方车辆始终保持10米左右的距离。

⌘ 冰雪天。由于路面结冰可影响车辆的制动性能，所以容易因刹车性能下降而导致交通事故。因此，驾驶员必须采取慢速行驶和与前方车辆始终保持10米以上距离的防护措施。

⌘ 暴雨天。①切忌开快车，更不要猛拐弯。②在路面积水的路段，司机应下车巡视，保持低挡高转速慢速通过，避免发动机进水。③出行之前应检查或更换雨刮器，防止其扫水能力下降而影响前方视野。④定期检查轮胎磨损情况，及时更换磨损轮胎，保持中低速度行驶，避免在胎面和路面间形成水膜，造成汽车跑偏、甩尾和制动距离延长。

注意2：常自律不开快车

⌘ 反应需要时间。从驾驶员发现情况到做出反应需要一定的时间。而车速影响驾驶员的动态视觉，速度太快，视野范围变窄，往往不能及时发现周边的危险状况。同时，车速越快，驾驶员发现危险情况的能力越差，需要的反应时间越短，甚至没有反应时间就已酿成大祸。

⌘ 避免机械性能发生变化。车辆行驶速度过快，首先是某些机械性能会发生变化，可危及行车安全；其次可能导致制动距离增加而酿成事故。

车辆安全性再好，也只能是在特定范围内对人体提供良好的保护。若车辆速度过快，由于车辆的动能与速度的平方成正比，发生事故时也会对驾乘人员或行人造成致命的伤害。

注意3：夜间行车需减速

由于夜间车少、行人少，因此很多驾驶员喜欢快速行使。但是夜间行车时，驾驶员只能有效观察到灯光照射到的地方，不能有效观察周边环境，以致常常发生车辆与车辆的侧面碰撞和车辆与行人碰撞的交通事故。此外，由于驾驶员视距缩短，又比较疲劳，反应能力下降，所以在遇到紧急情况时，往往因不能及时反应而造成交通事故。

注意4：身体不适不开车

身体不适开车对安全的影响可以与酒后开车相提并论。因为驾驶员身体不适容易导致注意力分散和反应能力下降。比如患严重感冒时，驾驶员可能在行车过程中因为头晕而把油门当成刹车踩。或者因为一个咳嗽或喷嚏而错过应对突发情况的时间，因操作失误或躲闪不及而酿成交通事故。服用药物后开车也同样危险，因为很多药物会使人产生疲倦、嗜睡等副作用。

如果在行驶中驾驶员出现身体不适，应尽量集中注意力，逐渐降低车速，打转向灯缓慢靠边，切忌紧急刹车和猛打方向，以免发生事故。

注意 5：睡眠不足不开车

人在睡眠不足时往往会出现头昏脑胀、反应迟钝、四肢乏力、动作不稳、眼睑拉紧、频繁地打哈欠等情况，同时视野变窄、注意力与判断力下降，甚至产生幻觉，极易发生交通事故。

注意 6：开车 2 小时要休息

由于开车时动作单一，特别是高速公路上路况单一，而驾驶员却始终处于高度紧张状态，因此开车时间过长就容易出现头昏脑胀、疲倦无力、反应迟钝、动作不协调等状况。据调查，40% 的高速公路死亡事故一般是因前车低速行驶，后车疲劳驾驶而发生追尾所造成的。因此，在连续开车 2 小时后，驾驶员最好到就近的服务区停车休息，待缓解疲劳后再上路。但千万不要在高速公路应急车道上停车休息，否则更容易引起追尾等碰撞事故。

注意 7：按时吃饭不能误

不按时吃饭对身体的危害主要表现在以下几个方面：①导致低血糖。大脑的耗糖量约为每小时 5 克，如长时间未吃饭，可致血糖过低，使大脑反应迟钝，注意力分散，操控能力下降。②易引发胃病。若经常不按时吃饭，胃酸及胃内的各种消化酶会对胃黏膜层造成损害，甚至引发胃炎及溃疡病。③导致糖尿病。研究表明，经常白天不按时吃饭，晚上大吃一顿，容易导致代谢紊乱，使空腹血糖水平升高，胰岛素反应时间延长，逐渐引发糖尿病。

需要提醒驾驶员朋友的是，不要拿蚕豆、花生等小食品或水果充饥，因为这些食品不是营养匮乏，就是容易引起低血糖，尤其是吃荔枝更容易使血糖降低。

注意 8：坚持锻炼不放松

身心健康是安全驾驶的最基本保证。对驾驶员来说，参与有规律的锻炼可以保持充沛的精力和良好的控制力。中老年驾驶员经常锻炼，还能有效地预防心血管疾病和骨质疏松症，改善消化、呼吸功能。

【你问我答】

问：司机怎样吃饭才能保证健康？

答：①早餐要吃好。因为不吃早餐很容易发生低血糖。有关部门针对126名不吃早餐的司机进行了调查，结果发现，其中有29%的司机由于低血糖而发生过交通事故。②尽量做到饮食多样化。人们缺乏B族维生素时，容易情绪不稳，丢三落四；缺乏尼克酸时容易情绪低落，爱发脾气。补充这些营养的方法最好是经常吃些粗粮和瘦肉。每天选吃猕猴桃、鲜枣、柑橘、辣椒、西红柿、菠菜、胡萝卜等蔬菜和水果，能使人体摄入充足的维生素C，有利于解除疲劳。夜班司机还应注意吃些鸡蛋，以补充维生素A、D。③多吃碱性食物。如蔬菜、水果、豆类制品、海藻类、茶、咖啡、牛奶等，有利于保持头脑清醒。④晚餐应占夜班司机一天总热量的30% ~ 50%。宜选用高蛋白食物，进餐时间应安排在工作前的一小时。⑤常备白开水和零食。由于驾驶室温度较高，司机体液丢失较多，所以平时应多饮水。为防低血糖，还可常备些糕点。⑥避免进食不洁食物和暴饮暴食。注意少吃糖和脂肪含量高的食物，控制盐的摄入量。

问：汽车着火该怎样抢险？

答：驾驶员应不携带易燃易爆品，定期检查车况，及时处理事故隐患，并配备合适的灭火器。

一旦汽车着火，驾驶员应立即停车，关闭油箱开关，同时打开车门，让乘务员或乘客迅速逃离。然后迅速取下灭火器，将火焰扑灭。若着火范围较小，又无灭火器，可用车上现有的物品进行覆盖。着火面积大时，可用路旁的沙土、冰雪进行覆盖或拦截过往车辆，索取灭火器材；如果火情危及车上货物，应在扑救的同时迅速把货物从车上卸下。无论发生何种情况，都务必做好油箱的防火防爆。切忌起火时打开引擎盖而增大火势。

当车厢内货物失火时，驾驶员应将汽车驶离人员集中场所，并向消防队报警。如果火势过大无法扑灭，应劝阻围观群众远离现场。

如果汽车在加油过程中失火，需立即停止加油，迅速将车开出加油站，用灭火器或衣服等将油箱上的火焰扑灭。如果地面有流散的燃料在燃烧，可用灭火器或沙土灭火。

如果汽车在停车场失火，应视着火车辆的位置，组织人员疏散周围停放的车辆。

如果是公共汽车失火，首先要稳定乘客的情绪，同时开启所有车门，让乘客下车，再组织扑救火灾。如果着火部位在汽车中间部位，应引导乘客从两侧下车。如果车上线路被烧坏，车门无法开启，可疏导乘客从就近的窗户下车。如果火焰封住了车门，车窗因人多不易下去，可用衣物蒙住头从车门处冲出去；如果衣服着火，可以迅速脱下衣服，用脚将衣服的火踩灭，也可以用衣物拍打或用衣物覆盖火势以灭火，或就地打滚压灭衣服上的火焰。救火时不要张口喊叫，以免烟火呛伤呼吸道。

问： 翻车后如何自救?

答： 驾驶不当、天气恶劣及路况复杂等都可能导致翻车。重心偏高的车容易翻车多为不当操作所致。如高速行驶时，过度调整方向能使车辆失去控制，导致汽车侧滑而翻车。在恶劣的气候条件下，如路面的积水、积雪或冰面能使车辆轮胎与地面之间的摩擦系数变小，车辆在刹车过程中容易因侧滑而翻车。因此，控制车速和过度调整方向是避免车辆失控、预防翻车的有效方式。同时，使用安全带能大大降低翻车事故中驾驶员的伤亡程度。资料显示，多数翻车事故中的受害者是因部分或完全被抛出汽车而致死的。

当驾驶员感到车辆不可避免地要倾翻时，应尽力使自己保持镇静，迅速将车辆熄火，防止因燃油泄漏而引起短路。同时要紧紧抓住方向盘，以固定身体，并随车体翻转。如果想在翻车时跳车，应向车身翻转的相反方向跳跃，切忌顺着翻车的方向，以防被车体压伤。落地时，应双手抱头，顺势向惯性的方向滚动或跑开一段距离，避免遭受二次损伤。

当车辆翻滚停下之后，驾驶员应首先报警要求急救。然后自我检查双腿、双手的感觉和运动功能是否受损，双侧是否对称。如出现感觉或运动障碍，或两侧感觉或运动功能不对称的情况，在逃离车辆时应尽量不过伸或过弯脊柱，以防加重对脊髓的损害。如无明显表现，可将双腿弯曲，用力踩住方向盘两侧的面板；双手用力撑住车顶，感觉身体基本可以撑住时，尝试解开安全带，以背部着地，小心不要碰到头；顺势侧转身，打开副驾驶侧车门后爬出；爬出车门时，先确认旁边没有车辆通过；如果车门无法打开，可敲碎副驾驶侧车窗玻璃逃生。敲击玻璃的任意一角，玻璃即可全部碎成小块。

夏天　我们到海滨度假去

【专家档案】

陈　刚　中国煤矿工人北戴河疗养院医疗部主任

王　俊　南京军区鼓浪屿疗养院院长

【热点提示】

- 我国是世界上海滨度假和疗养胜地最多的国家之一。
- 现代生活更需要弛张有度。
- 掌握适宜的时间、地点、项目和注意事项，能使度假休养事半功倍。

度假：现代生活不可或缺

随着现代社会生活节奏的日益加快，人们的大脑皮层常处于高度紧张的状态。而大脑皮层中的各个功能区决定着以下丘脑、垂体 - 内分泌系统 - 器官和组织为轴心的全身健康状态。

在正常情况下，人一生心脏搏动的总次数是个恒量，大约为 25 亿次。因此，从理论上说，心率快的人寿命要比心率正常者短。然而调查显示，心率≥ 80 次 / 分的人群正在增加，患有高血压、高血脂、糖尿病、痛风等慢性病的人群也在增加。不少女性 40 岁出头就绝经，雌激素分泌水平迅速下降，身体降解低密度脂蛋白（有害部分的胆固醇）的能力减弱，动脉硬化和机体衰老的进程加快，血液循环系统疾病和癌症的患病风险增大。男性功能不全者亦不在少数。

形成这种局面虽然与每个人的遗传因素有关，但现代社会生活节奏的日益加快也是一个不容忽视的客观因素。因此，处在现代生活的人们更需要弛张有度，以便从大脑和神经系统的水平上调整内分泌，使全身的器官和组织保持正常的状态。

休年假已成为制度

正是由于上述原因，我国政府已经严格规范了年假制度。例如，国务院颁布了《机关事业单位工作人员带薪年休假实施办法》和《职工带薪年休假条例》等，而且明确规定国家法定休假日、休息日不计入年休假的假期。今年党和国家领导人又将“让人民生活幸福，劳动者有尊严”的理念写入《政府工作报告》。

海滨度假的好处

海滨地区的海拔为零，这里不仅环境优美，还富含各种对人体极为有益的自然疗养因子。现代疗养学认为，所谓自然疗养因子是指适宜的气候、充足的日光、清澈的海水、无边的森林、多样化的植物及美丽的景观等。同时认为，这些自然疗养因子是调节大脑皮层和神经中枢，使之进入最佳功能状态，进而促使全身器官和组织协调活动的“环境良药”。

生理指标趋于正常

当人们伫立在岸边极目远眺海天相连的景色，往往会忘记忧愁与烦恼，使整个身心舒展开来，身体的各项生理指标，如心率、血压、呼吸和脉搏等会逐渐接近正常值，甚至连人们的思维和行为方式都会发生显著变化。在长期的疗养工作实践中，我们发现血压异常（无论高和低）者到海滨疗养生活一段时间，在排除药物动力学的作用后，其血压会有明显的趋向正常的表现。

员工心态得到调整

我们还观察到，在某些单位组织到海滨度假的员工中，有些人之间曾因各种原因心存芥蒂，甚至长年互相见了面连句话都不说。通过一段海滨度假生活，员工们既增加了历史知识，提高了人文修养，相互间的关系也逐渐变得和睦了。为促进企业更好地发展，目前不少企业已将安排员工到海滨度假作为制度。

防止“被度假”

度假前，单位（或个人）最好直接打电话或通过网络与拟选择的海滨疗养院联系，并安排人员进行实地考察后再作出决定。这样既可以省略不必要的中间环节，还有利于保证度假者真正过上质量较高的度假生活，而不至于陷入“被度假”、“被疗养”、“被旅游”、“被购物”的状态，以致完全失去度假的意义和疗养的效果。

此外，还应做好以下选择：①适宜度假者。凡是没有严重的循环系统疾病，身体一般状况尚可的人都可以去海滨度假。②适宜的时间和地点。我国适宜度假的海滨地区包括北戴河、大连、兴城、蓬莱、烟台、青岛、鼓浪屿、北海、三亚等。一般夏、秋季节可选择北戴河、大连、青岛和烟台等北方的海滨地区；冬、春季节可选择鼓浪屿、北海、三亚等南方的海滨地区。

海滨度假常识

很多人在海滨度假喜欢自己选择宾馆、饭店。由于缺少专业人员的指导，就需要在度假前了解一下海滨度假的常识：

⌘ 办理意外人身伤害保险。在宾馆、饭店要注意索要费用收据和发票等单据，其中也含有人身保险的意义。

⌘ 保管好所携带的现金。度假时携带的现金可分几处携带，或寄存于宾馆、饭店，或以银行卡的方式支付。

⌘ 随身携带小药盒。里面应放些速效感冒胶囊、抗生素、安定片、创可贴、扑尔敏、藿香正气胶囊、速效救心丸、颠茄片等常用药品。

⌘ 防止“被购物”。不要购买海边个体商贩所吹嘘的生猛海鲜，因为上当的几率接近 100%。一旦发生类似不愉快的事情，就会大大影响度假的氛围和情趣。

⌘ 注意天气变化。海滨地区的昼夜温差较大，因此早、晚需添加衣服。

⌘ 注意饮食安全。不要吃无照摊贩出售的海鲜和盒饭。痛风患者最好别碰海鲜和啤酒。

⌘ 不乘坐个体游船或游艇出海兜风。不少人在初次下海之前并不知道自己会晕船、晕海，凭着一时高兴就上了船。可是没等游船和游艇开出岸边多远，就出现了头痛、头晕、呕吐等剧烈反应。更为危险的是，有些个体游船或游艇没有营运执照，安全防护没有保障，特别是那些速度快、体型小的个体游船和游艇。

⌘ 年长者应佩戴胸卡。年纪较大（60 岁以上）的度假者最好佩戴一个胸卡，上面标明简单的个人信息，以备他人在出现紧急事件时了解、使用。

⌘ 度假结束前不安排远途观光或夜间活动。为确保按时返回原居住地，在结束度假和疗养前应及早休息。

千姿百态的海滨胜地

鼓浪屿

地理位置：鼓浪屿位于台湾海峡北侧，四面环海。

气象条件：受海洋影响，鼓浪屿冬无严寒，夏无酷暑。年平均气温为20.9℃，最高气温为38.5℃，最低气温为2℃。日平均气温在10℃以上的天气可持续342天。年平均日照时间2233.5小时，7月的最高日照时间为281小时。年平均相对湿度77%，6月的日平均相对湿度最大，为86%。年平均气压为1.0059×10^5帕，12月平均气压最高，8月最低。空气中负氧离子含量超过WHO规定的标准，日平均值为每毫升894个。这里的海水温度年均21.6℃，9月的海水月均温度最高，为28.1℃；2月最低，为15.1℃。7、8、9月海水平均温度为27.9℃，非常适合海水浴。

度假特色：鼓浪屿是我国第一个实行ISO14000国际环境管理的景区，素有“海上花园”之美誉。这里是民族英雄郑成功史迹保存最为完整的区域之一。现代妇产科医学奠基人林巧稚、语文现代化先驱卢戆章等60多位名人故居、陵墓都建在这里。鼓浪屿还有全国第一的人均钢琴拥有率和全国唯一的钢琴博物馆，被中国音乐家协会命名为“音乐之岛”。这里海滨浴场点多面广，并开展了潜水项目。

海南岛

地理位置：地处热带，与美国夏威夷的纬度相近。

气象条件：海南岛属热带季风气候，长夏无冬，素有“天然温室”之美称。年平均气温为23℃～25℃，2月最冷时平均气温为16℃～20℃，8月最热时平均气温为25℃～29℃。

度假特色：整个海南岛有长达1528公里的海岸，遍布世界一流的旅游资源。这里四季鸟语花香，所孕育的热带雨林和红树林为中国少有的森林类型。已发现的植物有4200种，占全国植物种类的15%，有近600种为海南特有，具有特殊的自然疗养功能。同时，热带雨林里还有许多可供观赏的野生动物。

在北国千里冰封之时，这里依然暖风和煦。除了1～3月，人们都可以下海沐浴。这里的沙滩质地为轻逸的银白沙，其松软程度更适宜老人和女性的身体需要。此外，这里也开展了潜水项目。

北戴河

地理位置：背倚燕山，南临渤海。其海岸线达18公里。

气象条件：北戴河属于海洋性气候，春无风沙，夏无酷暑，冬无严寒。年均气温为 10.62℃。7 月的日平均气温最高，为 23℃，日温差为 6℃左右。年平均相对湿度为 60.6%，7 月为 82.1%，1 月为 47.5%，其余月份均在 50% 以上。平均风速为 2.24 ~ 3.20 米 / 秒，夏、秋季多东北风。年平均气压 1.0379×10^5 帕，7、8 月平均气压最低，12 ~ 2 月最高。在一年当中，晴天能达到 280 天左右，且阳光辐射时间长，空气中紫外线含量丰富。

度假特色：这里以海水清澈、海平浪静、海滩舒缓和海沙细软著称于世，是天然的海水浴场，且设施完备。度假者的居住地距海岸通常为几米至几百米。海水冲击海岸时可产生大量的负氧离子，空气中含有大量的钠和氯离子及其他微量元素，空气十分清新。

大连

地理位置：地处辽东半岛南端，三面环山，一面临海。

气象条件：大连的年均气温为 10.4℃，7、8 月最热，平均气温为 23℃左右，日温差很小。年均相对湿度为 66%，7、8 月分别为 86%、82%，其余各月均在 50% 以上。年平均气压为 1.0053×10^5 帕。7 月的最低风速为 5 米 / 秒，最大风速为 30 米 / 秒，多为南风。全年大约有 227 个晴天，日照充分，紫外线充足。

度假特色：大连夏季 1 米深处海水的温度为 20℃ ~ 25℃，沙滩的沙温为 30℃ ~ 39℃。空气中的负氧离子平均含量为每毫升 2337 个，以碘和铁离子居多，尘埃和微生物较少。大连的沙滩质地为较细腻的金黄沙，导热和蓄热力较强，使人感觉柔润而温暖。

海水浴的三大好处

增加乐趣 改善睡眠

沐浴在海水中，能通过海水的拍击和人们之间相互的嬉戏，大幅度增加人们的乐趣，使食欲和睡眠都得到调整，进而使各组织器官的功能得到康复。

消耗脂肪

进行海水浴不仅能通过运动而使神经、骨骼和肌肉处于协调状态，消耗多余的脂肪，还能使身体皮肤浸润在海水 90 多种化学物质中。由于皮肤是具有通透功能的组织，因此在与海水的接触中，皮肤可以把对人体需要的物质吸收到体内。

增强意志力

不少领袖人物喜欢到大海里畅游，这种劈波斩浪的爱好是他们的性格使然。而对于体格健壮的小伙子来说，到大海里畅游则不失为一种进行意志锻炼的好方法。但这绝不适合于一般人群，尤其是年纪大、体力差的人。

海水浴的八个注意事项

⌘ 适宜时间为伏天和下午。

⌘ 在北戴河、大连、青岛海滨，一般从入伏第一天起到9月上旬为进行海水浴的最佳时间。这个时间段的海水温度比较符合人体的生理要求。而在鼓浪屿、三亚等南方的海滨，除了1～3月，几乎全年都适宜进行海水浴。时间宜选择在13～15时或16～18时。

⌘ 每次持续的时间一般不应超过两小时。

⌘ 避免空腹，并应提前排净大小便。切忌酒后游泳。

⌘ 下海前需适当活动四肢，以免下水后发生肌肉痉挛。

⌘ 海水浴后要用温水将全身冲洗干净。

⌘ 上岸后可视情况适量饮水和进食。

⌘ 千万不要游向深水区。要充分考虑自身的体能，以确保能顺利地游回来。

日光浴、沙滩浴的一大好处

人体对钙质的吸收是有条件的——体内必须合成足够的维生素D。而进行日光浴、沙滩浴的最大好处是能促进人体的皮肤组织合成维生素D，促进钙质的吸收，进而强健骨骼。

日光浴、沙滩浴的五个注意事项

⌘ 不要超过两小时。最好与海水浴同步进行，并控制在两小时以内。

⌘ 涂抹防晒霜。尤其是对日光过敏者，应在外出和到海滨浴场前涂抹标号较高（如系数为30）的防晒霜，同时打遮阳伞。一旦皮肤出现了红肿热痛甚至水疱，即可视为紫外线灼伤。处理办法为：先以温水冲洗，然后敷紫外线烫伤膏。药膏外包装上必须标有“国药监（准）字号”的字样。对稍大的水疱可用消毒过的针轻轻刺破，引出液体后再敷上烫伤膏。此时，最好保持皮肤干燥，不再下水游泳，以免并发细菌感染。

⌘ 配戴太阳镜。眼睛与皮肤有相似之处，即容易受到紫外线的损伤。因此，在进行日光浴、沙滩浴时应配戴太阳镜。

⌘ 睡前用温水洗澡。不要用碱性强的香皂或肥皂，沐浴后应使用护肤品。

⌘ 不吃刺激性强的食物，比如辣椒、白酒等。

特别提示

鼓浪屿和海南三亚等浴场开展了娱乐性的潜水项目，潜水者可在潜水过程中亲眼观察到五光十色的海底世界，从而极大地增加海滨度假的情趣，但潜水者必须严格遵守潜水规则：

⌘ 儿童、中老年人、游泳技术不佳及慢性病患者不宜潜水。

⌘ 尽管有专人进行水下保护，但潜水者仍应在潜水前购买保险，并听从水下保护人员的指导。

⌘ 为防止海水损伤眼睛，下水前应戴好防水镜。

⌘ 穿着特制的潜水服。

⌘ 保持适宜的潜水深度。

⌘ 上浮时要缓缓而行，以防造成血管内气体栓塞，给机体造成严重损伤。

【你问我答】

问：疗养与度假有何区别？

答：疗养通常需要在特设的疗养院进行，医生通过对自然界中可用于医疗保健的物理、化学、生物因子的利用，同时配合其他适宜技术进行疾病的防治和康复。

以从事各种高危害行业（如煤矿、非煤矿山和化工行业）的产业工人和干部为例，全国总工会职工疗养事业处、国家安全生产监督管理总局和国家煤矿安全监察局职业安全卫生监督管理司等政府主管部门，高度关注和专门负责对全国高危职业危害的生产系统监管监察，并安排各种职业病患者（包括农民工）定期到指定的疗养地接受康复治疗。

近百年来的国内外历史和实践经验表明，安排劳动者进行疗养是提高社会生产力和推动社会进步不可或缺的重要举措。而有些企事业单位（特别是民营企业）至今仍未把职工疗养度假列入议事日程，甚至认为“工业化就得牺牲一代人的健康”，“《职业病防治法》得30年后才能够完善”等。这种短视观点和行为既不利于社会生产力的发展，更无益于建设以人为本的和谐社会。

问：哪些人疗养效果好？

答：研究发现，很多疾病的发病率逐渐增加与过快的生活节奏和精神压力过大有关。目前认为皮肤病、心血管病等慢性病和尘肺病患者进行疗养的效果比较好。

⌘ 神经性皮炎和心血管病等慢性病患者：海滨特有的自然疗养因子，如空气中充足的负氧离子、森林和花卉所释放的芳香族物质、美丽的海滨自然景观等，对于缓解神经性皮炎和心血管疾病都大有裨益。舒适的疗养生活和缓慢的生活节奏能有效解除患者的精神疲劳和身体创伤。

⌘ 尘肺病患者：除进行肺灌洗外，综合利用海滨特有的自然疗养因子（如充足的负氧离子、森林和花卉所释放的芳香族物质、美丽的自然景观等）和各种理疗方法（如电疗法、磁疗法、光和激光疗法、超声和次生疗法、热疗法），都能有效改善患者的肺功能，增强其免疫力并提高其生活质量。

⌘ 亚健康人群：亚健康是指因工作压力过大、精神紧张所致的介于无病和有病之间的中间状态，表现为脱发、斑秃、将军肚、高脂血症、不明原因的尿频、性能力或记忆力减退等。据统计，在我国，逾七成的媒体工作者处于亚健康状态。负责高职业危害生产企业的职业卫生与安全生产监管部门的工作者也处于次高危职业危害的工作环境中。

对于亚健康人群，行之有效的一种康复途径就是定期到海滨进行疗养，接受系统的康复治疗。为此，国家安全生产监督管理总局和国家煤矿安全监察局定期安排工作人员进行疗养，对有效改善亚健康、提高公务员体能和工作效率都产生了很好的效果，值得推广和效仿。

促进生态健康　需要你我参与

【专家档案】

潘顺昌　中国疾病预防控制中心环境所研究员

林景星　中国地质科学院地质研究所研究员

董金狮　国际食品包装协会常务副会长兼秘书长

【热点提示】

- 人的健康和地球生态健康密不可分。
- 建设生态文明，有利于维护人类健康，实现社会的可持续发展。
- 普及生态知识，强化生态意识，落实环保措施，是促进生态健康的重要途径。

生物多样性的七大作用

人的健康和地球的生态健康密不可分。地球生态健康的一个重要标志就是生物呈现多样性。目前已知，生物多样性具有以下作用：

- 为人类提供食物等多种生活和工业生产原料。
- 保持土壤肥力。如在几千年以前，黄河流域曾是一片十分富饶的土地，也是中华民族的摇篮。由于长期的战争及过度开发利用，这里变成了黄土荒坡和生物多样性十分贫乏的地区。近年来由于人工植树，沙漠化进程得到抑制，环境得到改善。
- 制造氧气。大气层中存在21%的氧气，主要归功于植物的光合作用。假如断绝了植物的光合作用，大气层中的氧气将由于氧化反应而在几千年内消耗殆尽。
- 净化空气。由于有汽车尾气、工厂废气及电磁辐射的污染，城市的空气往往不利于健康，尤其是在夏天。我们在减少汽车尾气污染、工厂废气污染、电磁辐射的同时，同样不能忽视生物多样性对于环境的清洁作用。

生物多样性是地球的空气净化器。而持续不断的砍伐已经使世界上近 500 种树木濒临灭种。这种情形就像一个被烟草损坏的瘾君子的肺，一块块地被破坏掉，最终地球的肺将不复存在。因此，必须禁止滥砍树木。树木的作用主要体现在以下几个方面：

⌘ 净化饮水。所有的生命都离不开水。生物的多样性、特殊的生态系统可以净化地球的水。森林、土壤、小溪与云彩一起运作和过滤，使所有的生命都能重新喝到干净的水。

⌘ 调节气候。树可以用它们的根保持水土。根在湿潮季节里吸水并在夏天放出水分，这是一种自然的调节方法。但是，目前地球的气候正在变化：海洋里珊瑚礁死亡，陆地上暴雨、洪水、泥石流和持续干旱在不同地区同时发生。这就是滥砍树木、破坏植被导致的恶果。如红树林是自然暴雨的良好缓冲区，当它们被砍伐后，这个缓冲区就不复存在了。生物多样性丧失后，大自然会以十分惨痛的方式教训人类。

⌘ 提供药物。植物为现代医药提供有效成分（如制作阿司匹林的成分）。顺势疗法也是大量地利用植物成分。从财富的角度看，世界上以植物为基础的药材总价值大约是 6000 亿元。不久前，专家在太平洋紫杉树和马达加斯加长春花中发现了用于治疗癌症的植物成分。或许某一天，人们还能从一株植物上发现杀死艾滋病病毒的植物成分。

然而，这些需求也有可能导致这些物种濒危。例如乌龟，中医用它入药已导致乌龟物种的衰退。因此，在向大自然索取物品时，人们需要保护生物的多样性，以便大自然能够储存现有的和未来需要抵制新的疾病时制造新药的所需成分。

生态文明与生态健康

什么是生态文明

生态是一种关系，是包括人在内的生物与周围环境间的一种相互作用关系。生态是一门学问，涉及哲学、科学、工程学或工艺学、美学和文化。生态还是一种反映天人关系的文明。生态文明一词，是由四大文明古国创造和延续下来的。早在 3000 多年前，我国就形成了包括道理、事理、义理和情理在内的人类生态理论体系，并依靠物质循环再生、社会协调共生和修身养性、自我调节的生态观，维持了 3000 年超稳定的社会结构，并以世界 7% 的耕地和水资源养活了世界 21% 的人口，形成了独特的华夏生态文明。

⌘ 城市生态文明说。在国外，生态文明属于人类生态学的范畴。20 世纪 20 年代，美国芝加哥学派提出把自然生态的一些原理应用到城市管理中，形成所谓的城市生态文明说。

※ 农业生态文明说。美国学者创造的土地伦理学反对以人为中心的伦理准则，提出在各种生产活动中应善待自然、土地、牧场和海洋，使其能够持续利用，形成所谓的农业生态文明说。

目前，人们的生态知识尚比较缺乏，生态意识相对薄弱。以沙尘暴为例：虽然沙尘暴带来了严重的危害，但它同时给海洋生物带来了营养物质，其碱性尘埃还能中和空气中的二氧化硫以减少酸雨的危害。这个生态学的简单常识却曾在互联网上遭到数万网友的抨击，甚至被列为“2006 年中国十大笑话”。这从一个侧面反映了在全社会普及生态知识、提高生态意识的必要性和紧迫性。

从生态学角度看，现代化的内涵已不是高能耗、高自动化、高消费的工业文明，而是低能耗、高效率、高活力的生态文明。而和谐社会应包括人与自然的和谐，经济的和谐，人类境界（如功利、道德、信仰等）的和谐以及社会（体制、文化、科技、管理）的和谐。

什么是生态健康

生态健康是指人与环境关系的健康。它不仅包括个体的生理和心理健康，还包括人居物理环境、生物环境和代谢环境，以及产业、城市和区域生态系统的健康。

如何保护生物的多样性

每个物种都是地球的“独生子女”。生物是一个团体，是一个大家族。各种生物相伴而生，相依为命。犹如鸳鸯，一个死去了，另一个也将随之而去。如果森林被“剃”光了，山里的猴、狼、虎、豹也会绝迹。保护生物的多样性，就是要保护每一个物种，保护一草一木、一虫一鸟，把它们当作我们的独生子女一样来对待。

保护生物的多样性必须保护环境。当环境污染时，轻则可引起单一或多个物种的死亡，重则可引起物种集群死亡和物种灭绝。而保护生物的多样性要尽可能做到以下几个方面：

不伤一棵树、一根草，不猎杀、不吃或不伤害任何一种野生动物

※ 防止外来物种的入侵。

一些退休人员或旅行者将植物或动物从家乡带到其他旅游目的地。而这些植物或动物并不适宜在新的地点生长，或是严重影响异地植物或动物的生长。例如，市场上销售的毫无药用价值的巴西龟引入我国后，严重影响了我国有重要药用价值的乌龟品种中华龟的生长繁殖。

不污染一片土地、一条河流（湖水、泉水、海水）

⌘ 避免过度消费和追求奢华生活。

过度消费和奢华生活必然造成资源浪费和增加垃圾量。因此，即使生活水平日益提高了，为保护环境，我们仍应提倡适度消费、简约生活。

⌘ 减少垃圾量。

装修和包装废弃物是导致我国垃圾围城的主因之一。据统计，截至2009年年底，我国仅包装业企业就已超过2.5万家，年产量为3000多万吨。其中70%以上为一次性用品，使用后即变为废弃物。2010年，在我国668座城市产生的8000万吨生活垃圾中，有30%是包装废弃物。而且每逢节日，就是包装废弃物的高产期。

目前，我国的垃圾填埋厂的垃圾处理能力已远远不能满足城市化建设进程对垃圾处理的需求。以北京某填埋场为例，该填埋场设计日填埋能力为1400吨，而实际上每天要填埋3000吨，超过日处理能力1倍多。

有关资料显示，我国耕地面积为18.3亿亩，而在2008年，堆存垃圾所占的面积已达75万亩，相当于每万亩耕地就有3.75亩用来堆放垃圾，造成土地资源的不合理使用。

⌘ 自觉实行垃圾分类。

通常土壤具有一定的环境容量和自净能力。一旦进入土壤中的污染物超过土壤的环境容量，将会引起不同程度的土壤污染。

土壤污染分为气型、水型和面源型污染。未经处理的垃圾、粪便、污水和大量的畜禽粪便是土壤生物污染的主要来源。而工业固体废物的排放堆积、污水灌溉、工厂废气、烟尘沉降以及农药化肥的不合理使用，均能引起土壤的化学污染。绝大部分被填埋的废弃物需要几十年甚至上百年才能被分解，而且废弃物中许多有毒化学物质和金属材料还会对大气、土壤以及地下水造成严重污染。例如，电池破裂后，其中的重金属等有毒有害物质就会泄漏到土壤中。

据报道，目前我国受污染的耕地占耕地总面积的1/10以上。我国污染的农田有12万公顷，目前已发生多起工厂周围儿童血铅超标事件。全国土源性线虫感染人数约1.29亿。

土壤是连结各环境要素的枢纽，因此，其污染物可通过生态食物链和水、气等途径进入人体，危害健康。可以说，没有健康的土壤，就不可能有清洁的水、空气和食物。我国人多地少，人均耕地只有一亩多。因此，必须十分珍惜土壤资源，采取有力措施，保护土壤环境。

如能实施垃圾分类，则不仅能有效避免废弃物中有毒化学物质（如过期药品、电池等）对大气、土壤以及水的污染，还能将垃圾中的可回收物品再次加工利用，使之变废为宝。

⌘ 尽量少用塑料袋。

目前，多数塑料颗粒生产厂家不能区分聚乙烯和有毒的聚氯乙烯，而用聚乙烯和聚氯乙烯混在一起生产的颗粒是有毒性的，由它制成的各种塑料制品也就成了毒物，不仅污染环境，还能危害人体健康，如影响生育能力，甚至引发癌症。

⌘ 妥善处理传染病患者及宠物的排泄物，在用正确方法消毒之后再向环境排放。

当家中有传染病患者及宠物时，应强化消毒意识，主动将其排泄物用消毒液进行消杀，过 20 分钟后再排放，以免污染环境。

⌘ 不在江、河、湖水里洗刷物品。

水是生命之源，是人类不可缺少的生存条件。成人每日需水量为 2.5 ~ 3 升。人体内一切生理和生化活动都需在水的参与下完成。保护好水资源和水环境，为居民提供水质良好、充足、方便的饮用水，对防止水传疾病、促进人体健康、提高生活质量具有重要意义。

我国属于缺水国家，人均水占有量仅有 2400m^3，不到世界人均水占有量的 1/4。因此，依法执行饮用水水源保护区制度是确保饮用水安全的有效措施。对水井、水塘、水窖等分散式水源，也应制定卫生管理制度，搞好水源卫生防护。

在我国南方的许多城市和乡村，居民有在江、河、湖水里洗刷物品的习惯。这种陋习会导致我国江、河、湖水的富营养化，如太湖曾发生的严重蓝藻污染，就是由富营养化引起的。由于蓝藻泛滥成灾，太湖的水氧气严重缺乏，甚至散发出恶臭，导致水生动植物大量死亡。所以，必须纠正在江、河、湖水里洗刷物品的习惯。

不污染室内外空气

⌘ 爱护绿地。

⌘ 自觉戒烟。

⌘ 使用清洁炉灶。

⌘ 出行时尽量乘坐公交车。

⌘ 简化装修和少用化学用品。

生物多样性的价值

生物多样性的定义

生物多样性是描述自然界多样性程度的内容广泛的一个概念，通常包括遗传多样性、物种多样性和生态系统多样性三个部分。

为了解保护生物多样性的意义，首先需要了解：

⌘ 自然资源。①气候资源。空气、热量、光线、风、降水等。②水资源。如地上水（江、河、湖、海）与地下水。③矿物资源，如金、银、铜、铁等各种金属矿物，各类宝石及各种可做建材的岩石。④能源。如太阳能、煤、石油、天然气、核能等。

⌘ 生物资源。包括动、植物和微生物。

生物多样性的价值

（1）直接价值：①消费使用价值。指不经过市场流通而直接消费的薪柴、蔬菜、水果、肉类、毛皮、医药、建材的消费使用价值。②生产使用价值。指用于市场上流通和销售的木材、鱼类、动物皮毛、药用动植物、蜂蜜、橡胶、树脂、水果、染料的生产使用价值。

（2）间接价值：间接价值可能大大超过直接价值，因为直接价值常源于间接价值。

⌘ 非消费性使用价值。①光合作用。可固定太阳能，使光能经绿色植物进入食物链。②生态系统功能。包括传粉、基因流动、异花授精的繁殖功能、维持环境的效力和对经济物种获取有益遗传品质有影响的物种，保持进化过程。③对污染物的吸收和分解。包括对有机废物、农药以及空气和水污染物的分解作用。④娱乐和生态旅游。指人们采用不同的方式利用生物资源开展娱乐活动。在不破坏自然环境的条件下进行旅游活动称为生态旅游，如野外观鸟、赏花、森林浴等。这些活动的价值也叫休闲价值。在世界各国，通过生态旅游每年可获取 120 亿美元的收入。例如加拿大，每年约有 84% 的人口要参与到与野生动物有关的狩猎、参观保护区等活动中去，每年可创造约 8 亿美元的收入。⑤保护土壤。受自然植被覆盖和凋落层保护的优质土壤，可保持肥力、防止危险滑坡、保护海岸和河岸，以及防止淤积作用对珊瑚礁、淡水和近海渔业的破坏。⑥调节气候。生态系统对大气候及局部气候均有调节作用。⑦稳定水土。发育良好的植被具有调节径流的作用。植物根系深入土壤使土壤对雨水更具有渗透性。有植被地段比裸地的径流较为缓慢和均匀。在森林覆盖地区，一般雨季可减弱洪水；旱季河流仍有流水。

例如，在马来西亚的森林集水区内，每单位面积的径流在高峰期只相当于橡胶、油棕种植园内径流量的50%，在低峰期约为种植园的1倍。

⌘ 选择价值。保护野生动植物资源，可以为农作物或禽畜育种提供更多可供选择的机会。例如家猪与野猪杂交，培育出了瘦肉型猪新品种；目前家鸡已有上百个品种，均来自于原鸡；从紫杉和红豆杉中提取抗癌药物等。现在自然界的许多野生动植物在短时间内人类尚无法进行利用，其价值是潜在的。多保存一个物种，就能为子孙后代多留下一份宝贵的财富。

⌘ 存在价值。有些物种（如大熊猫、金丝猴、褐马鸡等）是我国特产的珍稀动物。尽管其本身的直接价值十分有限，但能为该地区人民带来某种荣誉感或心理上的满足。

⌘ 科学价值。有些动植物物种（例如银杏）在生物演化历史上处于十分重要的地位，相关研究有助于理清生物演化的过程。

【你问我答】

问：如何判断水是否被污染了？

答：一眼就能看出来的污染水体包括带颜色的水和发生物种集群死亡的水。2010年7月13日，福建上杭紫金矿业的污染事件导致死鱼漂满汀江，可谓春江有毒鱼（蛙）先知。其实，很多其他生物也都被毒死了，只因为它们个体很小不引人注目而已。如果物种集群死亡事件发生在自来水水源区内，自来水也应停止饮用。

对于表面看起来清澈的水，如果发现水里有畸形的青蛙或其他畸形生物，也有可能是被污染的水。

有人问，青蛙畸变一定是由水污染引起的吗？对此，科学家曾争论不休。当科学家在美国、加拿大等地发现高达10%的畸形青蛙，并取回它们赖以生存水域中的水，然后用非洲爪蛙的胚胎做实验之后，结论是100%的胚胎发生了畸变，这才确认大多数青蛙畸变是由水污染引起的。在我国，从2001年2月～2010年1月，内蒙古赤峰，辽宁沈阳和葫芦岛，山西太原和临汾，河南郑州，江苏阳澄湖、镇江、苏州和南京，上海，浙江泰顺，福建泉州，江西景德镇，安徽芜湖，湖北武汉、武昌和汉口，广西桂林，云南昆明等地都发现过3～8条腿的畸形牛蛙。在如此广大的地区和长达9年的时间里发现如此多的畸形牛蛙，可以说明牛蛙畸变是由水污染引起的。

问：喝山泉水更有益健康吗？

答：很多游人在地质公园里争先恐后地饮用神泉、长生泉、不老泉等泉水。但经对许多地质公园的泉水检测后，我们发现被冠以神泉、长生泉、不老泉的泉水，水质差者居多。

例如，某地质公园的长生泉的氮含量在枯水期为4.96mg/L，在丰水期为2.70mg/L，分别为5类水的2.48倍和1.35倍。磷含量在枯水期和丰水期分别为0.024mg/L，小于0.05mg/L，接近2、3类水。汞含量在丰水期与3、4类水相当。亚硝酸盐、砷、镉、六价铬、铅、总氰化物、挥发酚等符合1类水的水质标准。pH属碱性或接近中性水。此外，除钾的平均含量与矿泉水指标相当外，其他对人体健康有益的元素和组分均低于普通矿泉水。而对人体健康有害的组分，如硝酸根离子、硫酸根离子等的含量却比普通矿泉水高出很多。所以，游人不应见到泉水就喝。

【延伸阅读】

年轻的学科

近年来，地球环境问题加剧、全球气候变化、生态环境恶化、多种新型传染病出现、自然灾害频发和食品安全问题等因素对健康带来了巨大的威胁，生态健康问题日益引起国际社会的广泛重视。

2003年，世界卫生组织发表了《生态系统和人类健康》的长篇报告。报告指出，生态健康是新公共卫生与健康促进的关键性特征。同年，国际生态健康协会成立。翌年，《生态健康》国际杂志和国际网络创办，各国高等院校纷纷开设生态健康课程，设立生态健康研究中心。2006年10月，首届国际生态健康大会在美国威斯康星州的麦迪逊大学召开，主题是：促进全球健康，持续自然资源。

欺骗性包装

美国和加拿大规定：包装内有过多的空位；包装与内容物的高度、体积差异太大；无故夸大包装，非技术上所需要者，均属于欺骗性包装。

德国将欺骗性包装定义为：以膨大的包装夸大真实的内装物容量的行为属于欺骗行为，将予以处理。比如，把吹塑容器的把手和嘴连成一体，使人产生容器体积较大、容量较多的错觉；把纸盒包装里折叠的单瓦楞纸板衬垫安排得极其松弛，将纸盒体积扩大，使人产生错觉等。

用心维护旅行健康

【专家档案】

伏盛华 中国国际旅行卫生保健协会副秘书长

【热点提示】

⌘ 每年世界各国出境旅行的人次数已超过全世界总人口数。

⌘ 旅行促进了经济和科学的发展，开拓了人们的视野，也提高了人们的生活水平。同时，旅行者可能感染疾病和遭受意外伤害。

⌘ 保持旅行健康的唯一策略是预防。

乘机旅行别大意

尽管空中旅行与乘车船旅行相比更为安全，但如果长时间乘机以接近地球自转速度快速移动，人体数以百计的生理规律均会受到干扰，因而出现易疲劳、易激动、睡眠困难、记忆力减退、精力不易集中、腹部不适、肌肉和关节疼痛等症状。但绝大多数乘机者的健康问题不仅轻微，也可以预防，或采取适当方法可将各种不适降到最低限度。

乘机中

饮食：①吃。进食后不仅胃肠道产气多，而且产生的液体约为在地面时的两倍。因此飞机起飞后不要马上进食，而应在起飞两小时再开始吃少量富含纤维的不油腻和不易产气的食品。②喝。为防止因客舱干燥而引起的眼睛、皮肤、口腔干燥以及因脱水引起的血栓，应每 3 小时喝一杯水或果汁，但应避免饮用含酒精和碳酸的饮料。

坐姿：①取出裤子后袋的东西，以免压迫坐骨神经。②将座位靠背放正，在腰部放一枕头，系紧座位安全系带。③稍微提高下肢，将下肢搭于手提箱、提包等物品上。不要双脚或双腿相缠，小腿后侧不要紧靠座位前沿，以防下肢浮肿、疼痛。

睡眠：很多人在正常生活中有“睡眠赤字”，如进行夜间飞行，“睡眠赤字”将进一步增加。因此，建议这类人：①在白天飞行时小睡一下，夜间飞行时宜尽可能睡觉。②听音乐、戴遮光镜和耳塞、在颈部垫充气枕，均有助于睡眠。

衣着：①不宜穿紧身内衣、长袜或缩口偏紧的短袜，以防影响下肢的血液循环。有静脉曲张者可穿弹性袜子。脚浮肿者应把脚适当抬高。②客舱较凉时宜盖上毛毯。③眼睛过敏或戴隐形眼镜者应隔 1 ~ 2 小时滴一次眼药水。④可将空调通气口调整至离开面部的位置或将其关闭。

另外，还要注意预防以下疾病：

⌘ 气压伤。机舱的密封可增加舱内负压，但大型客机内的气体压力达不到自然界 2450 米高度的气压，此时体腔内的空胀约增加 25%，耳、鼻窦、消化道所含的气体会排到外环境。但在耳、鼻窦、消化道有炎症或不通畅的情况下，气体会被堵塞而导致气压伤。

预防方法：在飞机起飞和降落时做吞咽、咀嚼动作，或捏住鼻子并合嘴向外鼓气，以平衡中耳压力。耳、鼻窦、消化道有炎症者应在乘机前积极进行治疗。

⌘ 晕动症。有的人会出现恶心、呕吐、脸色苍白、出冷汗等晕动症状。

预防方法：用手指按压手腕处的内关穴，乘机前 1 小时服用乘晕宁、晕海宁、美其敏或甲哌氯丙嗪等抗晕动症药物。

⌘ 经济舱综合征。通常是因为久坐不动，导致体液从下肢血管渗出而出现水肿、关节肿胀，以致静脉血栓形成，甚至发生下肢静脉血栓和凶险的肺栓塞。

预防方法：每过 1 小时起身活动或坐着进行收缩、放松下肢肌肉的运动 5 ~ 10 分钟。有高脂血症或动脉硬化的人应按时服药。

⌘ 乘机禁忌证。包括各种急症、外伤、怀孕晚期的孕妇。

到达后

跨时区飞行后，易发生时差综合征，调节和恢复需要一定的时间。

调整办法：①傍晚做些放松活动。②睡前几小时内不要饮酒和咖啡，可少量吃些点心，以增加产生大脑 5- 羟色胺和一种促使睡眠的激素。③如果失眠，不要急躁，可以看看书，必要时可谨慎使用短效催眠药。④无论睡了多久、睡眠质量如何，第二天一定要在固定时间起床。⑤在未调整至新时刻表之前不要睡午觉。⑥可利用阳光和人造光线来调节生理节律，以缩短恢复时间。⑦如果是往西飞行，可于到达当天的下午在户外逗留几个小时，次日早晨在户外活动 1 ~ 2 小时。⑧如果是往东飞行，第一个早晨应外出活动一下，但应避免傍晚外出。⑨睡前可适当服用褪黑素。

仔细防备首犯：腹泻

腹泻：首位危险因素

旅行者腹泻是国际旅游的首位健康危险因素。根据旅行者腹泻发生率的高低，可将全球分为三类地区：①高危地区。包括中东、非洲、南美洲和亚洲的大部分国家，发病率为 30% ~ 50%。②中危地区。包括东欧国家、南非和一些加勒比海国家，发病率为 8% ~ 20%。③低危地区。包括美国、加拿大、澳大利亚、新西兰、日本、北欧和西欧国家，发病率为 2% ~ 4%。

一般来讲，旅行者如果在高危地区停留 1 ~ 2 周，有 30% ~ 50% 的人将发生旅行者腹泻。我国到东南亚、非洲和南美洲的旅行者的腹泻发生率为 20% ~ 60%。到中欧、南欧和澳大利亚的旅行者腹泻发生率在 10% 以上。一般在温带地区和天气炎热的季节，旅行者腹泻的发生率较高。尽管只有 1% 的患者需要住院治疗，且很少致命，但仍有约 1/3 的患者需要卧床治疗，约 40% 的患者需要改变旅行计划。

了解病因 认真预防

80% ~ 85% 的旅行者的腹泻由细菌（最常见的是产毒性大肠杆菌）感染引起，寄生虫约占 10%，病毒约占 5%。此外，饮食改变、酗酒以及过度疲劳等因素也可引起腹泻。

品尝异国风味食品通常是旅行中的一项重要内容。而发生腹泻的危险可能潜在其中，尤其是夏天的危险性更大。即使是在星级宾馆就餐，如果吃色拉类冷食和汉堡包，也可能发生腹泻。而干燥的食品和商标齐全、密封良好的瓶装饮料一般是安全的。

忠告

- 不要吃生鱼、生肉（尤其是生海鲜，如牡蛎）、色拉、冷果酱、甜食或任何湿冷食物。吃水果一定要削皮。
- 腹泻症状未改善前应避免吃固体食物和乳制品，逐渐吃富含碳水化合物的食品。
- 进行预防接种。对长期旅行者或多次短期旅行者可采取必要的预防接种，如 rBS/WC 霍乱疫苗已得到世界卫生组织的推荐。
- 到高危险区短期（3 周以内）旅行可选择药物预防治疗。目前治疗细菌性腹泻最有效的抗生素是诺氟沙星、环丙氟哌酸、氟啶酸、氟嗪酸、TMZ/SMZ 等。国产黄连素治疗腹泻的效果也很好。但使用前应向医生咨询，并按照医嘱使用。

名词解释：腹泻的定义

24 小时内至少有 4 次或 4 次以上的稀便，或 8 小时内至少有 3 次或 3 次以上的稀便，并至少伴有下列一种表现：恶心、呕吐、腹部痉挛、发热、大便急、里急后重或血便、黏液便。

首犯帮凶：呼吸道感染

呼吸道感染是仅次于腹泻的第二位健康危险因素。从世界各地的情况来看，旅行者呼吸道感染率为 10% ~ 90%，发达国家和发展中国家呼吸道感染的发病率惊人的相似，而且导致呼吸道感染的微生物致病因子是相同的，例如流感病毒、嗜肺军团菌可引起旅行者群体呼吸道疾病暴发。其传播方式主要是因为密切接触过急性呼吸道感染的病人。主要病种和预防方法为：

感冒

感冒是仅次于腹泻而位于第二位的疾病。据调查，在没有流感流行的情况下，约 20% 的旅行者会罹患感冒。80% ~ 90% 的感冒为病毒（如腺病毒、副流感病毒、呼吸道合胞病毒、ECHO 病毒、Coxsakie 病毒、鼻病毒、冠状病毒等）感染所致。也可以为肺炎支原体、链球菌、肺炎双球菌等感染。其次为在气温低于 12℃或昼夜温差较大的环境下受凉所致。营养不良、神经功能紊乱、免疫功能下降、变态反应均可能引起感冒。

在一般情况下，感冒不会发生流行。轻者无需特殊治疗，但需休息。发热、白细胞增高和并发上颌窦炎者可用麻黄素滴鼻和应用抗生素治疗。头痛者可用止痛剂。

流感

几乎每年冬天或早春都有局部流行，可感染各年龄段的人。幼儿和年长者的发病率和病死率较高。流感病毒分甲、乙、丙三型，各型又有若干亚型。大流行一般是由甲型病毒的不同亚型引起，乙型病毒只引起局部小流行，丙型病毒仅引起散发病例。

流感为自限性疾病，轻症只需休息，无需特殊治疗。抗病毒治疗多无效。可对症处理，如退热、解痛可服用中药感冒冲剂。

预防办法：①如旅行目的地或途中有流感流行，建议在旅行前进行该型流感疫苗预防注射，或在出发前和旅行途中服用金刚烷胺或金刚乙胺进行预防。②旅行时应随身携带感冒解热药品及脱敏药品。

军团菌病

病菌常在供水和空调系统中生存繁殖，可借淋浴喷头、水龙头产生的气溶胶或冷却塔产生的气雾传播给人。感染者多发生大叶性肺炎，表现为突然高热、寒战、肌肉酸痛和剧烈头痛，而且可伴有精神错乱、幻觉和胃肠道症状。如果不及时进行适当的抗菌治疗，病死率高达 20%。

预防办法：旅行者无法预知居住场所供水和空调系统是否有军团菌存在，因此，如果旅行者突然高热，使用红霉素通常具有最好的疗效。

结核病

旅行者可能会与当地的结核病患者接触，其中部分患者可能是抗药菌株感染者。

预防办法：事先进行预防接种。

别让蚊虫亲吻你

蚊虫大约有 3500 余种，是地球上的一个大家族，其中有 100 多种是病原体的传播媒介。按蚊可传播疟疾、丝虫病。库蚊可传播乙型脑炎和其他病毒性疾病、丝虫病。伊蚊可传播黄热病、登革热和登革出血热等其他病毒性疾病、丝虫病。曼蚊可传播丝虫病等。

蚊虫进行叮咬的活动在一天内的变化很大。传播日本脑炎的库蚊通常在日落时分最活跃，传播黄热病的埃及伊蚊和森林趋血蚊则喜欢在白天活动，有些蚊种则在早晨或黄昏活动。

黄热病

本病主要表现为高热、黄疸、尿蛋白和出血，病死率高。其主要流行地区为南美洲和非洲。

预防办法:《国际卫生条例》规定从非流行区进入流行区的人员必须事先注射黄热病疫苗。几十年的检测结果表明，经预防注射的我国赴黄热病流行区的旅行者没有感染者。

乙脑

从亚洲北部的俄罗斯远东地区到南部的马来西亚、西南部的印度、巴基斯坦、尼泊尔，都有本病流行。

预防办法：事先接种乙脑疫苗。

疟疾

本病在热带和亚热带地区广泛流行，部分温带地区也有分布。世界卫生组织公布有患疟疾危险及具有抗药性的疟疾的国家和地区有94个。全球约有40%的人居住在疟疾流行区，每年有3亿～5亿人感染疟疾，150万～270万人死亡。中南美洲、拉丁美洲、非洲亚撒哈拉地区、印度次大陆地区、东南亚、中东和大洋洲的大部分地区都有疟疾传播。人类不分年龄、性别和职业对疟原虫普遍易感，是赴疟疾流行区旅行者的头号杀手。

预防办法：首先，旅行者出发前可以到我国各省会城市和口岸的国际旅行卫生保健中心、门诊部、口岸医院进行咨询，不仅可以获得详细信息和预防知识，还能获得可靠的抗疟药物和驱蚊剂信息。

其次，做好个人防护。①外出时应尽量不暴露身体，并将驱虫剂喷洒在比较薄的衣服上。皮肤暴露部分也要喷洒驱虫剂。有效的驱虫剂是含DEET（间苯甲酰二乙胺）的驱虫剂，DEET浓度在30%～35%之间的驱虫剂效果很好，有效时间可持续4个小时。②在用驱蚊剂浸泡过的蚊帐中睡眠。③如果在疟疾流行区停留时间在3个月以内，可考虑使用抗疟药物预防。但应在去疫区前1～2周开始服药（强力霉素可在出发前1～2天开始服药），以便医生在旅行者动身前了解药物是否引起了副作用。若停留时间超过3个月，不宜使用抗疟药物预防。④购买高效、低毒的抗疟药进行药物预防，但必须向旅行卫生保健医生咨询。⑤明确目的地是否为恶性疟原虫抗药区，以往用抗疟药后有无过敏反应或其他不良反应等。⑥一旦发生感染，可使用我国研制的抗疟药物青蒿素及复合剂进行初步自我治疗。自行服药后仍需尽快到正规医院治疗。

特别提醒：即使服用了预防疟疾的药物，也有染上疟疾的可能。

登革热

此为由伊蚊传播的病毒性急性传染病。自1779年在印度尼西亚首次描述登革热以来，目前世界上有60多个国家和地区有登革热流行，主要在东南亚、南亚、加勒比海、拉丁美洲等地区，流行地区的人口约15亿，占全世界人口的1/4。

其流行特点为有一定的季节性（多见于高温多雨的夏秋季节），传播迅速、发病率高，病死率较低。人对登革热普遍易感，目前尚无疫苗。其主要传染源是患者及隐性感染者。感染者在发病前24小时至发病10天内均可出现病毒血症，参与人-蚊循环。其潜伏期为5～8天。临床特征为突起发热，全身肌肉、骨骼及关节疼痛，极度乏力，并出现皮疹、淋巴结肿大等。

登革热为一种自限性疾病，预后良好，至今尚无特效药物。

登革出血热

患者不仅具有典型的登革热症状，同时有明显的消化道、呼吸道、泌尿生殖道及中枢神经系统等部位的出血现象。伴有休克的病人一般于病后 3 ～ 7 天突然发生病情恶化，出现循环衰竭。

登革出血热的预后较登革热差，病死率较高，目前尚无特效药物。

预防办法：①准备好防蚊装备和驱避药物。例如，安装纱门纱窗，使用蚊帐、蚊香，外出时使用含 DEET 的新型、长效、安全、便于涂抹、无油腻感、易洗除的长效驱蚊霜。②来自或途经登革热流行区的入境人员必须如实填写入境检疫申明卡，同时接受必要的医学检查和医学询问。对感染者和可疑感染者实施隔离治疗或医学观察。

远离“超级癌症”

据估计，全世界每年有两亿人口感染性传播疾病（STD），其中约 80% 发生在发展中国家。自 1981 年在美国发现第一例至今，艾滋病病毒感染者已超过 1 亿，死亡者达到 2500 万，因此被称为当代的“超级癌症”。

旅行使人有更多感染 STD 的机会。绝大多数 STD 发生于普通旅行者，他们在国外更倾向于冒险参加在本土被认为不可接受的性活动。在外国，旅行者可在红灯区、酒吧、夜总会、马路边，甚至在火车及汽车上，不时遇到形形色色的色情场所和卖淫女。而卖淫女的艾滋病病毒等 STD 病原体携带率高达 70% 以上。一旦感染 STD，虽然一般不会致命，但对身体造成的危害，特别是心理创伤是难以在短期内消除的。感染艾滋病的心理阴影甚至可笼罩终生。

预防办法：①禁欲或只与绝对可靠的无病性伙伴性交。②正确使用质地好的安全套。③万一需要手术或注射，要选择可靠的大医院；需要输血者要使用经过严格检验并证明是绝对安全的血液及血液制品。

旅行是把双刃剑

随着国际交往和旅游业的发展，国际旅行已成为当今社会生活的一项重要内容。据统计，每年世界各国出境旅行的人次数已超出全世界总人口数。在我国，每年因贸易活动、求职、求学、学术交流、探亲访友及旅游观光的旅行者人数已远远超过了人口总数。由于旅行目的地疾病的流行、意外事故的发生，尤其是在缺少公共安全的地区，旅行者可能会感染疾病和遭受意外危害。

出入境检验检疫系统对出入境旅行者的传染病监测表明，相当数量的入境人员在境外感染了艾滋病、梅毒、腹泻和疟疾等传染病。自 2002 年年底非典型性肺炎（SARS）

暴发至2003年5月5日，在短短几个月内，全世界就有30个国家和地区报告出现SARS病例。SARS传播得如此之快，可以说是因为SARS感染者乘坐了现代化的高速交通工具。腹泻也会给旅行者带来极大的痛苦。

目前，超级细菌NDM-1已成为热门话题。现已证实，超级细菌已在多个国家蔓延开来。一位比利时人在国外出车祸接受治疗时感染了超级细菌，回到比利时后身亡。另有数个国家（如法国）都出现了疑似感染病例。

旅行还可能受到特殊的社会环境因素引起的身心伤害和财物损失，甚至危及生命，例如前不久香港旅游者客车被劫持甚至被杀害的事件。

由上可见，保护旅行健康至关重要。

旅行健康的危险因素

人们通常与其生活环境中的地理、气候、微生物种类，以及社会某些因素保持着平衡状态。然而，旅行者在旅行途中和到达目的地后，都有可能接触到环境、生物和社会危害因素，从而打破人体与环境之间的平衡状态，最终影响旅行者的身体健康，甚至危及生命。

环境危险因素

高原因素：到高原地区旅行的人日益增多，但其中有些人对高原的特殊环境知之甚少。实际上，到高原旅游很容易发生高原病（偶有死亡者）。

生物因素：主要包括食源性和水源性疾病危害。例如，霍乱、甲型肝炎、钩端螺旋体病等都是通过受污染的食物和水而传播的，或是接触了被污染的土壤、沙和食物，也能感染肠道寄生虫。

其次为动物伤害。动物通常是避免与人类接触的，但一些大型食肉动物和患有狂犬病的动物常会变得具有攻击性，即使是在不受激惹的情况下也能对人发起攻击。当野生动物的活动区域受到人的侵犯时，野生动物也可能具有攻击性。到热带、亚热带和沙漠地区旅行的旅游者有可能受到毒蛇、蝎子和蜘蛛的袭击，造成严重伤害或致命。游泳或潜水者可能被水生动物咬伤。

社会心理危害因素

主要包括意外事故和暴力事件。在许多国家，交通事故和暴力事件是主要的社会危害因素。旅行者可通过了解目的地存在的危害因素，采取适当的预防措施。旅行者参加水中娱乐项目也常有意外伤害发生。此外，旅行者应特别注意了解目的地的文化差异和特殊风情，以防由此造成意外事故和暴力事件。

健康管理篇

JIANKANGGUANLI

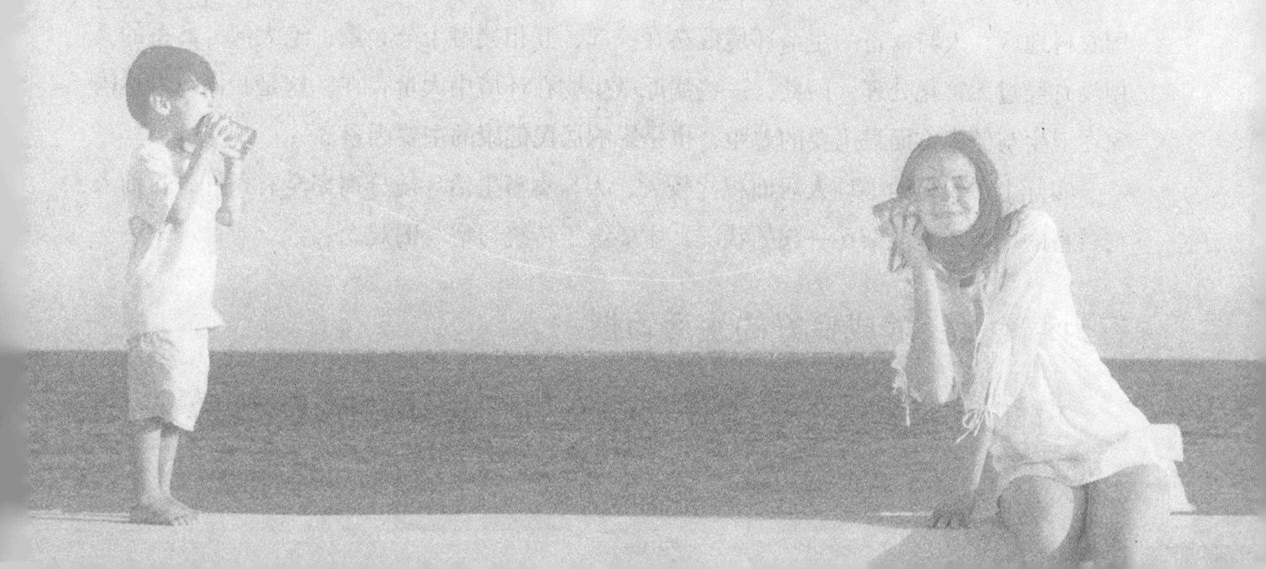

为了健康来一场行为革命

【专家档案】

王陇德 卫生部原副部长，中华预防医学会会长，中国工程院院士

【热点提示】

⌘ 不良卫生习惯是许多疾病，如甲肝、乙肝、非典、猪链球菌病、食物中毒、呼吸道感染等传染病与地方病发生的主要原因。

⌘ 许多慢性病发病率上升，缺乏锻炼是一个重要因素。

⌘ 不良的饮食习惯是导致肥胖、食物中毒、肠道传染病、脂肪肝、高脂血症、癌症等许多疾病的重要原因。

行为革命 1：人与动物莫“混居”

目前，全球已发现 200 多种疾病是人畜共患病。其中，我国就有 120 种左右。在我国农村地区，人与禽畜的生活环境混杂在一起，互相接触十分频繁，绝大部分禽畜的粪便没有经过无害化处理，因此，一些病原微生物在环境中大量存在。这是我国与发达国家在卫生与健康方面最主要的差距，也是影响居民健康的主要因素。

实际上，农村的平均人居面积比较大，人与禽畜生活环境分离完全有条件，目前人与禽畜的生活环境混杂在一起的状况，主要缘于传统习俗与旧观念。

行为革命 2：养成良好的生活习惯

不良卫生习惯是许多疾病，如甲肝、乙肝、非典、猪链球菌病、食物中毒、呼吸道

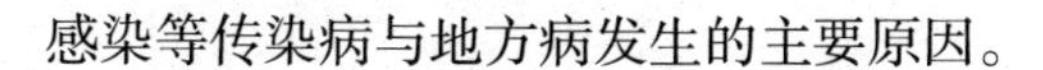
感染等传染病与地方病发生的主要原因。

良好的生活习惯包括：

- 吃东西前、便后用清洁的流动水洗手。
- 不喝生水；不吃生的、半生的鱼、蟹、蝲蛄、毛蚶、牡蛎和蛏子等。
- 不宰杀、加工、食用病死的禽畜肉；不捕杀、烹饪、食用野生动物。
- 加工、储存食物时应做到刀具、砧板及储存器生熟分开。
- 居室与工作、学习环境保持良好的通风。
- 不随地吐痰；打喷嚏、咳嗽时应用手绢或纸巾捂住口、鼻。
- 不吸烟、不酗酒。
- 不沾染毒品。
- 遵守性道德。

行为革命 3：锻炼要持之以恒

许多慢性病发病率上升，缺乏锻炼是一个重要因素。

根据现有的研究，体育锻炼大致有如下几方面的健身作用：

（1）预防冠心病。锻炼可以增加有防止动脉硬化作用的高密度脂蛋白，减少能加重动脉硬化的低密度脂蛋白，防止动脉硬化，预防冠心病。更令人鼓舞的是，医学界原来认为已发生的慢性病变（如脂肪肝、动脉硬化等）不可逆，而新近国际上对体育锻炼作用的研究证明，适量的锻炼可减轻脂肪肝和冠状动脉硬化的程度。

（2）预防和减轻糖尿病。增加肌肉细胞膜上能与胰岛素结合的靶位点（胰岛素受体）的数量，并提高受体的亲和力，减少胰岛素抵抗，提高机体对血糖的利用率。

（3）防治骨质疏松。增加成骨细胞活性，调节钙平衡，使骨形成增加，改善骨质疏松。

（4）加强心肺功能。

（5）提高平衡能力。

（6）降低部分肿瘤的发生率。

（7）提高免疫系统的功能。因为深呼吸可造成胸腔负压，加快淋巴液的循环，从而增强身体的抗病能力。

（8）使脑内内啡呔的分泌增加。内啡呔不仅镇痛作用比吗啡强 200 倍，还有改善情绪、减少抑郁和焦虑的作用。

行为革命4："八字方针"巧用膳

不良的饮食习惯是导致肥胖、食物中毒、肠道传染病、脂肪肝、高脂血症、癌症等许多疾病的重要原因。

合理膳食，主要应落实"八字方针"：

调整——改变进食程序，把水果放到饭前吃。

维持——保持中国传统膳食高纤维素和食物多样化的特点。

控制——减少食盐、肉类、油脂的摄入量。

增加——加大水果、奶、谷物和薯类的摄入量。

行为革命5：拒绝危险行为

艾滋病是一种对人类健康和生命有严重威胁的传染病，目前尚无彻底治愈的办法。近年来，艾滋病在全球广泛传播。据调查，2005年，我国新发艾滋病感染人数为7万左右，平均每天新感染约190人。联合国秘书长安南把艾滋病和恐怖主义并提为人类当前面对的两大威胁，可见国际社会对这种疾病的重视程度。

染上这种病的主要原因是多性伴、无防护措施性行为和共用针具静脉吸毒。所以，每个人都应该完全拒绝这些对生命和健康有高度威胁的行为。

行为革命6：卫生工作者当先锋

卫生工作者应当做到：

- 加强健康教育，实施健康促进。在完成本职工作的同时，积极从事健康教育，把健康知识教给群众。
- 控制疾病的传播与流行，维护社会稳定和经济发展。及早发现传染病，帮助居民控制与传播相关的行为，尽可能减少疾病的传播。
- 对慢性病实施有组织的干预，改变不健康的生活习惯，预防发病或延缓疾病发展，减少伤残。
- 加强执法监督，保证食品质量、医疗安全、环境卫生，依法控制不健康的习惯与行为。

体重正常还要健身吗

体重指数的测算方法

体重指数＝体重（公斤）/ 身高（米）^{2}

国际正常值：21 ～ 24。

东方人正常值：21 ～ 23。

世界卫生组织发布的亚太地区指标：体重指数 23 ～ 24.9 为超重，25 ～ 29.9 为一度肥胖，大于或等于 30 为二度（重度）肥胖。

简易计算体重的方法

男性体重（公斤）＝ [身高（厘米）－ 105] × 0.9

女性体重（公斤）＝ [身高（厘米）－ 107] × 0.9

简易大致计算法：体重（公斤）＝身高（厘米）－ 105

超重与肥胖的判断标准

正常范围：标准体重 ± 10%。

大于 10% 为超重，大于 20% ～ 30% 为轻度肥胖，大于 30% ～ 50% 为中度肥胖，大于 50% 以上为重度肥胖。

体重指数正常也需要锻炼

体重指数在正常范围内的人，体成分或其他健康指标，如血胆固醇、甘油三酯、血糖、骨密度等也有可能不正常。

体成分不正常即体内脂肪的比重不合适。有些女同志外形看上去挺苗条，但一测成分，体脂占的比例仍过高。

体脂比例过高包括两个方面，一是脂肪的绝对量较高，另一方面是肌肉成分少，因而脂肪相对含量较高。苗条的女同志主要是属于后一种情况。这种情况主要是锻炼不够和随着年龄的增长，中年以后肌纤维逐渐减少造成的。

体重指数正常者可通过锻炼，改变体成分及肌肉脂肪结构比，并提高机体各方面的功能。

出入平衡应因人而异

要保持身体健康，必须既注重运动消耗，又注意膳食摄入。采取单一措施，都不能达到满意的健身效果。

掌握摄入与消耗的平衡必须因人而异。体重指数在正常范围者，每天摄入量与消耗量基本相等，超重和肥胖者每日的摄入量应小于消耗量。

“两大体，一精确”

在日常生活中，食物的种类繁多，所提供的热量又各不相同；即使做同一种运动，其消耗量也因人而异。可以采取简易法则——“两大体，一精确”。

两大体：大体掌握每日进食的食物结构及热量，大体掌握每日锻炼所消耗的热卡数。

一精确：至少每两周称一次体重。

最佳锻炼时间

适宜的锻炼时间以下午 4 ～ 5 时最佳。此时，人体的适应能力和全身协调能力均较强，尤其是心率、血压都较稳定，最适宜进行体育锻炼。人的生命活动受生物钟的调控。研究表明，人身体的适应能力、全身协调能力和体力，均在下午或黄昏时最强。从外界环境来讲，此时植物进行了一天的光合作用，氧气含量比较充足，气温也比较适中，利于进行体育锻炼。

对上班族的建议

上班族不能利用下午的时间，建议在晚上 9 ～ 10 时进行锻炼。此时锻炼的好处是，可缓解一天脑力劳动的疲劳，使大脑彻底放松，调节紧张的神经。

锻炼与安眠药

晚间锻炼习惯后，可停服安眠药，减少对肝脏的损害。中国有句俗话：是药三分毒。尤其是当今许多人已患有脂肪肝，在肝脏脂代谢紊乱已处于失代偿的情况下，长期常规服药更会加重肝脏的负担。晚间锻炼还可消耗多摄入的热量，减少夜间脂肪的储存。早晨可做广播体操、打太极拳、练剑、散步等。

我国不同人群的肥胖状况

当前，我国 18 岁以上人群超重率为 22.8%，肥胖率为 7.1%。预计今后 10 年中，中国将有 1.5 亿人发生肥胖。

城市成人超重率已达 28.1%。6 岁以下儿童超重率为 3.4%。我国肥胖症患者已达 7280 万。肥胖在 45 岁以上的机关干部群体中的情况更为严重。据对北京的一些单位干部的体质测定，超重率达66%，肥胖或明显肥胖者占40%，体能较差的占60%。

虽然目前还不能将肥胖诊断为一种慢性病，但研究资料显示，肥胖者冠心病的发病率比正常人高2 ~ 5倍，高血压高2 ~ 4倍，糖尿病约高4倍。这些慢性病互为因果，互相作用，加重病情的发展，加剧其危害，极大地影响劳动力人口的健康。此外，吸烟是导致肺癌的主要原因之一，也是高血压、冠心病、老年性慢性支气管炎的主要致病因素之一。

选择什么样的锻炼方式

要想持之以恒地进行锻炼，就必须根据自己的年龄大小、身体状况、性格特征和可能的条件，给自己设计一套能长期坚持的锻炼项目。需要考虑的问题为：

（1）不同年龄组的最大心率不同，每日应有的运动消耗量不同。

（2）每人的胖瘦程度、体质强弱、健康状况不同。

（3）性格是好动还是好静，是喜欢独处还是比较合群。

（4）还要考虑场地、交通、对手、工作的稳定性等条件，如打球，对手还要旗鼓相当，否则，打几下也就没意思了。

（5）慢性病患者应先找医生咨询合理的运动量及运动时的注意事项。有慢性病危险因素者应先从小量开始，逐渐加大运动量。有条件者可先做体检，如发现疾病，可先用适当医疗措施控制，然后逐步改变生活方式，逐渐减少药物用量，轻症病人甚至可以停药。

游泳：中老年人首选的健身方式

游泳时关节不承受过度应力，又能得到充分运动。同时，游泳时能量付出多、消耗大，如运动速度相同，完成同样一组动作，要比在陆地上多付出6倍的力量；水中散热快，是空气中的28倍，可增强机体对寒冷的抵抗；人在水中的重量仅为陆地上的1/8，水中关节基本不负重；水对全身有按摩作用，帮助肌肉缓解疲劳等。

有些同志说自己是“旱鸭子”，不会游泳。其实，“旱鸭子”也可以下水活动，通过扶池壁做蹬腿活动；在水中行走；承受水对胸部的压力，抗阻力呼吸；感受水对身体的按摩等，可获得很多益处。

足跟冲击运动不可少

中老年人还应该配合其他形式的锻炼，仅进行游泳锻炼不利于防止骨质疏松。

经过千万年的大自然的选择、淘汰，人体形成了非常精细、完善、高效的自我调节系统，如体内电解质钾、钠、氯等的代谢平衡不受意识调节，完全是自我调节平衡。游泳时身体的大部分重量被水托着，身体自身不能感知骨骼硬度的大小。如宇航员在航天飞行的失重状态下，排钙增多，骨密度降低；绝对卧床者的尿钙排量增多，早的10天左右，一般一个月就可出现骨量减少。而一些可产生足跟冲击的运动形式，如走平路、慢跑等，可让机体感知骨硬度状况，从而调节骨钙的沉积机制，纠正骨质疏松。游泳不能产生这种效果，所以要辅以其他能产生足跟冲击的运动方式，如快走、慢跑、跳舞等。

【延伸阅读】

健康新概念

世界卫生组织对健康的全新定义是：健康是人在躯体上、精神上和社会上的完满状态，而不仅仅是没有疾病和衰弱状态。

生命的质与量

国内外研究表明，当前完全符合健康标准者仅占人群的15%，亚健康人群约占70%，处于多种疾病状态的人口占15%左右。随着人民生活水平的提高，健康状况的改善，人们的存活时间明显延长。但大家还应注重健康的存活时间，也就是要注重生命的质量。有人提到一个简单的哲理，就是如果把身体健康比做1，把其他（如智商、学识、技能、财产、地位等）比做0，那么，有了前面的1，后边0越多，意义就越大。反之，如果没有前边的1，0再多也没有意义。1998年的调查显示，我国60岁以上老人的残疾率为25.2%。这是一个非常严重的问题。很多老年患者瘫在床上（绝大多数是由慢性病引起），本人痛苦，也给家庭和社会造成了巨大的负担。

健康要靠自己管

【专家档案】

毛　炜　广东省中医院治未病中心主任医师
林嫲钊　广东省中医院治未病中心副主任医师

【热点提示】

✠ 健康管理是一项伴随每个人终身的长期“工程”，需要自己参与管理。

了解家族的疾病谱

高血压、高尿酸血症、糖尿病、肥胖等多种疾病具有家族遗传性。因此，了解自己的家族疾病谱，有助于了解自己易患疾病的倾向，指导我们有意识、有针对性地避开或消除有关危险因素，进行健康调养。所以，每个人都应该花一点时间来了解自己的直系亲属的疾病情况，并认真进行记录。

给自己建个健康档案

随着生活水平的日益提高，定期进行体检逐渐成为越来越多的人的需求。而体检结果属于原始的健康资料，能够反映不同时期的健康状况，因此需要妥善保管。给自己建个健康档案，就是要把历次的体检报告、各项检查结果按时间顺序收集起来；同时，将自己出现过的主要健康问题记录下来。

定期体检

体检有助于许多疾病的早期发现，因此，健康体检对每个人而言都必不可少。在一般情况下，每年应体检一次，但当我们感觉到健康可能出现了问题时，应该在医生的指导下，立即有针对性地进行体检。

辨体施膳

很多人喜欢将中药用于食疗和养生，但由于不辨药性，常常是看见别人吃什么药膳自己就用什么药膳，这种做法并不妥当。因为常见的人体体质有9种，不同体质所用的药膳是不同的。药膳与体质相符，可以起到很好的保健作用，否则，就难以发挥调养的作用，甚至还会对人体造成损害。因此，养生必须辨体施膳。

曝光亚健康的危害

受社会竞争、环境污染、工作压力等因素的影响，加上人们生活习惯的改变，不少人出现抵抗力下降、慢性疲劳、腰酸背痛、对任何事情都缺乏兴趣甚至感到苦闷等症状。如果出现了上述症状又查不出明确疾病，那么您很可能是处于亚健康状态了。

国内外调查显示，大约半数人经常遭受亚健康状态的困扰。美国每年有600万人处于亚健康状态。据对我国16个百万人口城市亚健康率的调查发现，北京人的亚健康率高居榜首，达到75.31%，上海是73.49%，广州是73.41%。亚健康已对人们的工作、学习和生活构成了很大的影响，成为困扰人们的重大公共卫生问题。

亚健康可分为心理亚健康、躯体亚健康、社会交往亚健康等。慢性疲劳、睡眠障碍、慢性疼痛、早衰、压力感、神经衰弱等，都是亚健康常见的表现。

亚健康是健康和疾病之间的过渡状态，可以看做是对健康亮出的“黄牌”。在此阶段，如能及时去除影响健康的危险因素，并进行适当调养，人们就可以摆脱亚健康状态，恢复健康。否则，疾病就会接踵而至。

可见，人们要想长久拥有健康，就必须坚持不懈地重视健康、管理健康。健康管理应该是伴随每个人终身的长期“工程”，不能仅仅依靠医院和医生。如果每个人都能学会自我管理健康，全社会的健康意识就会增强，我国人民的整体健康水平就会提高。

摆脱亚健康方略

高脂血症

高脂血症是导致动脉粥样硬化的主要因素之一，被视为冠心病的三大危险因素之一。容易出现高血脂的因素为：有家族史，肥胖，高糖饮食，绝经，长期吸烟、酗酒，缺乏运动，生活无规律，精神处于紧张状态，有糖尿病、高血压及肝肾疾病等。降脂措施有以下几点：

☆ 调整饮食结构：每日膳食应包括一个鸡蛋，一袋牛奶（或酸奶），500g 蔬菜及水果，100g 净肉（按可食部分计算，如鱼、禽、畜等），50g 豆制品，500g 左右主食。适当摄入具有降脂作用的食物，如大蒜、生姜、茄子、山楂、柿子、黑木耳等。

☆ 运动调养：如打太极拳、练气功、快走、骑车、游泳、做健身操等。上午 10 时和下午 4 ~ 5 时是比较适宜的锻炼时间。

慢性疲劳综合征

慢性疲劳综合征是亚健康的一种特殊表现，是以持续（时间超过 6 个月）或反复发作的严重疲劳为主要特征的一组症候群。常见的症状为记忆力减退、头痛、咽喉痛、关节痛、睡眠紊乱及抑郁等。中医学认为，精髓空虚、阴虚、气虚、血虚、阳虚、湿热、瘀血和气郁的体质容易出现慢性疲劳综合征的症状。消除疲劳的措施有以下几点：

☆ 消除体力疲劳：多摄入富含维生素和矿物质的食物。晚上洗热水澡和用热水泡脚，同时保证充足的睡眠。

☆ 消除脑力疲劳：增加体育活动，适当饮茶。平时多吃些乳制品、蛋类、豆制品、果仁、鱼、虾及粗粮。

☆ 消除心理疲劳：讲究心理卫生，树立正确的人生观与价值观，及时排除不良情绪。

失眠

人的一生有 1/4 ~ 1/3 的时间是在睡眠中度过的。据研究，睡眠的作用包括消除疲劳，恢复体力；保护大脑，促进发育；增强机体免疫力；养颜护肤，延缓衰老。

影响睡眠的因素主要包括：①环境因素：如噪声、光照、卧具不适或气候变化等。②生理因素：如时差反应。③社会心理因素：如为自己或亲人的安全而焦虑、为考试或接受重要工作而担心等。④疾病：各种疼痛性疾病、夜尿症、甲状腺功能亢进、睡眠呼吸暂停综合征等。⑤精神疾病：如抑郁症、精神分裂症、老年痴呆、焦虑症、强迫症、边缘性人格障碍等。⑥药物：最常引起失眠的药物有咖啡因、茶碱和各种兴奋剂。⑦含有酒精的饮料也能影响睡眠。

失眠的自我调养：首先，要消除对失眠的恐惧心理。其次，睡眠要守时规律。晚餐不摄食刺激性食物和饮料。不在卧室工作、看书或做其他事情。午睡对失眠者是不适合的。在傍晚时分可进行体育运动，但应避免在入睡前 2 小时做剧烈运动。在临睡时及起床前揉腹，方法是以左手心按腹部，右手叠于左手背上，分别逆时针、顺时针按揉 64 周。再自胸部向腹部自上向下按揉 64 次，动作宜轻柔。

超重

据统计，目前我国有23%的人体重超重，7%的人肥胖。肥胖与遗传因素密切相关，如双亲体重正常，其子女肥胖的发生率为10%；双亲中一人肥胖，子女肥胖的发病率为50%；双亲均肥胖，子女肥胖的发病率高达70%。如不加以纠正，超重就可能转变为肥胖。

超重的自我控制：首先应调整饮食结构，适当多吃新鲜瓜果和蔬菜以及燕麦、荞麦等富含粗纤维的食品，尽量少吃甜食、油炸食品和肥肉。早餐要有丰富的蛋白质，中餐要品种丰富，晚餐要少吃，且清淡易消化。不挑食，也不盲目节食。还应注重培养积极、乐观开朗的健康心态，并坚持每日进行至少半小时的运动，一般以出汗并感微微气喘为度。

过敏性鼻炎

过敏体质是人体受遗传因素影响而形成的一种特异体质。在外界因子的作用下，当人体生理机能和自我调适力低下的时候，反应性可能增强。例如过敏性鼻炎，就是这样一种常见和多发的过敏性疾病（占全部鼻病的40%左右，可发生于任何年龄，但多见于青少年）。过敏性鼻炎可分为常年性和花粉症两类，一年四季均可发病，但以春、夏和秋、冬季节交替时更为多见，受到异味刺激也可发作。

防治措施：要尽可能避免接触尘螨、真菌、动物皮毛、羽毛、棉花絮等致敏性物质。对于已明确的变应原，应尽可能脱离接触。花粉症患者在花粉播散期应减少户外活动。常年性鼻炎者要改善居室环境，停养各种宠物，撤换地毯和羽绒被褥，经常进行室内通风及湿式打扫，以减少灰尘。

让你睡个好觉

【专家档案】

李舜伟 北京协和医院神经科教授

【热点提示】

⌘ 健康人能忍受饥饿长达3个星期之久，但只要缺觉3昼夜，人就会坐立不安、情绪波动、记忆力减退、判断能力下降，甚至出现错觉和幻觉，连日常生活中的基本活动都难以进行。

⌘ 2002年全球失眠调查显示，有43.4%的中国人在过去1年中曾经历过不同程度的失眠，而真正意识到自己患失眠的人群只有25.9%。2006年，在北京、上海、广州、南京、天津、杭州等6城市进行的普通人群调查表明，成年人在过去12个月中睡眠障碍的发病率高达57%。

自我诊断：你的睡眠是否健康

1. 听别人说我睡觉时打呼噜。是 否
2. 有人反映我在睡觉时呼吸会受到抑制。是 否
3. 我有高血压。是 否
4. 我的朋友和家人经常说我情绪不佳或暴躁易怒。是 否
5. 我希望有更多的精力。是 否
6. 我在整夜睡眠中都在冒汗。是 否
7. 我已注意到在夜间我的心脏有不规则的跳动。是 否
8. 我在早晨起床时头痛。是 否

9. 晚上睡觉时我会因喘不过气而突然醒来。是 否

10. 我非常胖。是 否

11. 我对性生活逐渐失去兴趣。是 否

12. 我总感觉困乏思睡并努力与之抗争。是 否

13. 我会因为口干而在夜间频繁醒来。是 否

14. 我入睡困难。是 否

15. 我总是思绪飞转，即使在睡觉时也丝毫没有睡意。是 否

16. 我可以预料到我将要出现的睡眠问题。是 否

17. 我一旦醒来很难再次入睡。是 否

18. 我总是在担心一些事情，很难放松。是 否

19. 我总是在醒来之后还是感到没有睡够。是 否

20. 在我入睡前，我总有 30 分钟甚至更长时间是醒着躺在床上。是 否

21. 我经常感到忧愁和沮丧。是 否

22. 在工作或学习中我难以集中精力和富于效率。是 否

23. 当我愤怒或惊讶时，我的肌肉却是松弛的。是 否

24. 我在开车时经常打瞌睡。是 否

25. 我经常处在昏昏然的状态。是 否

26. 即使在醒着的时候，我也有置身梦境的感觉。是 否

27. 在公共交际场合，如电影院或聚会时我也会睡觉。是 否

28. 因为我总想睡觉，所以给工作带来麻烦。是 否

29. 我在刚睡着时就会做梦，哪怕小睡、打盹都会做梦。是 否

30. 无论我如何努力保持清醒，在白天总是不能阻止困意袭来。是 否

31. 在我的睡眠中有过全身麻痹或近于瘫痪的感觉。是 否

32. 我的下肢肌肉会紧张，这种紧张与运动时的紧张是不一样的。是 否

33. 我注意到或听别人说过，我睡觉时发生痉挛或肌肉抽搐。是 否

34. 有人告诉我，我在睡觉时踢腿。是 否

35. 当我快要睡着的时候，我感到下肢有疼痛或麻痒的感觉。是 否

36. 在晚上我有过腿痛或抽筋的经历。是 否

37. 有时我无法在夜里保持下肢安静不动，我必须不停地移动双腿才会感到舒服。是 否

38. 尽管我整晚都在睡觉，但在白天我还是感到昏昏欲睡。是 否

说明：1 ~ 13 题若有任意三题选“是”，说明已出现睡眠呼吸暂停综合征症状，请

及时就医；14 ~ 21 题若有任意三题选“是”，说明已出现失眠症状；22 ~ 31 题若有任意三题选“是”，说明已出现嗜睡及发作性睡病症状；32 ~ 38 题若有任意三题选“是”，说明已出现夜间周期性腿动症状。

年龄不同 睡眠时间不同

1 岁以下：14 ~ 20 小时。

2 ~ 5 岁：11 ~ 13 小时。

6 ~ 13 岁：9 ~ 10 小时。

青少年：不应少于 8 小时。

成年人：平均 8 小时。

男女略有差异，男性需 7 ~ 9 小时，女性稍长一些，为 9 ~ 10 小时。

睡眠时间与性格有关

睡眠时间短的人性格多外向，大多胸怀宽广，乐观而自信，工作积极，在事业上有雄心壮志，对生活和未来充满信心。

睡眠时间长的人性格多内向，小心谨慎，善于思考，对事物有独特的见解，但容易多思多虑。

什么是失眠症

失眠症，指患者对睡眠时间或睡眠质量不满足并影响白天社会功能的一种主观体验。

男性和女性患失眠症的机会相等吗？

男性和女性都可能患上失眠症，但年龄不同，患病的情况也不同。40 岁以内，男性和女性的失眠症发病率相似；40 岁以上，女性患失眠症比男性多。

你是不是假失眠？

有的人把每天睡眠时间低于 6 ~ 7 小时当作失眠；有的人把正常范围内的变动当作失眠；有的人自己感觉睡觉不好，但实际上睡眠很好。这些都属于假失眠，不必使用镇静催眠药。

失眠症有五种形式

睡眠潜伏期延长：入睡时间超过 30 分钟。

睡眠维持障碍：夜间觉醒次数≥3次或凌晨早醒。

睡眠质量下降：睡眠浅、多梦。

总睡眠时间缩短：通常少于6小时。

日间残留效应：次晨感到头昏、精神不振、嗜睡、乏力等。

失眠的临床分类

急性失眠：病程小于4周。

亚急性失眠：病程大于4周小于6个月。

慢性失眠：病程大于6个月。

怎样才能睡个好觉

养成良好的睡眠习惯

定时作息，准时上床，准时起床。无论前晚何时入睡，次日都应准时起床。

不要在床上读书、看电视或听收音机。

每天有规律的运动有助于睡眠，但不要在傍晚以后做剧烈运动，尤其不要在睡前2小时进行运动。

不要在睡前大吃大喝。

如果上床20分钟后仍然睡不着，可起来做些单调无味的事情，等有睡意时再上床。

睡不着时不要经常看时钟，也不要懊恼或有挫折感，应放松并确信自己最后一定能睡着。

尽量不要每天使用安眠药，如有需要，应间断服用，原则上每星期不超过4次。

右侧卧位是最佳的睡觉姿势

侧卧位时脊柱弯曲犹如一张弓，四肢可以放在较舒适的位置，有利于全身肌肉的放松，胸部受压最小，也不易引起打呼噜或呛咳。一般来说，右侧卧位睡觉最好。

睡前洗个热水澡

睡眠的产生来自身体各部分的松弛，包括肌肉的松弛、大脑的松弛、心血管的松弛等等。如果在睡眠之前有意识地使自己放松，肯定对睡眠有好处，洗热水澡是放松自己的方法之一。

选择合适的寝具

床：床要软硬合适。测定席梦思床软硬的方法是：当人在侧卧时，脊梁能保持笔直的姿势。

床单：以棉布为最好；化纤制品若与棉布混纺，兼有吸水性好和不需熨烫的优点，也比较实用。

枕头：枕头应高低合适、软硬适中。枕头多以自己的一个拳头的竖高为宜，成人的枕高通常在 6 ~ 10 厘米。

导致失眠的四个因素

刺激性饮料

刺激性饮料主要是指对大脑有兴奋作用的饮料，最常见的是茶、咖啡和可可，这些饮料中或多或少都含有咖啡因。

我们可以来看看各种饮料中咖啡因的大致含量：茶，不论是茶叶还是袋茶，绿茶还是红茶，都含有咖啡因，一杯茶中的含量为 30 ~ 100mg；一杯用开水沏出的速溶咖啡含 66 ~ 100mg；一杯热饮巧克力（也称可可茶）含 5 ~ 50mg，一块中等大小的巧克力含 25 ~ 35mg；一听百事可乐含 25 ~ 50mg。

酒精

少量酒精对中枢神经系统会产生兴奋作用，足以使人失眠。接着喝下去会导致共济失调。再往下喝大脑就挺不住了，进入抑制期，人会昏昏沉沉进入梦乡。如果喝酒过度，还会昏迷不醒，这是很危险的。

长期大量饮酒还可引起酒精依赖性睡眠障碍，这种睡眠障碍主要与酒精滥用导致的耐受性、依赖性和戒断症状有关。

吸烟

小剂量尼古丁有轻度的镇静和放松作用，但高浓度尼古丁的作用类似于咖啡因，具有兴奋作用，使人难以入睡，夜间易醒。

多种药物

不少药物除了可以产生有针对性的疗效外，还会对神经系统有作用。例如，氨茶碱是治疗哮喘的常用药，同时它又是一个中枢神经兴奋药。有些病人服药后出现激动、不安、兴奋、失眠，剂量过大时还可发生抽风、谵妄等。异烟肼（雷米封）是抗结核药，它也有中枢神经兴奋作用，有的病人用后会出现话多、头痛、失眠、易发怒、幻觉等副作用。

良好睡眠的八大益处

- 睡眠能消除疲劳，恢复体力。
- 睡眠可以保护大脑，恢复精力。
- 睡眠能增强免疫力，康复机体。
- 睡眠可以促进发育。
- 睡眠能延缓衰老，促进长寿。
- 睡眠保护人的心理。
- 好睡眠让你每天都在美容。
- 充足的睡眠能让孩子长个。

十种食物有助睡眠

- 小米
- 龙眼
- 苹果
- 莲子
- 桑椹
- 葵花子
- 核桃
- 红枣
- 蜂蜜
- 牛奶

【你问我答】

问：人们都说应该保证8小时睡眠，但我每天只睡6个小时就够了，白天也不犯困，这正常吗？

答：8小时睡眠是一个平均值，并非人人必须如此。有人每晚睡4小时就已够了，也有人每晚非睡10小时不可。这和每个人的遗传素质、环境因素、个性等有关。从临床医师的角度来看，只要夜间睡眠质量很好，次日工作有条有理、精力充沛、记忆良好、情绪饱满，就是正常健康的状态，与睡眠几小时并无必然联系。

问：因工作压力很大，晚上我经常会失眠，于是自己就吃点安眠药帮助入睡。我这样做好吗？还应该注意些什么？

答：工作压力大是造成失眠的常见原因之一，但是，如果您不是医师或药师最好不要自己吃安眠药，因为失眠有几种形式，如入睡困难、半夜易醒、多梦、睡眠时间短等，治疗的方法和所用的药物并不一样。最好到正规的医院去咨询，这样可以得到正确的治疗方法，如果确需用药就要对症，这样也不易发生不良反应。

问：我偶尔失眠，在睡不着觉的时候是应该躺在床上强行让自己入睡，还是起床干点其他事情再上床？

答：失眠时最怕躺在床上，因为睡不着时人就会海阔天空地胡思乱想，而且容易产生焦虑情绪，还会出汗、心悸、憋气、手脚麻木等。所以，别躺着了，赶紧起床，到另一间屋去找一本使你感到最没意思的书看看，等到困倦后再回去睡。

问：哪些安眠药比较安全有效？

答：应该说所有的安眠药都有效，关键是看医师怎么用。如果是入睡困难，应当用速效的催眠药，如思诺思、扎来普隆等；如果是半夜易醒，应当用中效的安眠药，如多美康、三辰等。当然，服用安眠药一定要在医师的指导下进行，千万不要自己随意用。

问：有人说夜间11:00至凌晨3:00之间是美容的最好时间，所以应该保证这个时段的睡眠。这个说法对吗？

答：夜间11:00至凌晨3:00之间是人睡眠的早期阶段，往往比较有规律，从慢波睡眠的第一阶段到第四阶段，然后进入快速眼动睡眠。这段时间内生长激素分泌最多，皮肤细胞生成多，蛋白质合成多，细胞内的废物排泄多，由此皮肤得到了最大限度的保护；同时，这一时间段做梦也较少，表情肌的活动相对减少，皱纹也就减少。所以，有学者认为这段时间睡好了对美容大有好处。

问：我是一个正处在更年期的妇女，经常会在半夜醒来，醒后就再也睡不着了，白天觉得疲乏没精神，我应该怎么办？

答：更年期的女性由于女性激素水平的变化，如雌激素水平下降，卵泡刺激素和黄体生成素水平升高等会导致情绪波动，睡眠也会发生障碍，甚至产生抑郁或焦虑症状。所以，现在妇科与精神科专家的意见是，补充少量雌激素和黄体酮，服用一些抗焦虑或抗抑郁药，症状是会逐步好转的。

爱护脊椎　持续一生

【专家档案】

洪　毅　中国康复研究中心脊柱外科主任

【热点提示】

2005 年，世界卫生组织将脊椎病列入全球最易忽视的十大卫生问题。

据统计，美国每年被脊椎病纠缠的病人约有 540 万，经济损失高达 160 亿美元。在我国，有 80% 左右的人出现过程度不同的颈肩痛或腰腿痛。

影响脊椎健康的三大因素为：营养、姿势和运动。

脊椎健康　活动自如

脊柱里面有“电缆”

脊髓和自主神经系统很像一束埋藏在脊椎里的“电缆”，大脑就是通过这根“电缆”指挥着颈部以下的所有生命活动，包括内脏的代谢，并与全身保持着生命信息的传递。所以，医学上将脊髓称为第二生命中枢。

“电缆”正常 活动自如

脊椎健康，人体活动自如，各系统功能正常。当脊椎处于应力不平衡状态时，“电缆”中各种信息的传递就会受到干扰，影响各系统的代谢状态，给人带来各种病症。例如，颈椎疾患可影响椎管内的脊髓、神经根、颈部周围的神经或血管和肌肉内的感受器，引起头痛、头晕、眼胀、视力下降、耳鸣、耳聋、血压异常、失眠、颈肩臂疼痛、麻木、下肢瘫痪等。

可见，脊柱是一根多功能的人体支柱，它不仅能为大脑的信息传递途径——脊髓提供安全保障，同时能为支配内脏活动的自主神经提供适宜的环境。

健康的脊椎 结实的屋脊

第一组数据：26、23和124

为了适应人的运动方式，脊椎形成了人体骨骼结构中最重要、最复杂的部分。它拥有26个可活动的椎骨，23个椎间盘和124个关节与关节囊、韧带及椎旁肌肉。它们相互连接构成脊椎，成为具有弯曲、扭转并支撑身体大部分重量，协调身体各种运动的一套系统。脊椎的主要生理功能为：

- 维系人体的直立状态。
- 保护胸、腹内脏器官及脊髓。
- 成为运动系统的枢纽。

第二组数据：7、12与5

按照所处的位置，脊椎可分为：

- 颈椎：位于脊柱的上段，共有7个节段。它是整个脊柱中活动度最大的部分，使人类因此而具有较宽阔的视野；更为重要的是，这里是头部供血和神经信息传递的必经之地。

- 胸椎：位于脊柱的中段，共有12个节段。在每个节段的两边，共连接着12对肋骨。胸椎与肋骨共同构成了胸廓，承担着保护内脏的作用；同时，在膈肌和肋间肌的参与下担负着呼吸功能。管理我们内脏代谢的植物神经中枢就在胸椎两旁和胸椎管内。胸椎的活动范围很小，但发生的异常情况并不少见，却很少引起人们的注意。胸椎出现异常，不仅能引起背部酸痛，还会影响附近的植物神经，从而引起许多慢性的内脏症状。胸椎应力异常，多由上肢不对称的受力，坐姿不正确引起，也受偏歪的腰椎和颈椎影响。

- 腰椎：位于脊柱的下端，共有5个节段。它与骨盆连接，既是人体承重的地基，又是活动受力集中的部位，能把上半身的重量分散到两腿。有人形象地称之为上身与下肢间的“合页”。腰扭伤、腰肌劳损、腰椎间盘突出、腰椎管狭窄等疾患多是由于腰椎异常引起。

爱护脊椎　应始于孕产期

补充叶酸

育龄妇女应从计划怀孕前 6 个月开始至怀孕的前 3 个月补充叶酸，以减少脊椎裂、脊膜膨出等脊柱畸形的发生。

适量补钙

在胎儿发育过程中，骨骼形成所必需的钙来源于母体。孕妇不仅要维持自身骨骼的钙平衡，还要为胎儿发育提供钙。因此，孕妇适量补钙有助于胎儿骨骼的良好发育。

避免用药

有些药品可影响钙的吸收，因此，孕妇应尽量减少或避免用药。

防止产伤

胎儿出生时大多是头先露出来，如果助产不当，其颈椎可能会受到不同程度的伤害。一般的颈部肌肉拉伤能很快恢复，而不明显的颈椎扭伤则不易察觉，少数婴儿可能出现斜颈。

爱护脊椎　走出误区

误区 1：保护脊椎是老人的事

实际上，婴幼儿及青少年时期脊椎外伤的几率最高。因此，预防脊椎病应从孕期和儿童时期开始。具体措施为：

- 加强锻炼，以强壮椎周软组织，增强脊柱的稳定性。
- 防止外伤，纠正工作与生活中的不良姿势。青少年时期的颈椎外伤是中年后发生颈椎病的重要原因。由于青少年时期颈椎间盘张力强，所以症状往往不明显。但 30 岁以后，椎间盘发生退行性变，神经血管受压症状逐步出现。所以，一旦发生外伤需早期治疗，以防后期继发颈椎不稳。
- 注意工间休息。由于长时间采用一种姿势（如低头伏案）工作，可导致局部循环不畅和肌肉痉挛，长此以往会引发脊椎损害。由于这种生活方式的变化，脊椎病患者已经呈现年轻化趋势。因此，在连续工作 1 小时后，应起身活动 10 分钟。

误区 2：只要吃得好，脊椎就结实

实际上，营养与锻炼相结合，脊椎才能更结实。调查显示，越来越多的食物并没有让我们拥有越来越多的健康，发达地区和贫困地区骨质疏松的问题同样严重。具体措施为：

⌘ 理性选择食物。钙和骨骼的关系是“砖头”和“房子”的关系。确保骨骼健康，补钙是首要条件。含有 1000mg 钙的食物为：每天两大杯牛奶，再加两份其他富钙食物。与此同时，需要补充维生素 D，否则吃进去的钙只会随着“下水道”排泄掉。

⌘ 多晒太阳。晒太阳能帮助人体合成天然的维生素 D，从而让骨骼更健康。

⌘ 经常运动。少动不少吃的人，别说是骨骼，连肌肉都不再有力。而坚实的骨骼能使肌肉的力量发挥到极致，反过来，肌肉会促进骨骼的生长代谢。

误区 3：不干重活，脊椎不会受伤

实际上，脊椎病的诱发因素不仅是外伤，还有落枕、受凉、过劳、强迫姿势下工作、姿势不良及其他疾病。具体措施为：

⌘ 用一种姿势工作 1 小时后，应适当进行颈部、腰部的舒展活动，时间可长可短，但必须长期坚持，形成习惯。

⌘ 改变弓腰、驼背、跷二郎腿等不良姿势。因为这些姿势久而久之会改变脊椎的正常弯曲度，从而导致颈椎病、颈背肌筋膜炎、腰肌劳损、腰椎间盘突出症等病变的发生。

⌘ 根据季节变化，注意采取保暖措施。

误区 4：体检时没必要检查脊椎

实际上，我国学生脊柱侧弯和老年妇女脊椎骨折的发生率都比较高。但目前常规的学生体检没有脊柱侧弯的检查项目。因此建议：

⌘ 给学生体检时进行脊柱侧弯检查。因为脊柱侧弯的发生大都集中在 10 ~ 14 岁，而这个年龄段的孩子常常面临升学考试。此时家长往往把注意力放在督促孩子的学习上，看到孩子腰杆直不起来，还以为是学习压力大引起的，只顾增加营养，忽视了检查和治疗。而脊柱侧弯的发展非常快，一般一年时间弯曲可能增加 5 ~ 10 度，待到家长发现时通常畸形已较严重，治疗起来相对困难。

⌘ 老年人应定期进行脊椎检查。目前约有 50% 的脊椎骨折患者没有得到过诊断、治疗。如果老年人 1 年内身高降低了 2 厘米以上，就应该去医院检查。年岁大的人应半年量一次身高，因为 45% 的脊椎骨折是由骨质疏松症引起的。骨质疏松会引起脊椎变形，使人变矮。而身高变矮、腹部突出和驼背都是老年妇女脊椎骨折的表征。此外，腰椎间盘退变也会出现变矮的现象。诊断脊椎骨折只需拍X线片即可。

⌘ 出现急慢性颈、肩、臂痛或腰、背、腿痛，都有必要检查脊椎，因为这些部位的疼痛都可能与脊椎疾病有关。

爱护脊椎三要点

要点1：经常补钙

由于90%的骨骼形成的峰值是在20岁前形成的，那么，如果把骨钙看做“养老金”，年轻时储存得越多，年老时就会生活得越富足，在身体需要时，就能供你提取使用。因此，无论孩子还是成人，每天都应注意从饮食中获得足够的钙质，多吃含钙量高、有益骨骼的食品。

要点2：注意姿势

调查发现，在脊椎病患者中，长期从事计算机、会计、教师、办公室、司机职业的人数占有相当的比例。采用不正确的坐姿、站姿、卧姿或长时间以同一姿势劳动，是导致脊椎病的主要原因。而注意保持良好的姿势有助于保护脊椎，预防脊椎病。

要点3：加强锻炼

坚持有规律的健身锻炼，尤其是颈项肌和腰背肌的锻炼，例如经常游泳（尤其是蛙泳）有益于脊椎健康，能有效预防脊椎疾患，延缓脊椎退变。

高度警惕脊椎病的偷袭

脊椎病常见、多发

脊椎病已经成为人类现代“文明病”的“主力军”。据统计：70%的60岁以上的老人患有不同程度的脊椎病；30%的30岁以上的成年人存在脊椎疾病隐患；40%的40岁以上的人已经出现各种脊椎疾病的症状；近十几年来，我国儿童脊柱侧弯症的发病率高达20%，颈椎病的发病率逐渐增高。

随着交通、建筑业的迅速发展和运动创伤的增加，我国脊椎损伤的发生率明显上升。2002年，北京地区脊髓损伤的发病率为60人/百万人/年，比1986年上升了近10倍，高于英国、美国等发达国家（28 ~ 45人/百万人/年）。在50岁以上的北京妇女中，每7位中就有1位曾经遭受过脊椎骨折的病痛。但是，人们对脊椎骨折的认识不足，不少患者并未就医。

保护意识普遍缺乏

由于社会普遍缺乏脊椎的保护意识和对于脊椎病变的认识，因而不仅未采取必要的防治手段，也缺乏正确的预防和康复方法。脊椎疾病的患病人群和隐患人群远高于调查得到的统计数字。

脊椎异常不仅可引起颈肩背痛、腰臀腿痛、肢体麻木和瘫痪，还可影响脊柱附近的血管，干扰管理内脏的神经，从而影响呼吸、消化、循环、泌尿、内分泌等系统的功能，表现出各种复杂的症状，使许多人长期处在病痛或亚健康状态，严重影响人们的工作和生活质量。

严重的脊椎骨折常合并脊髓损伤，而修复脊髓损伤至今仍是世界性的医学难题。由此造成的终身残疾率甚高，患者大多瘫痪在床，给患者和家庭带来身心上的巨大痛苦，给家庭和社会带来经济上的沉重负担。因此，预防脊柱脊髓损伤具有十分重要的现实意义。

【你问我答】

问：我儿子正读高中，小小年纪就老觉得脖子痛。请问，应怎样帮他摆脱颈痛？

答：调查显示，颈椎病的发生已经呈现低龄化倾向，且集中在12～13岁和16～18岁这个小学升初中和初中升高中的年龄段。建议您先带孩子到医院脊柱外科就诊，详细体格检查，再辅助X线检查。若X线表现与症状相符并能够解释目前症状，则可制订相应的保守治疗方案。必要时再做CT或核磁检查。其次，平时要教育、督导孩子纠正不良姿势，否则，长期在不良姿势（如头部过低、歪头、端肩、颈部过分前屈）下学习，孩子容易患近视，还会成为颈椎病“后备军”的成员。学生连续学习1小时后，要做些伸展肢体和颈部肌肉的运动。还应督促孩子加强体育锻炼，如打羽毛球、乒乓球、游泳等。

问：近年来，市场上有卖保健枕的。难道我们祖辈传下来的枕头也能影响颈椎健康？

答：符合人体力学原理的枕头高度为8厘米左右，质地要软硬适中，以木棉或谷物皮壳较好。虽然现在市场上的枕头种类很多，但是传统的荞麦皮枕头并没有过时。因为这种荞麦皮的枕头形状不固定，因而适应大部分人的颈椎弧度。正确的使用方法是将枕头置于颈后的前凸弧度，令头部轻微后仰，使之适于生理弯曲，使颈部肌群放松。

问：杂志上的文章说“睡觉的姿势能影响脊椎健康”，这种说法正确吗？

答：睡姿对脊椎保健具有重要意义。大体而言，我们的睡眠姿势分成仰卧、侧卧和俯卧三种。请您采取以下建议：①尽量避免长期偏一侧睡。由于人体躯干部、双肩及骨盆部横径较大，侧卧时，脊柱受床垫的影响而弯曲，如果长期偏一侧睡，脊柱会逐渐侧弯。轻者醒后腰背僵硬不适，重者可发展成脊椎病。②尽量避免趴着睡。因为俯卧时胸部受压，不仅影响呼吸功能，还使腰椎前突增大，增加脊椎邻近肌肉的负担。颈椎被迫扭转一侧，容易造成颈椎退化。③仰睡时膝盖下应置枕头，以便令双髋及双膝微弯，使腰背部肌肉放松，减小髂腰肌、坐骨神经的张力和腰椎间盘的压力。④侧睡时双膝弯曲，左右膝关节微屈对置，有助于脊椎贴近床铺。睡眠应以仰卧为主，侧卧为辅，但要左右交替。俯卧、半俯卧、半仰卧或上、下段身体扭转为不良睡姿，应及时纠正。头应放于枕头中央，以防落枕。脊柱病患者应以木板床为宜，弹簧床对脊柱的生理平衡无益。

问：我当司机8年了，今年开始腰痛，睡觉后减轻，一开车又痛。医生说我腰肌劳损。有什么办法能帮我去除腰痛？

答：腰痛是汽车司机最常见的职业病之一。其原因是：①长时间保持一个姿势。②汽车的振动很容易与腰骶部产生共振，从而加大脊柱的振动量，增加腰骶部的伤害。

保护脊椎需掌握正确的驾驶坐姿：

- 双眼平视，双手握方向盘的位置为10点10分平行点，上臂与方向盘形成90度角。
- 坐椅的靠背呈23度后倾角，坐垫呈7度角向前翘起，臀部置于坐垫和靠背的夹角中，以在操作时不向前移动为适宜。开车时在腰部垫个垫子，以延缓疲劳。
- 司机不要连续长时间驾车，中途应适当休息，不妨下车活动几分钟。下车后应避免立即搬提物体和屈曲身体。

至于腰肌劳损，主要的康复方法是进行持之以恒的腰背肌锻炼，平时要注意避免腰部受寒、过劳和新的损伤。睡眠时腰下垫一薄枕，使腰痛得到缓解。睡眠应以侧卧姿势为宜，让髋、膝处于适当的屈曲位，不宜使用过软的床垫。

促进性健康　家庭更和谐

【专家档案】

姜　辉　北京大学第三医院男科中心主任

【热点提示】

- 一如人的食欲，性欲同样是人类的基本生理需求。
- 保持正常的性生活有利于身心健康。
- 维持正常的性生活，不仅需要正常的身体机能，加强性健康教育也十分必要。

人类的基本生理需求

性是维系夫妻感情的纽带

性是人类重要的生理活动之一，也是维系夫妻感情的纽带。调查显示，男性对“性活动在他一生中非常重要 / 重要”给予肯定回答的比例为 83%，女性为 63%。美国芝加哥大学对 6000 对年龄在 60 岁以上的夫妇进行调查的结果表明，其中 37% 的夫妇每周至少有一次性生活；对 12 ~ 19 岁的青少年进行调查，询问他们想到的性事有多频繁，回答结果是每隔 5 分钟；而 40 多岁的男人则说每隔半小时。当一个小伙子热恋一位女孩的时候，他可能会用各种“疯狂”的举动去追求她。但如果这个女孩说她永不结婚，或永不性交，那会让他很快知难而退。

性激素：性活动的生理基础

性快感是两性性活动的最大乐趣之一。其实，潜在的性快感是伴随一生的，只是在不同的年龄阶段，性快感的程度和质量有很大差异而已。

以男性为例，男婴出生以后就有勃起行为，一旦手的协调功能允许，他们就会对玩弄性器官感兴趣。婴儿手淫是一个正常的发展阶段，父母对这一现象的态度被认为可能是男孩未来性态度的一个重要因素。在青春期阶段，不仅身高增长很快，第二性征也出现了，性能力和性反应到达高峰期，这是由于大量的雄性激素在体内源源不断地产生所造成的。此时，他们对各种性刺激非常敏感，有很强的对性快感的感受力。他们可能因为情绪波动而勃起，并因此而感到尴尬。在到达性兴奋之后，消退的速度也会很快，但可以在第一次射精后很快就恢复"激情"。

即使到了老年，雄性激素的分泌逐渐减少，但性活动也不会像水龙头那样一下子就被完全关闭。对于生活安逸的男性来说，如果健康状况良好，又有机会，年龄不会对享受性快感构成障碍。即使是一个80岁的男性，即使不能多次产生性高潮，但他仍能享受体肤之亲，感受到明显的射精，经历完整的性高潮。

性生活三忌

一忌不洁性交。不少性传播疾病，如梅毒、淋病等与不洁性交有关。不洁性交不但容易使自己染病，还会把病虫害传染给配偶甚至孩子，危害极大，切不可抱侥幸的心理而为之。

二忌常穿牛仔裤。医学研究证明，男子的生殖系统需要较低的温度，而经常穿牛仔裤会使局部温度过高，影响精子的生成。因此，男性不宜常穿牛仔裤，尤其是在夏天及气候较湿时。

三忌不讲性器官卫生。讲究性器官卫生不只是女子的事，男子也应同样重视。尤其是包皮过长者要经常清除包皮垢，以防引发阴茎癌和宫颈癌。

怎样才算性健康

性健康的定义

- 生殖系统、生殖器官发育和功能正常，是性健康的基础。
- 具备正确的认识，掌握足够的性知识，消除性恐惧、性羞耻和罪恶感。
- 能在性活动和性生活中充分享受快乐，并能有效控制生殖行为。
- 能在性活动过程中有效防止性传播疾病，保证自身和性伴侣不受到性疾病的侵害。

缺少上述四个因素中的任何一项都不能称为性健康。

保持健康性生活的意义

✠ 性健康是人生重要的组成部分。性需求是人类不可压抑的自然需要，也是生育后代的基本动力。

✠ 性健康是爱情、婚姻、家庭的自然基础。和谐满意的性生活，有助于增进夫妻感情，改善夫妻关系，使人格更加完善，生活和工作更有动力。

✠ 性爱是一种积极的休息方式。研究认为，性生活的运动量相当于慢跑运动。如以每星期做爱 3 次计算，一年之内相当于慢跑 75 公里；拥有和谐性生活的人发生心梗的风险要比性生活不和谐者少 10%；还能刺激大脑，促进多肽的分泌，使人变得更加聪明。同时，做爱时人体可释放内啡肽，使人放松，并提高机体免疫力。

您的性生活正常吗

什么是性和谐

性和谐，即和谐而美满的性生活，是指夫妻双方能在性生活中共同达到最大程度的满足，体验到性高潮，感受到性愉悦和快感。这种高质量的性生活对保持个人心情舒畅和增进夫妻感情很有必要。

但在实际生活中，丈夫、妻子对性生活的态度都可能有热有温有冷。要想达到性和谐，需要夫妻共同投入，扬长避短，相互理解，互相帮助，这样才能共入爱河。否则可能影响夫妻感情，甚至影响家庭稳定。

促进性和谐该怎么做

✠ 学习和掌握基本的性知识，提高自己的性能力。首先，建议人们在婚姻生活中解放思想，大胆追求肉体上和精神上的性爱享受。其次，应认识到没有健康的体魄和充沛的精力，很难有和谐的夫妻生活和完美的婚姻。因此，为了促进性和谐，应经常进行适宜的运动，以增强腹部、臀肌、肛门肌群的弹性和力量，使动作的灵活性和速度的均衡性得以协调，以便在性交时容易达到性高潮。

✠ 尽量在双方心情愉快和都愿意的情况下做爱，以达到感情交融并获得性满足。多数情况下丈夫动情先于妻子，所以应注意协调。如果只顾自己，容易使另一方感到厌恶。

✠ 选择适宜的性爱时间。一般以临睡前为宜，因为此时便于夫妻进行情感交流和进行清洗下身等性交前的准备工作。另外，性交后即可入睡，便于使体力得到恢复和缓解。有射精过快现象的男性可以先睡眠，待睡醒后性交。

✠ 创造良好的环境。干净、宽敞、舒适的环境有利于提高性欲，有助于人们在性生活过程中达到性高潮。而脏乱、狭窄的环境令人厌恶，也影响人们的性欲。卧室的温、湿度要适中，以防分散注意力。因此，做爱之前应注意开窗换气，有条件的家庭可以使用空调机、加湿器、负离子发生器等。

✠ 真诚沟通，争取达到性高潮。性交的直接目的之一是获得性快感，而性快感可在性高潮阶段达到顶峰。夫妻在性交过程中应争取同时达到性高潮，进入性和谐的最佳状态。因此，夫妻双方要相互配合，不断体察，找出适合双方的性交方法，争取夫妻同时达到性高潮。

✠ 在消退期体贴相待。在性反应的消退期，夫妻应继续亲吻、爱抚、拥抱和进行亲切交谈，这样会使双方，特别是使女方得到更大的满足。

✠ 性交频度要适当。性交频度应以双方都能保持性趣并从中获取满足为宜，过于频繁会降低性生活的质量。通常身体健康的年轻夫妻以每周性交 3 次为宜，壮年夫妻以每周性交 1 ~ 2 次为宜，健康的老年夫妻不应排斥性生活。

✠ 戒烟少酒。吸烟能使男性生殖系统供血量减少，营养不足，使精子数量减少，活力降低甚至不育。酒精可以直接损伤精子，使精子的数量减少，并引起性腺中毒，损害生精细胞，抑制男性雄性激素的合成，导致性功能下降，甚至阳痿。

✠ 性生活应在感情激发的情况下进行，不能作为达到其他目的的手段。

如何衡量性生活

有很多妻子认为不向丈夫提出性要求是对丈夫的体谅。实际上，正常的性生活不会使人增加疲劳。中年男性每次性交的时间一般只有 10 ~ 40 分钟，每周用于性生活的时间仅占日常活动时间的 0.3%。而且性交属于中等强度的运动，正常的性生活不会给丈夫带来身体危害。性生活是否健康应以性交次日夫妻双方精力充沛，不感到疲劳为准。

温馨提示

出现以下情况不宜过性生活：

✠ 疲劳时。如在疲劳作业、熬夜、长时间乘车后不宜过性生活。研究显示，机体疲劳后体内产生的代谢废物会对生殖器官造成伤害。

✠ 血压过高时。在过性生活时，由于精神紧张和体力消耗较大，往往会使高血压患者的血压突然升高，带来不良后果。

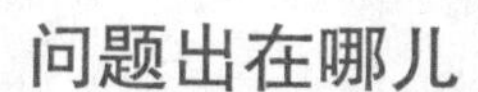

问题 1：性生活过频

由于体力消耗较大，久而久之，必然导致体质（包括思维能力、记忆力、分析能力等）下降，结果物极必反，引起性功能衰退，使性功能未老先衰。

男子经常重复性交，会延长射精时间，从而埋下阳痿、不射精、射精时间迟缓、性生活无快感等性功能障碍的隐患。

男子性行为后会有一个不反应期，即性交结束后有一段时间对性刺激不再发生反应。经常反复性交会延长不反应期。而且由于性器官反复、持续的充血，容易诱发前列腺炎、精囊炎等疾患，造成会阴部不适、腰酸背痛和出现血精。

女子经常重复过性生活，性器官始终处于充血状态，易诱发盆腔瘀血综合征，出现腰酸、下坠等不适感。

无论男女，重复性行为时，性满足程度都要比前一次差，最终会因心理与精神因素诱发性功能障碍。

问题 2：刻意追求性高潮

虽然性高潮是每对夫妻在每次性生活中都想得到的结果，但如果刻意追求，却会带来不良后果。

一是不强求双方同时达到性高潮。夫妻在同一时刻达到性高潮固然理想，但不必把这种期望作为衡量性生活成功与否的标准。男性一般交合 3 ~ 5 分钟就可出现高潮，而女性则需要 8 ~ 10 分钟。所以，男性应尽可能延长性行为过程，缓慢进入交合阶段，交合后应调控自己的生理和心理投入，以免很快达到高潮。即使如此，指望双方一起进入性高潮仍不一定成功。因为女性有连续高潮出现的能力，因此，丈夫可在妻子出现性高潮后再进入不应期，这样可以使妻子得到更多的满足。

二是不强求每次性生活自己或双方都有性高潮。性高潮绝非性爱活动的唯一目的，与其把它看做性生活的硕果，不如把它当作夫妻恩爱的意外收获。有性高潮很欢愉，没有性高潮也满足，这样才能减轻心理负担，更有利于达到性高潮。

问题 3：性冷淡

性冷淡是指持续或反复地对性生活不感兴趣，缺乏性幻想，或在与过去同等性刺激的条件下不能做出相应的性反应，无性交欲望，缺少改变性爱方式、时间、地点的意识，性爱方式单一，没有新鲜感。两性间都存在性欲低下和性欲丧失者，男性表现为阴茎勃起欠佳及性欲低下，女性表现为缺乏或无性交欲望等。

导致正常夫妻性冷淡有多种原因：

首先，夫妻性知识缺乏和性技巧单一，没有把性看成生活的必然需要。

其次，由于精神、社会等原因，如忧虑和精神抑制、生活压力过大或事业上遭受打击、夫妇之间长期不和，以及有痛苦的性生活史等而致性欲减退或性欲丧失。

第三，由于生活环境遭受污染或食物质量下降，引起人体激素分泌失调，导致性冲动减弱。

性欲低下是对家庭稳定的一种威胁，不少夫妻因为对性生活失去了兴趣，最终导致离异。因此，建议性欲减退者应用药物结合心理咨询的方法加以治疗。夫妻双方应找出潜在因素，打消隐忧和顾虑，应用浪漫的性想象力以增强性感。因饮酒而影响性欲者须立即戒酒。

【你问我答】

问：我们结婚6年多了。可能时间久了，又有了孩子，吵架时常把离婚挂嘴边上。最近我们吵架之后，老公一言不发，一连几天不理我，弄得我心里七上八下挺害怕的，不知他到底是怎么想的。请问，照这样下去，我们的婚姻还能维持吗?

答：首先可以肯定，你们这种情况是正常的，但也要注意了！结婚不同于恋爱，真正的婚姻生活就是油盐酱醋、锅碗瓢盆，就是吃饭、睡觉、上班。随着日子一天天过去，往日的激情渐渐消耗，剩下的可能仅仅是抚养孩子、照顾老人和承担生活的压力。所以，争吵甚至提到离婚都是正常的。但是，一两次提起离婚彼此还会在意，并因此克制自己的行为，但久而久之，如果老是把离婚挂在嘴边，最后就有可能如“狼来了”一样使对方感到厌倦，没准儿真想分开试试。

您可以通过一些改变来解决婚姻生活中缺乏激情的问题，比如改变一下房子的布置，打电话约他或她外出共进晚餐或者午餐，或者看看电影，或是晚上换件性感十足的内衣后一起看爱情片，然后再来一次高潮迭起的夫妻生活……

问：我们结婚1年多了，别的还好，只是我在性生活方面感觉郁闷。主要问题是妻子有时表现不积极，经常让我感到扫兴。难道夫妻生活都是这样乏味吗?

答：如果你的妻子对性生活不积极，千万不要误认为她不爱你，很可能是她出现了

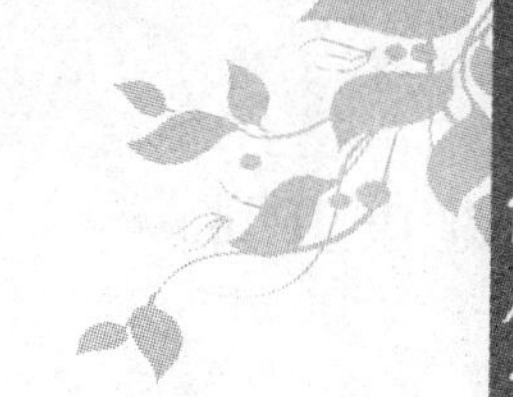

性冷淡。你应该注意以下几点：

⌘ 搞清楚妻子是否惧怕或讨厌性生活，如果是，你需要循序渐进、耐心地帮助妻子纠正观念，必要时进行治疗。

⌘ 妻子是否患有甲状腺病、糖尿病、心脏病、肿瘤等，而这些疾病都会使性欲减退。如果有相关疾病应积极治疗。

⌘ 在性交前应对妻子倾注激情，加以爱抚，而不是忽视妻子的感受，只顾自己单方的感受。

⌘ 多和妻子沟通交流，让妻子说出她对性生活的感受，双方一起协调夫妻生活。

问：我们俩是大学同学，毕业后各奔东西，但我们终于冲破家庭的阻力结婚了。然而，接踵而来的问题是我们无法像别的夫妻一样朝夕相处，而我老公年轻、英俊、有能力，这常常让我暗自担心。在没调往一个地方工作之前，我该如何经营自己的婚姻？

答：你的担心很正常。但爱情如蝴蝶，抓得太紧反而会死掉。夫妻之道应该是长相知，莫相疑。在还没有调到一个地方工作之前，你首先需要让丈夫知道你在乎他，同时听取他的意见。不在一起的时候，你们可以常通电话或发短信，以联络感情。有空时你们最好聚在一起，小别后的激情会使你们的感情升温。但主要措施是尽快调到一地工作。

问：我与前夫离婚后，虽然现在有了新男朋友，但我对新的生活充满了担心。我真不知道该怎么办。

答：这种心理会自觉不自觉地使你在感情和经济上对新男友有所保留，或对他存在过多疑虑，这很容易给他带来不良的暗示，导致你的生活走向反方。尽管有些再婚者的婚姻不幸福，甚至导致屡次离异，但这并不说明所有再婚者的婚姻就一定不长久。再婚能否幸福，是由男女双方共同努力决定的。只要你们能共同面对新的生活，遇到问题共同解决，就能够赢得幸福。

问：我和爱人结婚十多年了，现在性生活情趣不高，偶尔有几次还像交差一样，请问这正常吗？

答：结婚时间长了，难免会影响你们双方的性趣。但不能因为自己是“床头战场的老兵”就开始“厌战”，而应使性生活如陈年老酒，越陈越醇。具体方法是：①改变性生活姿势，添一些新花样，比如在椅子上，让椅子的左右晃动激发你们的激情。②制定性爱日程，以免忘了。③换一个全新的地点，比如说到野外走一走，以唤回双方的浪漫情怀。

问：我是一名出租车司机，听说司机容易发生精子活力和数量下降，是真的吗？

答：答案是肯定的。研究发现，长时间驾车会使阴囊内温度升高，而高温对睾丸内精子的生成会产生不良影响。因此，男司机容易发生不育症。为此，司机等特殊职业者要特别注意内裤的大小和薄厚，是否舒适透气，天热时要尽量避免穿牛仔裤，还应经常下车活动。

【延伸阅读】

妹妹的卧室

在我国古代，大户人家的夫妻卧室是不允许别人和孩子随便进入的，因为他们不愿让别人看到自己使用的性刺激物。例如，在汉代和六朝时期，卧室里皆有裸体彩绘，屏风背面有与性相关的字画，铜镜后面有性交图样等。

在西方国家，很多家庭的卧室里有性画册、录像带、性用具、夫妻的裸照或亲昵照等。身处这样一种性环境内，夫妻的性欲及性兴奋度是很容易提高的。不随便闯入已婚夫妻的卧室是社会共同认可的文明信条。

不久前有人撰文介绍，自己的妹妹远嫁非洲某国，在他前往探亲时，妹妹一再提醒他不要进入他们夫妻的卧室，否则她的丈夫会生气。但他终于按捺不住好奇心，有一天趁他俩不在时推开了总是关得严严实实的卧室门，顿时被刺激得目瞪口呆、脸红心跳。

解除烦人的便秘

【专家档案】

李恒爽　北京朝阳医院京西院区肛肠外科主任

【热点提示】

⌘美国一项调查显示，20%的健康人群会受到便秘的困扰。我国北京、西安地区的流行病学调查显示，慢性便秘的发病率为6%～9%。

⌘在生活节奏不断加快、工作压力不断增大的今天，便秘的发病率呈逐年增高的趋势，青壮年也成为便秘的高发人群。

⌘调整生活方式是解除便秘最有效的方法。

便秘的常见原因

既然便秘对健康有着如此严重的危害，那么，找出便秘的相关原因，认识便秘，进而科学防治便秘就显得十分重要了。目前已知的便秘原因为：

不良的作息习惯

⌘生活起居无规律，晚睡晚起，错过了生理性排便的好时机。

⌘作息习惯突然改变，如出差、旅游等。

⌘过分紧张，因忙碌等原因而未按时排便。

⌘不锻炼身体，借口工作忙而不安排体育活动。

不良的饮食习惯

⌘不按时吃饭、饮水，偏食。

⌘ 经常喝浓茶或浓咖啡。

⌘ 每日主食少于 250g。

不良的排便习惯

⌘ 不定时和及时排便。平时缺少固定的排便习惯，加上专注于玩游戏或看电视等而忍便，使大便在肠内停留的时间过长，水分被肠壁吸干而变硬。此时再解大便，可能造成肛裂。

⌘ 排便时精力不集中。排便时喜欢读书看报，注意力集中在书报上，这样就会使排便时间大大延长。久而久之，也可形成便秘。

⌘ 排便姿势不良。有些术后病人或长期卧床不起的病人不能采取蹲式或坐式的姿势排便，由于不适应躺着排便而影响排便的正常进行，日久可形成便秘。

不良心理

一般而言，活泼、好动、外向的人不容易便秘，而经常郁闷者好发便秘。现已证明，神经性厌食症、抑郁症等与便秘有关。

使用药物

⌘ 长期使用泻药。频繁使用含有害成分的大黄、决明子、芦荟、番泻叶、酚酞等泻药，或频繁灌肠、使用开塞露，均可使肠道功能减退和盆底肌群功能紊乱，最终导致排便障碍。

⌘ 其他药物。吗啡、颠茄、钙片、抗高血压药、抗抑郁药、肌肉松弛剂等均能引起便秘。

疾病因素

一些全身性疾病（如营养不良、长期卧床、肥胖）可致肠道动力不足。甲状腺功能减退、甲状旁腺功能亢进、低钾血症、慢性铅中毒、尿毒症、充血性心力衰竭、缩窄性心包炎、门脉高压症等疾病也会发生便秘。

正常衰老

即使无病，由于高龄老人食量和活动减少，胃肠道消化液量不足，肠道蠕动减慢，参与排便的肌肉张力降低等，也能导致便秘。

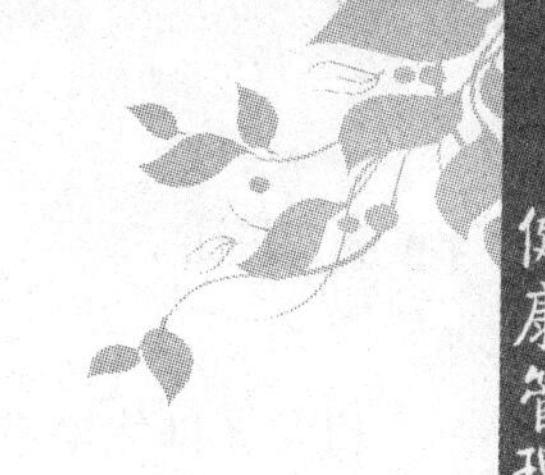

您别小看便秘的危害

诱发或加重全身性疾病

⌘ 神经精神疾患。在便秘的长期折磨下，便秘者常有精神紧张、焦虑不安、失眠健忘、头晕恶心等神经精神症状，有的甚至出现精神抑郁。反之，这些症状能加重便秘及伴发症状。

⌘ 心脑血管疾病。研究证实，用力排便可使血压骤然升高 30 ~ 50mmHg。血压骤然升高会增加心脑血管负荷，使心绞痛、心肌梗死、中风猝死的几率明显升高。

诱发某些癌症

⌘ 直肠癌。瑞典医学专家研究发现，患有习惯性便秘的人，尤其是习惯性便秘的中老年患者，最容易罹患直肠癌。研究认为，由于胃肠蠕动减慢，消化能力减弱，干燥的粪便可在肠道内滞留较长的时间，加重粪便内致癌物对肠道黏膜的刺激，而这正是诱发直肠癌的主要诱因。

⌘ 乳腺癌。美国旧金山大学医学院专家的研究结果表明，在习惯性便秘的妇女乳房分泌液里，可以检测出相当数量的异常细胞。尤其是每周大便少于 3 次者，其不正常细胞比每天大便 1 次者多 5 倍以上。

专家们还观察到，乳房细胞的发育异常，大多表现为乳腺与导管上皮的不典型增生，而这种增生往往是乳腺癌的前期变性。而加拿大多伦多癌症研究所的专家发现，便秘者的粪便中存在一种致突变原，它与已知的几种致癌物质类似。这种致突变原经肠道吸收后，可随血液循环进入相对敏感的乳腺组织，使发生乳腺癌的风险明显增加。

导致老年性痴呆症

澳大利亚悉尼医科大学的研究发现，人体肠道内的细菌可将未被消化的蛋白质分解为氨、硫化氢、硫醇和吲哚等有毒物质，长期便秘者因不能及时将这些有毒物质排出体外，当这些有毒物质超过肝脏的解毒能力时，便随血液循环进入大脑而损害中枢神经，使大脑功能紊乱，导致智力下降和记忆力衰退。由于老年人进食量相对减少，消化能力下降，加上活动量变小，因此便秘容易导致老年性痴呆症。

引起胃肠神经功能紊乱

⌘ 热结旁流。便秘可引起胃肠神经功能紊乱，导致食欲不振、腹部胀满、嗳气、口苦、排气增多等表现。因粪块嵌塞于直肠腔内难以排出，而排便时会有少量的水样粪质绕过粪块自肛门流出，正如中医所说的“热结旁流”。这种情况有时被误认为是腹泻，而造成这种现象的根本原因是便秘。若误用止泻剂，反而会加重便秘。

⌘阵发性腹痛。便秘引起的腹痛多为反复、突然的阵发性发作，可持续数分钟至数十分钟。疼痛部位不固定，常见于脐周（脐下）与全腹，可轻可重，发作间歇无异常表现。其原因是长期便秘使排便条件反射迟钝、括约肌松弛，大量硬粪块堆积致不全肠梗阻。由于肠壁肌肉松弛呈间歇性，因此腹痛既可缓解，又可反复发作。便秘引起的腹痛多见于儿童，但在成人中也不少见。

加重肛肠疾病

燥结的粪块可刺激局部，造成局部水肿和血运障碍，从而引起或加重直肠肛门疾病。而因直肠炎、肛裂、痔疮、溃疡等疾病引起的肛门疼痛、痉挛、瘢痕性狭窄等原因，常使患者恐惧排便，从而形成恶性循环。便秘对局部手术效果也会产生不良影响。

影响性生活

慢性便秘不仅使直肠长期受累，还会使盆腔肌肉呈现痉挛性收缩状态。久而久之，这些肌肉群会因为营养不良而过度松弛，从而影响阴茎勃起、射精及阴道的收缩功能，引起性功能障碍。

有碍皮肤健康

长期便秘，粪便中的毒素可进入人体，影响面部皮肤的新陈代谢，导致面无光泽和皮肤粗糙。

防治便秘要有章法

生活方式篇

⌘多运动。多做主动运动能促进胃肠蠕动，有利于缓解便秘。经常坐办公室的人不要一坐就是半天，应每过 1 小时就起身活动活动。还可以选择上下楼梯、快走、游泳、爬山、太极、瑜伽等有氧运动，促使排便通畅。但应注意运动后及时补足水分，否则会因为出汗多而加重便秘。此外，被动运动（如按摩）也是一种简单有效的缓解便秘的手段。

⌘自我减压。激烈的社会竞争和繁重的工作，可使人感到焦虑、紧张、疲倦，并导致便秘。如能把压力分解开来，进行科学安排，忙里偷闲地娱乐一下，就有助于保持良好的心态。此外，还要注意保持充足的睡眠，纠正晚睡晚起的不良习惯。因为睡得好可以补充体力，使紧张的神经得到放松，有利于恢复正常的排便功能。

⌘ 养成定时排便的习惯。定时如厕能使排便形成规律。无论有无便意，每天都应在固定的时间如厕。正常的排便规律为每天或隔天一次。早上可以通过盐水或牛奶来诱导便意，帮助排便。

⌘ 不忽视便意。有排便的感觉而强忍不排为忽视便意。长期忽视便意会使直肠排便的感觉迟钝，久之会形成排便困难。

饮食习惯篇

⌘ 均衡膳食。一日三餐要定时定量，五谷杂粮、鱼肉蛋奶、蔬菜和水果、油脂等营养物质需合理搭配。

⌘ 每天喝足水。水能使肠道里拥有充足的水分，以软化粪便，利于排出。根据天气变化和出汗的情况，每人每天应喝 2000 ~ 3000ml 水。

⌘ 多吃粗纤维。粗纤维大量存在于五谷杂粮和蔬菜、水果中，多摄取粗纤维，既能增加营养，也有利于排便。因此，世界卫生组织倡导每人每天要摄入 25 ~ 30g 的膳食纤维。蔬菜、水果是人们所需粗纤维的主要来源，多吃富含纤维素的蔬菜、水果能有效防止便秘。

食疗篇

⌘ 润肠通便粥：①白术大米粥：取白术 50g 洗净，与大米一起煮粥，每天分 2 ~ 3 次喝完。适用于气虚便秘。②胡桃粥：取胡桃肉 30 ~ 50g，去皮捣烂。再取粳米 50g 加水煮粥，粥熟后把胡桃肉加入调匀，浮起粥油时即可食用，早、晚各 1 次。胡桃肉性味甘温，有壮腰补肾、敛肺定喘、润肠通便的功效。③红薯粥：取红薯 500g、大米 200g，将红薯洗净后切成片或块状，与大米共煮成粥，早、晚各 1 次。

⌘ 润肠通便茶：①香油冰糖通便茶：取香油、冰糖、水各等份，入锅同煮至冰糖融化，放凉备用。每次 30 ~ 50ml，每日 2 ~ 3 次，服至大便通畅后减量或停服。②苹果蜂蜜茶：用苹果去皮核，捣成果泥，将一大匙苹果泥倒入 100ml 温开水中，加入适量蜂蜜搅匀，常饮即可。

特殊人群的便秘防治

孕妇

孕妇是便秘的高发人群之一。孕妇便秘可危及母婴双方的健康，甚至会导致流产的悲剧，因此需要采取积极的预防措施。

⌘ 生理变化是主因。在孕期，随着黄体酮的分泌增加，孕妇肠道蠕动开始减慢，从怀孕 4 个月起，食物通过孕妇胃肠道的时间会明显延长。在怀孕中后期，逐渐增大的子宫会增加对肠道、排便肌肉的压迫，从而造成机械性排便困难。

⌘ 安全有效数食疗。专业营养师推荐以下食疗方：将一根香蕉、一小块木瓜、一袋 250ml 的牛奶放入食品加工机，加工成牛奶水果饮料。其中，香蕉是通便润肠的佳品，木瓜富含蛋白质、维生素、矿物质等多种营养素，其中特有的木瓜酵素可帮助消化，防治便秘。孕妇每天饮用 1 ~ 2 杯，美容、排便的效果都很好。孕妇还可以根据自己的身体情况尝试其他方法，如每天早晨空腹喝一些凉白开水或蜂蜜水；平时多吃一点粗粮，如煮玉米等。

⌘ 不能随便用泻药。像番泻叶、酚酞这样的刺激性泻剂会引起子宫收缩，严重时会导致流产。液体石蜡之类的润滑性泻剂会使孕妇减少对脂溶性维生素（A、D、E、K）的吸收，使新生儿易发生低凝血酶原血症。因此，孕妇应在调整饮食起居的基础上防治便秘，并慎重选择泻剂。

⌘ 可选用的药物：聚乙二醇 4000（常规用量），乳果糖、山梨醇、盐水等渗透性泻剂可增加渗透压，使肠腔内水分聚集增多，使肠道扩张，蠕动加快，促进排便。粪便软化剂和膨胀剂（如麦麸制剂），也是用于治疗孕妇便秘的比较安全的药物。

婴幼儿

⌘ 饮食因素是主因。母乳不足或喝水少很容易使 1 岁以内的婴儿发生便秘。其表现主要为每次排便时啼哭不止，甚至发生肛裂。久之可引起婴幼儿腹胀、食欲减退和睡眠不安等症状。

⌘ 首选食疗法：

（1）增加母乳量。若系母乳喂养量不足所致，婴儿常有体重不增、食后啼哭等症状。只要增加乳量，婴儿便秘可随即缓解。

（2）增加牛奶中碳水化合物的配比。喂牛奶的婴幼儿比母乳喂养的婴幼儿更容易发生便秘，这是由于牛奶中酪蛋白含量过多所致。此时可以减少奶量，增加糖量。开始在奶中加糖的比例为 5% ~ 8%，逐渐增加到 10% ~ 12%。对不满 4 个月的婴幼儿，可在牛奶中加一些奶糕。因为奶糕中的碳水化合物在肠道内发酵后，可刺激肠蠕动，有助于通便。

（3）增加食物纤维素。对 4 个月以上的婴幼儿，最好将菠菜、卷心菜等切碎，做成各种美味的菜粥给宝宝吃。还可将苹果、香蕉等水果做成水果泥喂宝宝，以达到通便的目的。此外，辅食中含有大量的 B 族维生素等，也能够促进通便。

（4）其他方法。经以上饮食调整效果仍不佳时，可给宝宝饮用蜂蜜水，或将蜂蜜放入牛奶中喂养，效果一般较好。此外，麻油亦是通便佳品，婴幼儿便秘时可每次食用5 ~ 10ml，通便效果显著。

⌘ 进行排便习惯训练。从出生3 ~ 4个月起，就可以训练宝宝定时排便的习惯。宝宝进食后肠蠕动加快，常会出现便意，因此选择在进食后训练孩子排便，有利于建立排便的条件反射，常能起到事半功倍的效果。

⌘ 药物可起辅助作用。婴幼儿便秘经以上方法处理仍不见效时，可使用开塞露通便。使用时要注意，开塞露有成人用和小儿用之分，使用时一定要选对。将开塞露注入肛门内后，家长应用手将婴儿两侧臀部夹紧，让药液在肠道里保留一会儿再让孩子排便，这样效果才好。如果手边没有开塞露，也可用不太硬的肥皂头塞入小儿肛门内，同样有通便作用。

老年人

⌘ 功能退化是主因。与年轻人相比，老年人肠道蠕动明显变慢。随着身体功能的退化，老年人还变得不爱活动。特别是一些患有慢性支气管炎、糖尿病、高血压、心脏病的老人，在治疗这些疾病的药物的影响下，便秘更容易加重。对于患有高血压、冠心病、脑动脉硬化等疾病的老年人来说，有时便秘能危及生命，如诱发脑溢血和心肌梗死等。

⌘ 解除便秘有五法：

（1）提高老年人的咀嚼功能。由于很多老年人缺失牙齿，以致咀嚼功能下降，使老人要求食物精细而缺少纤维素，而这正是诱发老年人便秘的危险因素，必须设法纠正。要提高老年人的咀嚼功能，就需要对其缺失的牙齿进行镶配。

（2）增加食物中的纤维素。饮食中应增加蔬菜、水果、五谷杂粮和豆类的摄入比例，以增加食物中纤维素的含量，促进排便。

（3）多油多水。在为老人烹调时，可在炒菜时多放点儿油，以增加肠道的润滑性。同时，老年人要养成多饮水的好习惯，每天最好喝6 ~ 8杯水，以保证机体有足够的水分润肠软便。

（4）常喝菜粥。菜粥既有水分，又有膳食纤维；既具有滋补功效，又有润肠通便的作用，如何首乌粥、核桃仁粥、黑芝麻粥、柏子仁粥、松子仁粥等。

（5）忌不良刺激。老年人应忌喝高度酒和过食辣椒、胡椒、芥末等辛辣燥热的食物。

⌘ 养成排便的好习惯：

（1）定时排便。老年人最好养成每日一次定时排便的习惯。方法是：每日晨起后，先在室内稍做运动，空腹喝一杯凉开水或温开水，然后如厕排便，以培养和保持排便的条件反射。同时，老年人应一有便意即去排便。

（2）忌用力排便。长时间持续用力排便，会持续过度牵拉参与排便的肌肉和神经，损伤盆底神经肌肉的生理功能，结果会使便秘加重。研究证明，用力排便还可以使血压骤升 30 ~ 50mmHg，可能由此导致脑溢血或心肌梗死，所以有高血压和冠心病的老年人更要注意。

⌘ 适度运动不能少。久坐少动、喜静善卧是老年人的不良生活习惯，也是老年人器官功能退化、体力逐渐下降、引起排便困难的重要因素之一。而坚持一定量的户外活动和体育锻炼，如慢跑、散步、打太极拳等，不仅能增强体质，保持体力和精力，而且可以增加食欲，使肠蠕动功能增强，使参与排便的肌群肌力增加，有效预防便秘。

⌘ 保持乐观的心态。经常参加户外活动，有助于使老年人保持乐观的心态，对预防老年便秘很有必要。

⌘ 不滥用泻药。老年人使用泻药必须得到医生的指导。

怎样知道便秘了

便秘的表现为：排便次数少、排便困难或二者兼有，并伴有腹痛、腹胀、恶心、口苦、肛门疼痛、排便不净、便血和烦躁等。

目前对慢性便秘的诊断有以下指标：

1. 至少有 1/4 的排便需要过于用力。
2. 至少有 1/4 的排便为硬粪块。
3. 至少有 1/4 的排便有不完全排空感。
4. 至少有 1/4 的排便有肛门、直肠的阻塞感。
5. 至少有 1/4 的排便需要手助排便，如用手指抠便、支托盆底以利排便。
6. 每周排便少于 3 次。
7. 不用泻药则软粪便少见。

在以上指标中，如果您有两条以上指标，就说明已发生便秘了。

【你问我答】

问：只要能通便，用什么泻药都行吧？

答：这是一种错误的观点。在这种错误观点的影响下，长期用药不当会导致便秘者发生难治性并发症。为安全起见，应在专科医生的指导下用药治疗便秘。芪蓉润肠口服液、聚乙二醇4000或3350、通泰胶囊、麻仁软胶囊等疗效好，毒副作用小，可在医生的指导下选用。

值得注意的是，常用大黄、决明子、芦荟、番泻叶、酚酞等药物会产生严重的毒副作用，如结肠黑变病、泻剂结肠和泻剂依赖等，因此建议便秘者不用或少用。

问：有人说便秘是小毛病，治不治无所谓，这种说法对吗？

答：很多人（尤其是便秘初期症状较轻的患者）认为便秘是小病，治不治无所谓。实际上，便秘导致的各种危害是渐进性加重的，便秘的防治宜早不宜晚。

问：发生便秘后，是否只要用点儿药就可以有效地解决便秘的问题？

答：有的患者不了解纠正便秘应从调整生活方式和饮食习惯入手，只注重药物治疗，结果治疗效果欠佳。正确的治疗方法是：在开始服用缓泻剂治疗前，应先改变不良的生活方式和饮食习惯，这样才能从根本上纠正和根除便秘。

问：哪些药物可导致老人便秘？该如何解决治病和便秘这对矛盾？

答：可导致老人便秘的药物有如下几种：

（1）抗高血压药物，如可乐定、肼屈嗪、甲基多巴、美加明等。

（2）抗风湿和镇痛药，如消炎痛、布洛芬、芬必得。

（3）抗过敏药，有苯海拉明、扑尔敏等。

（4）抗心绞痛药，有硝酸甘油、硝酸异山梨酯等。

（5）治胃病药，有氢氧化铝、硫糖铝等。

（6）补钙剂，有碳酸钙等。

（7）抗胆碱类止痛剂，有阿托品、东莨菪碱、丙胺太林、颠茄合剂。

（8）抗抑制剂，如丙咪嗪。

（9）抗惊厥药，如苯巴比妥。

（10）抗帕金森病的药，如左旋多巴、苯海索。

（11）镇静药，如氯丙嗪。

（12）化疗药，如长春新碱等。

以上这些药物可作用于中枢神经、肠神经系统，或直接作用于肠道平滑肌，使肠蠕动减弱、结肠运输能力减慢，从而引起便秘。老年便秘患者因病用药时应注意不选或少用有便秘副作用的药品。正在服药并产生了便秘副作用的患者，如能换药、减量或停药，便秘会逐渐缓解。

抵抗慢性疲劳

【专家档案】

何裕民 上海中医药大学教授、博士生导师，中华医学会心身医学会主任委员

【热点提示】

- 我国三成人有中、重度疲劳。
- 脑力劳动者更容易发生慢性疲劳。
- 中、重度慢性疲劳不仅调整困难，还容易导致“过劳死”、心脑血管病变和癌症等严重疾患。
- 解除慢性疲劳有章可循。

慢性疲劳不可轻视

如今人们交谈时，最常见的一个涉及健康的词就是“真累”。不仅成年人，就连一些中小学生，特别是即将毕业的学生，也常发出“我好累”、“真想好好睡一觉”的呼声。

国家“十一·五”项目涉及全国10个省区11980人的亚健康状况的流行病学调查显示，慢性疲劳人群占总非患病人群的81.36%，其中经常感到疲劳，但休息后可以恢复的轻度疲劳者占68.07%；总是感到疲劳，休息后恢复比较困难的中度疲劳者占29.78%；一直都非常累，休息也无法恢复的重度疲劳者占2.15%。中度和重度疲劳者已占非患病人群的三成。

以往人们常常忽略疲劳问题，而新近的观察已确定以下事实：

- 轻度的慢性疲劳虽然仅影响一时的生活质量和工作效率，但如果不加以重视和

调整，就会不断发展和加重。

⌘ 中、重度慢性疲劳不仅调整困难，还容易导致“过劳死”、心脑血管病变和癌症等严重疾患，或使人产生严重的抑郁甚至发展到自杀……

自我解除疲劳有招

解除精神性疲劳

⌘ 进行体育或体力活动。

⌘ 脱离工作一段时间。

解除体力疲劳

⌘ 劳逸结合。合理安排工作（包括体育锻炼）和生活，不在一段时间内安排过多的工作和锻炼。

⌘ 均衡饮食，适当补充营养和维生素。

⌘ 在医生的指导下使用补益药或进行食疗。

⌘ 与年龄不太相符的人出现易疲劳现象，应做进一步检查，以排除某些器质性疾病或严重虚损。

解除抑郁性疲劳

⌘ 改变认知与自身行为。要认识到生活中不是所有的事都非常重要，都必须认真对待，非达到完美不可，有些事“难得糊涂”反而更好。

⌘ 不做无谓的联想。有许多事情的后果根本不像自己想象得那么严重，从容应对倒能柳暗花明，船到桥头自然直。

⌘ 多结交朋友，及时宣泄郁闷。

⌘ 多做户外活动。例如，投身到大自然中或进行躯体活动（如散步、跑步、跳绳、游泳等）。

⌘ 秋冬季节多晒太阳。这是国外治疗抑郁症的一种有效方法，这与调节大脑褪黑素的分泌功能，进而改善睡眠有关。

⌘ 培养多种兴趣爱好。种花养鸟有助于解郁悦情，读书也有一定解郁之功效。

⌘ 常喝花茶有助于解除轻、中度抑郁性疲劳。一些中药组方也有抗抑郁、解疲劳的作用。常用的代表方有甘麦大枣汤、逍遥散等，常用的药物有天麻、灵芝、郁金、绿萼梅、代代花、大枣、淮小麦、太子参、沙参等。但是，专家们不主张长期依赖抗抑郁药物来解除抑郁性疲劳。

解除慢性疲劳综合征

目前，西医尚无有效的治疗慢性疲劳综合征的手段，对症治疗大多只能暂时缓解症状。如使用非类固醇消炎止痛药来缓解头痛、肌肉痛、发烧等，使用抗组胺、消肿剂来缓解过敏、鼻炎、鼻窦炎等。有报告称，服用大剂量的B族维生素或补充左旋肉碱后，临床症状能得到明显改善。

我们以补益中气法为主，辅以清热消解等药为多名患者治疗，服药一两个月后，患者低热消退，症状得到了改善。

雅皮士流感全球蔓延

何谓“雅皮士流感”

慢性疲劳在人群中蔓延并非今日之事。在西方发达国家至少已有三四十年，在我国也有20多年。

所谓雅皮士（或优皮士，Yuppies）是西方国家20世纪80年代流行的说法，是指有上进心，有较高的知识水平和技能，工作勤奋，追求物质享受，有着优越的社会背景和社会地位的年轻人。推而广之，凡是靠脑力劳动生存的文人雅士，上至高级管理精英和科学家，中到企业技术中坚，下至中高考前的学生，都可归入其类。由于慢性疲劳易侵袭“文人雅士”，因此，英国科学家曾把慢性疲劳称为“雅皮士流感”。

慢性疲劳的特点

- 女性多于、重于男性。调查结果表明，83.73%的女性常感到疲劳，而男性只有79.28%。女性中、重度疲劳的比例也明显高于男性。

- 脑力劳动者更容易发生慢性疲劳。管理者的慢性疲劳发生率为83.46%，专业人士占82.73%，且中、重度疲劳占三成。学生占82.55%，但78.22%为轻度疲劳，重度疲劳只占0.48%。而长期从事体力劳动者的慢性疲劳发生率为60% ~ 70%，但更多的是体力性的倦乏无力。

- 发达地区较中西部地区高发。东南、华南和上海的疲劳人群占当地人口的比例为84.64%、82.01%、81.36%，而中西部城市的疲劳人群都只在七成左右。

劳心：慢性疲劳的导火索

中医学对于疲劳早有深刻的认识，并把非疾病引起的疲劳分为体力疲劳（力劳）、脑力（包括心理）疲劳（劳心）和性生活疲劳（房劳）。

在生产方式已发生根本性的变革的现代社会，重竞争、多变化、无规律、抢时间、高强度的智力运作已成为主要的社会劳动方式。这种劳动方式导致的疲劳，与中医学所谓的劳心类似，却不尽然。但可以肯定的是，心理因素在慢性疲劳的发生、发展过程中起着决定的作用。

我们在调查分析中发现，在多种亚健康状态类别中，与慢性疲劳关系最为密切的是人们的自我评估及期望值。自我评估符合期望值、心理状态好者，疲劳就不严重；反之，就比较严重。因此，从另一个角度说，慢性疲劳是一种身心障碍。

美国学者认为，今天的慢性疲劳是把过去的神经衰弱的“旧酒”放到了新瓶里。这一说法有一定道理，但不完全正确。因为神经衰弱者虽然多有慢性疲劳的表现，但毕竟慢性疲劳者只有部分症状符合神经衰弱的诊断。而且神经衰弱这一概念已不够准确，人们早已用更准确的概念替代了它。此外，慢性疲劳主要见于文化层次及社会地位相对较高的白领、骨干、精英等人群。

类型不同　应对措施不同

疲劳综合征

⌘ 精神性疲劳。其主要特征是在用脑后疲倦加重，下午和周末较甚；承担重大工作或特别兴奋时并不感到累，事后则疲惫不堪；常伴有头痛、失眠、情绪亢奋和处理日常事务的效率降低。

这类疲劳多因压力或挫折而引发，且多见于追求完美而不断给自己施加压力者。我们的调查分析表明，大城市中近半数慢性疲劳者属于这类精神性疲劳；这类疲劳在白领、骨干和精英中达六成左右。因此，精神性疲劳是慢性疲劳的主要类型。

⌘ 体力性疲劳。其主要特征是在活动后即感觉虚弱和筋疲力尽，伴有肌肉酸痛和不能松弛的感觉。此外，还有肌肉疲劳、体力疲劳和战斗疲劳，多见于体力劳动者或在进行较长时间、较大运动量的活动之后。

《ICD-10》指出，以上两种类型的人都常伴有头昏、紧张性头痛、焦虑（对自己脑力和体力的健康状况下降而担心）、易激惹、快感缺失、轻度抑郁（常有入睡和中段睡眠紊乱或明显的睡眠过度）。同时，疲劳的表现形式存在很大的文化差异。

慢性疲劳综合征

慢性疲劳综合征（简称 CFS）是一种以疲劳、低热或自觉发热、咽喉痛、肌痛、关节痛、头痛、注意力不易集中、记忆力差、睡眠障碍和抑郁等非特异性表现为主的综合征。

1988年国际权威的《疾病和有关健康问题的国际统计分类-10》(简称《ICD-10》)认为，CFS是与慢性感染有关的一种独立的疾病，称为病毒性疲劳综合征，即认为这类疲劳是病毒感染导致了大脑功能失调。

1988年，CFS由美国CDC正式命名，并制定了相应的诊断标准(1994年进行修正)。其诊断标准如下：

- 主要标准(必须具备下列两项)：①严重而虚弱性疲劳，持续至少6个月。②排除可引起疲劳的内科或精神科疾病。
- 次要标准(至少有以下症状中的八项)：①头痛。②广泛的肌肉或关节痛。③发热。④咽喉痛。⑤颈部或腋窝淋巴结疼痛。⑥轻度劳动后即产生持续24小时以上的倦怠感。⑦精神神经症状，如易激惹、健忘、注意力不集中、思维困难、抑郁等。⑧睡眠障碍及突然发生疲劳。
- 客观标准(具有以下三项)：①低热。②较长时间的非渗出性咽喉炎或咽喉部疼痛。③颈部或腋下淋巴结轻度肿大，有压痛。

有人将CFS等同于亚健康，或认为慢性疲劳就是CFS，这并不妥当。首先，研究发现，部分CFS患者遭受了博尔纳病毒感染(这种病毒偶见于四蹄动物体内)。其次，流行病学调查显示，CFS在全球的发病率很低。日本是CFS发病率最高的地区之一，但符合1994年版美国CDC诊断标准者只占1.5%；美国符合标准者为0.1%～0.2%；英国为0.56%。我国较为严谨的调查结果表明，符合CFS诊断标准者约占1.95%。

总之，CFS只是统称的慢性疲劳中的一种类型，其所占比重很小，而不是主体。

抑郁性疲劳

抑郁的一个突出表现就是慢性疲劳。

研究表明，抑郁者多半有较高的文化修养，感情细腻，遇事认真，内心追求完美，却不太善于交往和表达情感。

例如，我们曾在调查中发现一位重度疲劳对象，她原本是某名校的优秀大学生，毕业3年来在一家高科技企业工作，学以致用，干得很出色，自我感觉及上下级同事对她印象均很好。但在一年前，她报考研究生失利了，一度心情低落，并出现月经失调。尔后，与男友出现感情裂隙。仅仅一个多月，原本朝气十足的她，变成了终日不语、彻夜难眠、万事无兴趣的人。不要说工作效率，连起码的日常生活都难以自理，甚至出现自杀倾向……这种严重疲劳就是由抑郁症引起的。

类似的情况十分常见。

调查表明，上海等大都市普通人群中抑郁症患者占 4% ~ 5%，若考虑抑郁状态，则高达 10% 以上。此外，有 1/4 的人有抑郁倾向。如果把视野聚焦在都市知识阶层，抑郁症的比例为 20% 左右。可见，现代都市人面临着巨大的心理压力，如不积极干预，轻度抑郁可发展成中度或重度抑郁，就像感冒会发展成重病一样。

抑郁的危害会因程度不等而有差异：

⌘ 轻度抑郁：即抑郁倾向，被称为“心灵的感冒”，可在一定时间内影响生存质量和工作效率。

⌘ 中度抑郁：为抑郁状态，其表现为经常失眠，不明原因的早醒；食欲减退；情绪低落，时常叹息；偶有悲观、绝望等。此时，还够不上抑郁症的诊断标准。

⌘ 重度抑郁：即抑郁症，表现为厌世，回避往日好友、同事，甚至亲人；对周围一切都不感兴趣；对自己或世界绝望，常有被抛弃感和尽快结束生命的冲动。我国每年有 25 万人自杀，200 万人自杀未遂，其中一半为抑郁症患者。

【你问我答】

问：我是一家外企公司的业务主管。最近我感觉十分疲劳，工作也不如以前得心应手，甚至感觉十分吃力，真想不干了。为此，我很苦恼和担心，不知道该怎么办？

答：可以说，您的处境是很多公司白领、骨干的真实写照。国内外的研究都表明，认知疗法是消解这类疲劳的首要措施。其具体方法为：

⌘ 尊重生命，享受生活。就是说，大家不能像有些人那样，金钱、名利、地位什么都在乎，唯独不在乎生命和健康。

⌘ 不给自己制定过高的目标。要学会放弃，懂得拒绝。须知，天下事你干不完，没你照样行。

⌘ 学会管理时间。过度疲劳并不是完全来自客观上带来的压力，不会合理安排时间或过于追求完美这些主观因素，同样是过度疲劳的重要原因。

建议您将一个完整的工作目标分解成若干个具体目标，根据轻重缓急，由易到难，一步一步地去实现这些目标。这样既不至于给自己增添烦乱，又能在每实现一个具体目标时增强信心。

⌘ 及时表达或倾诉。实际上，很多压力源自失落或挫折。

面对失落或挫折，一要杜绝无端的猜疑；二要借“塞翁失马”来自我宽心；三是不要深埋于心，而应及时表达或倾诉，这样既能减压，又能获得社会的支持，避免新的伤害。有时不妨把自己的感受写出来，然后自我分析，减少加压的、消极的，保留减压的、积极的。

⌘ 重视储蓄健康。大病懂防，小病懂治，无病善养。每天早晨可静思片刻，既可筹划当天的日程，又能放慢生活节奏。

⌘ 多进行体育锻炼。体力活动能显著改善脑力和精神疲劳。此外，足浴、按摩、泡澡、听音乐、看电影、读书等，都有缓解紧张、抵抗疲劳、恢复体能、改善和稳定生理功能之效。

问：我父亲今年60多岁，退休以后很不适应，不仅睡眠成问题，还整天说累。请问能给他吃些补药吗？

答：对于较为严重的慢性疲劳者，首先应采取上述方法。如果效果欠佳，方可借助药物减轻症状。复合维生素、补益气血类中成药及作用比较温和的安眠药都是可取的。对于身体较弱者，深秋以后，可借助中药有针对性地进行调整。俗话说，秋冬进补，来年打虎嘛。

需要强调的是，借助抽烟、饮酒或喝咖啡等来消除疲劳，只能在短时间内提神，之后反而能加重疲劳，只宜偶尔为之，切莫形成习惯。

保护好你的肾脏

【专家档案】

孙雪峰 解放军总医院肾内科主任医师、全军肾脏病研究所副所长

李文歌 卫生部中日友好医院肾病中心主任

【热点提示】

⌘ 肾脏是人体内最重要的排泄器官，也是内分泌和产生促红细胞生成素、活性维生素D和肾素等活性物质的主要器官。

⌘ 慢性肾脏病是隐形杀手，患者合并冠心病、中风等疾病的危险是没有肾脏病人群的20倍。

⌘ 每个人都应重视保护肾脏，定期进行肾脏病的早期筛查。

得肾病易伤身

高血压

肾脏是通过调控水盐代谢和分泌血管活性物质调节血压的重要器官。肾脏疾病患者经常合并高血压，约90%终末期肾脏疾病患者合并高血压。高血压不仅进一步加重肾脏的损害而形成恶性循环，而且可引起心脑血管疾病，严重者可导致患者死亡。

心律失常

肾脏是维持身体血液中钾、钠、氯、钙、磷等离子平衡的重要器官，肾脏损害可引起低钾血症、高钾血症、低钙血症、高磷血症等，导致心肌细胞功能障碍，诱发多种心

律失常，甚至危及患者的生命。

心力衰竭

肾脏疾病引起的身体水负荷增多、高血压和心律失常，可导致患者心力衰竭，并发的急性左心衰竭具有很高的死亡率。

贫血

肾脏生成的促红细胞生成素是身体维持正常血液红细胞数量不可缺少的物质，加之肾功能不全引起的代谢产物储留对骨髓造血的抑制作用，以及胃肠道吸收功能的降低，中晚期肾功能不全的患者都合并不同程度的贫血。而严重的贫血将引起脑、心功能障碍，并进一步加重肾脏损害。

骨病

维生素D必须经肾脏产生的一种称为25-α羟化酶的作用后才具有活性，因此，肾脏损害将导致身体活性维生素D生成障碍，影响钙的吸收和利用，引起低钙血症。低钙血症可刺激甲状旁腺分泌甲状旁腺激素增多，加之肾功能不全引起的代谢性酸中毒等多种因素作用，可致骨质疏松、骨软化等肾性骨病的发生。

代谢障碍和营养不良

肾脏损伤引起的肾功能不全，导致多种代谢产物、毒素在身体储留，刺激消化道引起营养物质吸收障碍；肾脏排泄酸性物质和再吸收碱性物质的能力下降导致的代谢性酸中毒，可引起蛋白质合成能力降低和分解作用增强；加之肾脏损害引起的对胰岛素等激素的代谢障碍；多种因素共同作用引起蛋白质、糖和脂肪的代谢失调，导致身体营养不良。

其他

肾脏疾病还能引发脑、免疫系统、肌肉和皮肤等多种器官损害，产生多种临床表现，严重影响患者的生活质量。

保护肾脏　八方面入手

吃　要清淡适量

✣ 减盐。肾脏的一个重要功能是排钠。这就意味着，如果您平时口重，就会摄入过多的盐，从而增加肾脏的负担。当肾脏不能排除过多的盐分时会诱发高血压，而长期的高血压会导致肾脏缺血性损害。

⌘ 少油。根据我国的膳食指南，成年人每天摄入的油脂应在30g以下。如果平时油脂摄入过多，就很容易导致高脂血症和肥胖。高脂血症和肥胖不仅容易导致糖尿病、高血压等疾病，还能导致肾脏疾病。因此，每个人都应力争通过进出平衡（即热能的摄入与消耗保持平衡状态），使自己的体重和腰围达标。

体重是否达标，目前通常用体重指数来表示：体重指数（BMI）= 体重（kg）/ 身高（m）的平方。我国成年人BMI的正常范围是：18.5 ≤ BMI < 24。24 ≤ BMI < 28为超重，BMI ≥ 28为肥胖。我国成年人的腰围标准是：男性< 90cm，女性腰围< 85cm。如果超过这个标准，就表示为中心型肥胖。

⌘ 高蛋白食物莫多吃。正常人的肾脏具有很强的储备功能，可以完全代偿由高蛋白饮食引起的肾脏排泄的增加。一般成年人每日每公斤体重摄入蛋白质在1.0 ~ 1.2g，就能够满足营养的需求，没有必要摄入过多的蛋白质。特别是老年人和慢性肾脏病患者的肾脏储备功能已经降低，经常摄入高蛋白饮食能迫使肾脏处于高滤过状态，结果会导致肾组织硬化和功能进一步降低。所以，老年人和慢性肾脏病患者尤应控制蛋白质的摄入。

喝　要注意选择

⌘ 喝什么水好？为满足消费者的需求，目前市场上的水产品多种多样。但是，对于多数人而言，普通的白开水仍应作为首选。淡茶也适合多数人喝。在手边没有开水的情况下，可以饮用纯净水或矿泉水。不提倡经常、大量饮用碳酸饮料。

需要注意的是，最好是当天的开水当天喝，不饮用千滚水、蒸锅水。因为千滚水、蒸锅水、隔夜水和隔夜茶里面的有害物质亚硝酸盐的含量显著增高，经常喝这样的水有害健康。

⌘ 每天喝多少水？在温和的气候条件下，健康的成年人每天应喝1200ml水。由于每个人存在一定的个体差异，加上季节等环境因素，人们可以根据自己的情况适当增减。

⌘ 酒该怎么饮？长期大量饮酒可损伤消化道黏膜和肝脏功能，并造成脂肪肝、酒精肝。而有些肾脏疾病即来源于肝脏疾患。为保护肾脏起见，建议大家作出明智的选择，自觉地限量饮酒。即使喝，也要尽量选择低度酒少量饮用，如啤酒、葡萄酒或黄酒。

中国营养学会推荐成年人饮酒的日限量值为——男性：酒精量≤ 25g，相当于啤酒750ml，或葡萄酒250ml，或38度的白酒75g，或高度白酒50g。女性：酒精量≤ 15g，相当于啤酒 450ml，或葡萄酒 150ml，或 38 度的白酒 50g。

排　要及时勿拖

⌘ 憋尿是个坏习惯。一般正常成年人膀胱的容量为 800 ~ 1000ml。当膀胱中尿量达到 150 ~ 200ml 时就开始有排尿的感觉；当尿量超过 400ml 时，就有强烈的排尿感和尿憋感。当感到尿憋时，输尿管和肾盂可有轻度扩张。长时间憋尿易导致尿液返流和诱发细菌感染等。

⌘ 及时排尿利于肾。养成开始有排尿感觉时及时排尿的习惯，及时将膀胱排空，尽可能减少尿液在膀胱的潴留时间，能有效减少泌尿系统疾病的发生。

睡　要避免熬夜

现代医学认为，人体抵抗力对于肾脏具有很好的保护作用。人体抵抗力与睡眠密切相关，而睡眠的质量在很大程度上取决于人们的作息是否顺应了生物钟。睡子午觉是中医学对于人体养生的一个重要观点，说明我国古人很早就发现了这个正确的养生规律。

建议大家尽量避免过夜生活、开夜车。如果工作需要，也要在卧室营造类似夜间的环境，以利于获得良好的睡眠，使抵抗力得到恢复。

动　需因人而异

⌘ 多数人每天进行中等强度的有氧运动 30 分钟，能促进血液循环，增强体质。

⌘ 中老年人群多数不适合做剧烈运动，慢性肾脏病患者尤其如此。

⌘ 无论是锻炼，还是工作、操持家务，都不能过度劳累，否则会使抵抗力降低。

药　莫随意服用

⌘ 中草药不一定都安全。在我国百姓当中，认为中草药无毒或毒性很小的偏见普遍存在。但实际上不尽然，如含马兜铃酸的中草药，就是导致急、慢性肾损害最常见的中草药。在我国，常见的马兜铃属植物有：马兜铃、天仙藤、关木通、青木香、广防己、寻骨风等。因此，大家要提高对中草药毒副作用的警惕性，要在医生的指导下服用，而不是自己随意服用。

⌘ 不少西药具有肾脏毒性。常见的具有肾脏毒性的药物包括：镇痛药、退烧药、抗生素、抗病毒药物以及造影对比剂等。

大于 60 岁的老年人，由于肾脏结构和生理功能的改变，如肾脏重量减轻、动脉血管硬化、血流量下降、血管活性物质分泌减少、尿浓缩稀释功能降低、肾脏储备功能下降等，因此是药物导致肾脏损害的高危人群。

药物主要通过导致急性间质性肾炎、急性肾小管坏死、肾小管管腔内阻塞、慢性肾小管间质损害等损害肾脏功能。也有少部分药物，如非甾体类抗炎药物、抗病毒药物，也能导致肾小球损害，出现较多的尿蛋白。

降　有效控制血压

有效地控制血压是延缓和防止肾脏损害的重要措施，应将血压控制在130/80mmHg以下。

查　要定期、深入

✾ 定期验尿。①尿常规检查。这是目前各级医院筛查肾脏疾病的首选方法。主要包括尿蛋白、尿糖、尿潜血、红细胞和白细胞等项目测定。尿常规检查方便、快捷，通常30分钟后即可看到检查报告。②其他尿液检查。由于尿常规检查是一天中随机留取的一段尿液，不能完全、真实地反映患者的病情，所以，出现蛋白尿者应进一步检查24小时尿蛋白定量、血浆白蛋白、总蛋白及肾功能（包括血浆肌酐、尿素、尿酸等）检查。对于出现血尿的患者，还应进行尿红细胞形态和数量检查（尿相差显微镜检查），初步判断尿红细胞的来源。

特别提示：健康的中老年人，每年应该检查1～2次尿常规。患有糖尿病、高血压、肥胖的中老年人，应每3～6个月检查1次尿常规。已患慢性肾脏病的中老年人应每1～3个月到医院随诊1次。建议出现肾脏损害的肥胖患者，积极进行药物治疗，使24小时尿蛋白定量保持在0.3g以下。

✾ 影像学检查。对于血尿突出的患者，尤其是正常形态或均一型红细胞尿患者，应该进行泌尿系统的影像学检查，包括B超或CT和磁共振检查。

✾ 膀胱镜、输尿管镜检查，以寻找血尿的来源。对于通过泌尿系统影像学检查甚至膀胱镜检查未发现明确病灶的患者，应定期进行随诊，观察血尿变化的情况。

✾ 肾功能检查。经尿常规检查发现蛋白尿或血尿者，均应该定期进行肾功能检查，检查项目包括血清肌酐、尿素、内生肌酐清除率，并通过血清肌酐水平估算肾小球滤过率，或通过放射性核素检查测定肾脏的肾小球滤过率。

切断肾损害的途径

途径1：感染

这是目前我国慢性肾脏病最常见的病因。发生于身体各部位的病毒或细菌感染均可诱发身体产生免疫性炎症反应。而在反应过程中形成的抗体和免疫复合物，能直接引发多种肾小球肾炎，导致肾脏损害。随着蛋白尿的出现，肾小管上皮细胞会发生进一步的损害，进而导致肾功能不全。

成年女性，特别是妊娠妇女是泌尿系统感染的高发人群。泌尿系统感染（如慢性肾盂肾炎）反复迁延，将导致肾实质损伤。目前，慢性肾盂肾炎仍然是我国终末期肾脏疾病的重要原因，而发生慢性肾盂肾炎的一个重要原因是对于泌尿系统感染的不规范治疗和滥用抗生素。

特殊感染：①乙型或丙型肝炎病毒感染。②感染性心内膜炎。③流行性出血热。④艾滋病、血吸虫病、疟疾、钩端螺旋体病等也常常合并肾脏损害。⑤长时间结核杆菌感染引发的肾结核可致肾功能完全丧失。

途径 2：糖尿病

糖尿病可以通过多种机制损害肾脏。目前，糖尿病肾病已成为欧美、日本等发达国家最常见的慢性肾脏病的病因。

途径 3：高血压

长时间的高血压可引起肾动脉的硬化，导致肾脏缺血。高血压性肾损害也是近年来发病率快速增加的肾脏疾病，特别是老年人，肾动脉硬化、狭窄引发的缺血性肾病是导致老年人终末期肾脏疾病的重要病因。

途径 4：系统性疾病

系统性红斑狼疮、过敏性紫癜、类风湿性关节炎、硬皮病、强直性脊柱炎等多种系统性疾病都经常合并肾脏损害，狼疮性肾炎是系统性红斑狼疮的主要死亡病因。因此，系统性疾病治疗时一定要注意有无肾脏损害，并给予合理治疗。

途径 5：中毒

重金属汞、镉、金等均可直接导致肾小管损伤，引发急性或慢性肾衰竭。

枯草剂等农药也可以诱发急性肾衰竭；某些蜂毒、蛇毒以及毒蘑菇等都可引起急性肾损害。

庆大霉素、解热镇痛剂等肾毒性药物也都可以导致肾脏损害，严重者诱发急、慢性肾衰竭。近年来，含有马兜铃酸的中草药引起的肾衰竭患者明显增多，对此必须给予充分重视。

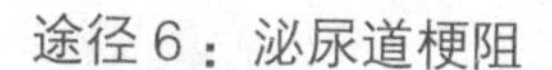

途径 6：泌尿道梗阻

泌尿系统的结石、肿瘤以及前列腺肥大等疾病可引起泌尿道梗阻，严重的梗阻可引发急性肾衰竭。长时间慢性梗阻可导致梗阻性肾病，引发慢性肾衰竭。

途径 7：放射损伤

肾脏易于受到放射线的伤害，50% 以上的肾脏在 5 周内接受 20 ~ 30G（2000 ~ 3000Rad）的射线照射就可引发放射性肾病；而放射性肾病发病后治疗困难，预后不良。因此，进行各种放射性诊治时要注意肾脏的防护。

途径 8：剧烈运动

剧烈运动可引发横纹肌溶解，长时间的身体挤压也可引起挤压伤综合征。由此导致的肌红蛋白溶解入血后可引发急性肾衰竭，汶川地震中许多重症伤员就都患有这种疾病。

途径 9：肾脏灌注不足

高温、大量出汗、严重腹泻、脱水等可引起有效循环血流量不足，肾脏血液灌注不足而导致急性肾损害。因此，在上述情况下一定要注意及时补充水分。

途径 10：生活习惯差

吸烟、吸食毒品可引起直接肾脏损害；肥胖以及大量食用高脂食物所引起的高脂血症都可引起肾脏损害；进食过多的蛋白质可加重肾脏负担，长时间可引起肾脏损害。

途径 11：增龄

老年人肾脏储备、代偿功能不足，合并高血压、糖尿病等疾病服用的药物较多，更易发生各种肾脏疾病。因此，老年人更要注意保护肾脏，要定期检查，对服用的药物不仅要注意药物本身有无肾脏毒性，还要注意多种药物联合使用后产生的肾脏毒性。

途径 12：遗传

某些肾脏疾病，如遗传性肾炎、多囊肾等具有遗传特征，家族成员中若有肾病患者，应注意做肾脏的相关检查；并且由于多囊肾的发病年龄一般在 20 岁左右，因此幼年时肾脏检查正常，不代表成人时没有肾脏疾病，所以要定期检查。

【你问我答】

问： 我从40多岁起就开始夜尿增多，这是肾虚的表现吗？我是否该开始服用补肾药物？哪种药物比较好？

答： 肾虚是一个中医学的概念，它不单指肾脏疾病和肾功能减退。

夜尿增多的定义是：夜间睡眠时尿量大于750ml或大于白天的尿量。在正常情况下，根据睡眠时间的长短不一，可无夜尿或1～2次，白天与夜间的尿量比值是2∶1。

夜尿增多不单是指夜间尿的次数增多，还表示肾脏尿浓缩功能开始减退。在正常情况下，儿童和老年人由于夜间抗利尿激素分泌减少，以及老年人肾小管浓缩功能减退，夜尿可增多。而在患有急性膀胱炎、前列腺增生、高血压等疾病后，夜尿也可以增多。40岁即出现夜尿增多，应首先明确是否真是夜尿增多。若确实存在夜尿增多，应寻找病因并给予治疗，而不应滥服补药。

问： 我爱人40多岁，身体胖，有时走路后下肢会水肿。但他现在血压不高，化验血、尿也正常，只是比较肥胖。肥胖会导致肾脏病吗？

答： 肥胖容易引起高血压、糖尿病、高血脂和高血尿酸等，而这些疾病均是导致肾脏损伤的常见因素。调查显示，由肥胖导致的肾小球疾病约占肥胖人群的2%，并逐年有迅速增多的趋势。

由肥胖导致的肾小球疾病通常是不可逆的损伤。其临床表现多为少量至大量的蛋白尿，病理上表现为肾小球肥大或合并肾小球局灶节段性硬化。减肥、节食、增加体育运动只能阻止肾脏的进一步损害，却不能使原有的肾小球损伤得到恢复。因此，控制体重、预防与肥胖相关的肾小球疾病的发生，是防治肾脏疾病的关键。

你的爱人目前血压不高，血、尿化验正常，说明尚未发现患有肾脏疾病的证据。有时走路后下肢会水肿，有可能与体重过重、走路时下肢静脉回流不畅有关。目前应积极控制饮食、减轻体重，并定期进行血压和尿常规检测。

问： 我儿子8岁时得过急性肾炎，经治疗已经痊愈。听说得过肾炎的人都不能根治，是这样吗？应在哪些方面加以注意？

答： 急性肾炎又称急性感染后肾小球肾炎，以链球菌感染最常见，也可见于其他细菌和病原微生物，多见于儿童。绝大多数患儿能够完全治愈，也就是根治，在这一点上完全不同于慢性肾炎。慢性肾炎是一种自身免疫性疾病，通过治疗多数能够控制病情进展，但难于根治。对于患过急性肾炎的儿童，在治愈初期应每年进行 1 ~ 2 次尿常规检查。

问：我既不吸烟，也不肥胖，吃的东西和老公是一样的，可老公血压正常，而我却得了高血压，这是为什么？

答：高血压的病因除饮食和生活环境因素外，遗传因素也是重要的病因。不同遗传背景的人，神经类型不同，对外界刺激的应激反应程度不同，对盐的排泄能力不同，因此，高血压的易感性也各不相同。此外，精神紧张程度、工作压力、适当的锻炼等因素也影响高血压的易感性。因此，同样生活在一起的人，不一定都患有高血压。

问：我得高血压已经 5 年了，该用什么办法保护肾脏？

答：长期高血压而未经控制，能引起肾脏血管病变和肾脏缺血，进而导致肾组织纤维化而引起肾脏功能衰竭。此外，高血压可以引起肾脏血流动力学变化，产生蛋白尿，加重肾脏的损害。因此，患有高血压的患者需要注意以下几点：

首先，应做肾脏的相关检查，尽早明确是否为肾脏疾病引起的高血压。

其次，高血压患者一定要充分、稳定降压，尽可能将血压控制在 130/80mmHg 以下。

对于尿蛋白定量大于每日 1g 的糖尿病肾病患者，血压要控制在 125/75mmHg 以下，这对保护肾脏功能非常重要。

在降压药物的选择上，单纯高血压患者可首选钙通道阻滞剂、血管紧张素转换酶抑制剂、血管紧张素Ⅱ受体阻滞剂、利尿剂。而由肾脏疾病引起的高血压患者则应首先选用血管紧张素转换酶抑制剂或血管紧张素Ⅱ受体阻滞剂。达不到降压标准的患者应并用钙通道阻滞剂或 α、β 受体阻断剂。

无论选择什么种类的降压药，将血压控制在目标水平是最重要的。而且要坚持长期、规律服用降压药物，定期调整降压药物，维持降压水平的稳定。

问：体形对肾脏有影响吗？

答：对于健康人来说，体形不影响肾脏。但肥胖的患者有可能发生肥胖相关性肾病，造成肾脏损害。过于消瘦的人常常存在营养不良，如出现贫血、低钾血症、低钠血症等也将影响肾脏，产生相应的肾脏损害，严重时可合并肾功能损伤。

给肝脏当好安检员

【专家档案】

贾继东 首都医科大学附属北京友谊医院肝病研究中心主任

谢 雯 北京地坛医院肝病中心内三科主任

【热点提示】

♔ 肝脏是人体内最大的“化工厂”。除人脑外，其生理功能堪称人体之最。

♔ 我国首位肝病住院病因为病毒性肝炎，其次为酒精性肝病。非酒精性脂肪性肝病的发病率也呈明显的上升趋势。

♔ 人人都可以通过选择健康的生活方式和正确的方法为自己体内的“化工厂”当好安检员。

人体肝脏有七怕

强大的人体“化工厂”

除人脑外，肝脏的生理功能堪称人体之最。有人形象地称肝脏为人体内最大的化工厂。其主要功能为：①分泌和排泄胆汁，促进脂肪的消化吸收。②参与营养物质的代谢，是人体能量代谢的中心。参与球蛋白、白蛋白、纤维蛋白原和凝血酶原的合成，以及维生素A、B、C、D、K的合成和贮存；参与激素代谢、水代谢、调节酸碱平衡及矿物质代谢，如氨基酸代谢、尿素合成及氮的处理等。③肝脏还是最大的解毒器官，它能将外来的或体内代谢产生的有毒物质转化为无毒或溶解度大的物质，使它们随胆汁或尿液排出体外。当接触大量的毒物或药物，超过肝脏的解毒能力时，就会出现中毒性或药物性肝炎。④肝脏是重要的免疫器官，能通过吞噬、隔离和消除入侵与内生的各种抗原，维持人体免疫功能的正常。

由于肝脏具有人体内最强的再生功能，因此即便肝脏被切掉3/4，剩下的部分也能通过再生而恢复到原来的形状和完成其功能。

强大的“化工厂”也有软肋

⌘ 一怕染肝炎。甲型及戊型病毒性肝炎，主要是通过消化道传染的。乙型及丙型病毒性肝炎主要通过血液及体液传播，比如接受输血或使用血制品、使用他人洗漱用具、进行不洁文身或美容、拔牙，或有不洁性行为等。

⌘ 二怕频酗酒。在现代社会中，喝酒应酬成了一种社交手段。很多人在饭桌上觥筹交错，饮酒无度。然而，长期饮酒会给肝脏增加工作负担，使肝脏无法及时去解其他毒素，并导致肝脏病变，如酒精肝、肝硬化，甚至肝癌。

所谓长期饮酒，一般指超过5年，折合每日酒精（乙醇）量，男性＞40g，女性＞20g。2周内曾大量饮酒（日酒精量＞80g），也有患酒精性脂肪性肝病的危险。

⌘ 三怕爱生气。中医认为，肝为刚脏，喜条达，主疏泄。俗话称爱生气的人“肝火旺”，中医称爱生气为肝阳上亢，致肝失条达，肝气横逆，功能失常，表现为胸胁闷痛、腹胀、纳呆、倦怠乏力、大便不调等。

⌘ 四怕多顾虑。据《内经》记载：“精神内守，病安从来。”但一些肝炎患者存在许多顾虑和恐惧：怕周围的人不谅解，担心以后的工作、经济和生活，怕肝炎向肝硬化、肝癌转化。为此常常寝食不安，以致肝炎症状加重。

⌘ 五怕老熬夜。成人一天正常的睡眠时间为8小时，23时左右（相当于子时）上床睡觉，到凌晨1～3时进入深睡眠状态。这个时辰是养肝血的最佳时间。反之，则不利于养肝。

⌘ 六怕滥用药。绝大多数药物都要经过肝脏来代谢。如果病人不注意药物的不良反应，或不遵照医嘱服药，就可能发生肝脏中毒。

⌘ 七怕被疏忽。如同机器需要养护一样，人体也需要定期进行体格检查，尤其是可能出现肝脏疾病的高危人群。

保护肝脏有八法

方法1：一日饮酒，男性别超50g，女性别超25g

中年人应酬较多，但长期过量饮酒，酒里所含的酒精会损伤肝细胞，导致酒精肝。

肝病患者饮酒会使病情加重，甚至恶化。

所谓长期饮酒，一般指超过5年，折合每日酒精（乙醇）量，男性＞40g，女性＞20g。2周内曾大量饮酒（日酒精量＞80g），也有患酒精性脂肪性肝病的危险。乙醇量的换算公式为：酒精克数＝饮酒量（ml）×酒精含量（%）×0.8（乙醇比重）。

根据中国营养学会推荐的安全量，成年健康男性每日饮白酒量应在50g以内，红酒量应在100g以内；成年健康女性每日饮白酒量应在25g以内，红酒量应在50g以内。鉴于导致脂肪性肝病的危险因素，建议有胰岛素抵抗和糖尿病等与饮食相关的慢性病患者戒酒。

方法2：戒除烟瘾

香烟中大量的有毒物质不仅会损伤肺、心、脑，肝脏也同样会受到损伤。因此，为了保护肝脏和其他脏器的健康，我们建议所有的人都应当拒绝吸烟和戒除烟瘾。

方法3：每天吃油别超30g

如果经常暴饮暴食或饥一顿饱一顿，就会加重肝脏的负担。因此，要做到饮食有节，尤其不能过量食用脂肪类食物，应使每天油脂的摄入量＜30g。

方法4：慎服药品保健品

由于大部分药物在肝脏代谢，部分药物服用后会引起肝脏不同程度的损害，表现为肝炎症状或肝功能异常，称为药物性肝炎，常见的有四环素、镇静类药、解热镇痛及抗风湿类药等。因此，患病时一定要在医生的指导下科学用药。如果因病情需要服用上述这类药物，应尽量减少用药剂量和服用时间，并经常检查肝功能。特别应注意的是，一些中药及营养保健品也有导致肝脏损伤的可能。

方法5：每天至少锻炼半小时

每天进行中等强度的体力活动30分钟，不但可以促进肌体的气体交换和血流畅通，使肝脏有足够的氧和营养物质供应，还能加速新陈代谢，促使废物或有毒物质排出体外，从而起到保护肝脏的作用。适合中年人的运动方式包括散步、慢跑、打球、跳舞、打太极拳等。

方法6：接种甲、乙肝疫苗

免患病毒性肝炎最有效的手段是接种甲、乙型肝炎疫苗。接种后应定期监测抗体水平，及时强化接种，以达到最大限度地保护肝脏的目的。

方法 7：40 岁以上每年体检 1 次

由于肝脏具有强大的代偿功能，因此，在肝脏患病的早期往往没有典型的临床表现，当出现临床表现时往往已到比较晚的阶段。因此，我们特别提倡 40 岁以上的人每年进行一次体格检查，从而做到无病早防，有病早治。

方法 8：处事心平气和

抑郁和愤怒是损伤肝功能的重要因素。中年人承受着来自工作、家庭、社会等多方面的压力，情绪常常不稳定，进而导致肝气郁滞不舒，日久容易引起肝病。因此，中年人一定要学会自我调节，努力做到心平气和。

留神患上脂肪肝

留神 1：别过量饮酒

酒精对肝脏有明显的毒性作用，重度饮酒者中 80% 以上有一定程度的脂肪性肝病，10% ~ 35% 可发展成酒精性肝炎，10% ~ 20% 将发展为肝硬化。

造成酒精性脂肪性肝病的因素为：

✣ 饮酒的量和方式。引起酒精性肝病的饮酒阈值为每天 30g。饮酒量越大，患酒精性肝病的危险性越大。空腹饮酒和将不同种类的酒精饮料掺和饮用，也能增加酒精性肝病的发病风险。

✣ 性别。酒精性肝病的易感性女高于男。

✣ 遗传和个体差异。西方人较东方人发生酒精性肝病者多。

✣ 乙型和丙型肝炎病毒感染。肝炎病毒可与酒精的肝毒性作用起协同作用，其中丙肝病毒的作用更为明显。

✣ 肥胖。体重超过正常值的 1.2 倍，发生酒精性肝炎和肝硬化的危险度将增加一倍。

✣ 营养不良。营养不良和酒精性肝损伤也有协同作用。

留神 2：别把“发福”不当事

非酒精性脂肪性肝病已成为一种最常见的慢性肝病。研究发现，消瘦者和肥胖者的肝脂肪性病变检出率分别为 36% 和 72%，脂肪性肝炎的检出率分别为 2.7% 和 18.5%。对普通成人的 B 超筛查显示，非肥胖和非饮酒脂肪性肝病的成人患病率为 13% ~ 22%，这些病人多数伴有代谢综合征。

造成非酒精性脂肪性肝病发病的主要因素为机体遭到胰岛素抵抗的“二次打击”。初次打击是指由胰岛素抵抗引起外周脂肪降解增加和高胰岛素血症，导致肝细胞内的脂肪积聚，以及肝细胞对内外源性损坏因子的敏感性增高。当机体遭受胰岛素抵抗的二次或反复打击时，即可发生非酒精性脂肪性肝病。但是，确切的发病原因尚有待深入研究。

易出问题的六类人

第一类人：体重超标

目前，非酒精性脂肪性肝病的发病率呈明显上升的趋势，其最重要的相关因素是体重超标或肥胖。

衡量一个人的体重是否达标或超标，可以采用一个简单的公式来计算：体重指数（BMI）= 体重 ÷ 身高 ^{2}。体重指数在 18 ~ 23 为正常，23 ~ 25 为超重，超过 25 就是肥胖了。

比如，当一个人的身高为 1.6 米时，体重若超过 59kg 就超重了，应及时检查是否有脂肪肝等方面的问题；超过 64kg 时就已进入肥胖人群行列，必须尽早改变生活方式，比如减油（每天油脂的摄入量应＜ 20g）、增加运动（每天进行中等体力活动 30 分钟）等。

第二类人：平时爱喝酒

目前认为，每日饮白酒在 2 两以上，或啤酒 1 瓶，或红酒半斤以上的男性，均应注意检查是否发生了酒精性肝病；女性饮酒量在上述男性饮酒量的 1/2 时，就有发生酒精性肝病的可能。

第三类人：常年吃药

90% 的药物需要在肝脏代谢、解毒，然后排出体外。因此，长期使用各种药物的人需高度关注肝脏的情况，通过检查看是否发生了药物性肝病。

第四类人：输过血

由于病毒性肝炎中的乙型肝炎 / 丙型肝炎主要是通过血液和体液传播的，所以，输过血及使用过血制品的人应定期进行肝脏检查。

第五类人：有不良饮食习惯

由于这些食品中含有大量的黄曲霉毒素及亚硝酸盐等致癌物，长期食用可能导致肝癌，所以，有吃腌制、腊制食品和不忌讳吃霉变食品习惯的人是肝癌的高危人群。

第六类人：有肝病家族史

乙型肝炎具有明显的家族性聚集现象，这与母婴垂直传播及遗传易感性有关。一些遗传代谢性肝病也会表现出家族中多人患病的情况。所以，家族中有肝病患者的人应该定期体检，了解自身是否患有肝脏疾病。

肝脏检查八项目

肝脏具有强大的代偿功能，当其受到损害时，只要还有30%左右功能正常的肝脏，就能继续日夜进行工作。但肝脏这种超负荷的工作是难以持久的。因此，人们一定要爱护肝脏，肝区出现任何不适，都要及时到正规医院检查，尤其是中老年人。

检查项目1：肝功能

至少包括胆红素代谢（TBIL、DBIL）、蛋白代谢（ALO、GLO、A/G）、肝脏酶学（ALT、AST）、胆管酶（AKP、GGT）等，检查目的是了解肝脏是否存在炎症或损伤。此外，还包括肝脏储备功能检查，如凝血酶原活动度（PTA）、胆碱酯酶（CHE）、前白蛋白等，检查目的是了解肝脏的合成与储备功能。

检查项目2：病毒学相关指标

包括甲、乙、丙、丁、戊型肝炎的病毒学指标，检查目的是了解是否发生了病毒性肝炎。

检查项目3：自身抗体

如果病毒学指标均为阴性，但肝功能持续异常，就需要进行相关的自身抗体检查。目的是了解有无自身免疫性肝病。

检查项目4：血脂及糖代谢

由于脂肪性肝病已成为患病人数最多的一种慢性肝病，其中又以非酒精性脂肪性肝病患病人数最多，却未引起大家的足够重视，所以，肝功能异常的人群应进行血脂及糖代谢检查。检查目的是了解有无脂肪肝。

检查项目 5：甲胎蛋白（AFP）

甲胎蛋白（AFP）是筛查原发性肝癌的敏感指标。

检查项目 6：超声、CT、MRI

肝脏影像学检查包括超声、CT、MRI 等。检查目的是了解肝脏的形态结构有无改变，明确是否存在脂肪肝、肝硬化或肝内占位性病变等。

检查项目 7：活体组织检查

活体组织检查（简称活检）是目前诊断肝脏疾病最直接的检查项目。

检查项目 8：其他

包括体内水电解质平衡的相关检查、免疫功能检查、其他相关脏器功能的检查等。

你的防癌壁垒牢固吗

【专家档案】

赵　平　中国医学科学院肿瘤医院原院长

赫　捷　中国医学科学院肿瘤医院院长

【热点提示】

⌘ 2020 年，癌症死亡人数可能超过 1000 万，相当于第二次世界大战中的年均死亡人数。

⌘ 世界卫生组织公布的 10 大致癌因素为：吸烟、过量饮酒、职业暴露、环境污染、食物污染、慢性感染、肥胖、缺乏运动、免疫抑制、生殖因素与激素。

⌘ 循序渐进地按照“戒烟戒酒、合理膳食、科学运动、心态平衡”的“十六字诀”进行自我保健，就能有效预防癌症。

现代“幽灵”：癌症

不容忽视的流行现状

当人们尽情享受改革开放带来的富裕生活时，一个幽灵正在逼近。它，就是癌症。

癌症已成为 21 世纪人类健康的第一杀手：全世界每年有 700 多万人死于癌症。预计到 2020 年，死于癌症者可能会超过 1000 万，这相当于第二次世界大战中平均每年的死亡人数。

癌症是一种慢性细胞病

由于癌症的发生要经历一个缓慢的演变过程，从正常细胞发展成原位癌，再发展成侵袭性癌，一般需要 10 ~ 30 年的漫长时间。这也正是癌症被归于慢性病的原因。

癌症也是一种细胞病（约有 200 余种）。其特点是恶变的癌细胞不受控制地增殖，破坏邻近的健康组织或器官，并能通过血液及淋巴转移至身体的其他部位，并成为主要的致命原因。

早在殷周时代，甲骨文就已出现“瘤”的字样。我国最早的医书《灵枢经》也用“营卫不通，寒气客于肠外与卫气相搏，邪气居其间”来解释肿瘤的发病原因。古希腊的 Hippocrates 最先将肿瘤称为癌。因为他观察癌的形状与多爪横行的螃蟹相似，英文 Cancer 的词义就是螃蟹。然而，医学家真正认识癌症是在 200 多年前，并逐渐认识到癌症是一种基因病。

自 1981 年美国科学家分离出 Ras 基因之后，已有 100 多种癌基因被分离出来。癌基因已被证实是促使细胞异常增殖并转变成为癌的启动因子。而基因突变是使正常细胞发展成恶性肿瘤的根本原因。

依其发病及死亡数的顺序，我国常见的八大肿瘤为：肺癌、肝癌、胃癌、食管癌、大肠癌、乳腺癌、鼻咽癌（全世界约 80% 的病例发生在我国南方）和宫颈癌。

老龄化，为“幽灵”洞开肆虐之门

据调查，将近 60% 的癌症发生在 65 岁以上的人群。

在老龄化国家中，70% 的癌症死亡发生在 65 岁以上的人群中。因此，欧美国家的癌症发病率与死亡率普遍高于中低收入的发展中国家。

我国癌症发病率明显增加也与人口老龄化密切相关。预计在今后数十年中，如果不采取有效措施，我国的癌症发病率与死亡率也将持续上升。

怎样打牢防癌壁垒

所有关心健康、珍惜生命的人都在问：癌症可以预防吗？事实证明，癌症是可防的，尤其是在控制环境因素方面。

据统计，40% 的癌症有遗传背景，60% 的癌症与环境有关。河南省林县是我国有名的食管癌高发区。经过几十年的预防工作，那里的食管癌发病率、死亡率已经比 30 年前减少了一半。有数据证明，采取乙肝疫苗接种、推行母乳喂养、对高危人群进行癌症筛查等措施，能在很大程度上预防癌症。

对于个人来说，建议采取以下防癌措施：

措施1：戒烟

戒烟是一件很困难的事，怎样才能成功戒烟呢？首先，要认识到戒烟是减少癌症危险最简单、又不需要花钱、也是最为有效的办法。但戒烟的确是一件比较困难的事，建议戒烟者到专门的戒烟门诊寻求医生的指导，以提高戒烟的成功率。

措施2：限酒

减少饮用酒精饮料对于维持健康体重和防癌都具有重要作用。所谓酒精饮料，包括啤酒、苹果酒、白酒、威士忌或葡萄酒。其酒精含量依饮料的分量和酒精浓度而异。男士每天喝酒精饮料不应多于两杯，女士不应多于一杯。减少饮酒量的有效方法为：①每周至少三四天不沾酒精。②选用酒精饮料时尽量选量最少的，避免双份酒精饮料。③交替饮用酒精和非酒精饮料。④稀释酒精饮料（如白葡萄酒加苏打水）。

措施3：莫让"癌从口入"

⌘ 出入平衡。①少吃高能量密度的食物，并经常活动。能量密度是指每克食物所含的卡热。含糖饮料、酒精饮料、炸鸡、薯片、比萨饼、奶昔、奶油蛋糕、饼干等所含的热量明显高于一般食物。②尽量选择能量密度较低的蔬菜、水果、豆类及全谷物食物，如糙米饭、全麦面粉和燕麦等。

⌘ 选择小份的食物。应只在饥饿时进食，并在有饱腹感前离开餐桌，停止进食。

⌘ 少吃红肉和加工肉类。有证据显示，红肉（如牛肉、猪肉和羊肉）含有能破坏大肠内膜的血铁质，食用红肉是导致大肠癌的原因。此外，红肉的饱和脂肪酸含量比较多，容易增加体重。所以，每星期进食红肉应少于500g（熟重）。

由于加工肉类（如火腿、熏肉、腊肠、热狗和香肠等）在烟熏、盐腌或添加防腐剂的加工过程中易产生苯并芘、亚硝酸盐等致癌物，所以也应尽量少吃。

措施4：纠正不良习惯

⌘ 改变口重的习惯。具体方法为：①多吃蔬果来代替高盐分的加工食品。八成以上的盐分来自面包、快餐、比萨饼、火腿、香肠、汤、薯片和调味汁等加工食品。即使是甜食（如饼干），也可能含有很高的盐分。②尽量选择在家烹调，并以新鲜蔬菜和水果作为原料，这有利于自己控制盐量。③购买罐头或包装食品时应阅读标签，选择盐分较少或没有盐的食品。④在几星期内逐渐减量，直至你的味觉适应少盐，并享受食物真正的味道。⑤选用黑胡椒、辣椒粉、姜、蒜头、香草和柠檬等来代替盐。

⌘ 少吃刺激性强的食物。这种习惯导致许多人患食管癌和胃癌。例如，一位40多岁的既不吸烟也不饮酒的北方男性患者，由于有吃烫食的饮食习惯，用他的话来说，就是一碗刚出锅的热汤面用不了两分钟就能吃完，而且觉得这样吃既过瘾又舒服，结果他得了食管癌。所以，建议人们给吃饭留出充裕的时间，饭出锅后要晾一会儿再吃。很饿或有急事时，可以把饭菜放进大盘子里，使热量快速散失。胃病患者还应避免吃过酸、过辣等刺激性强的食物。

摒弃“不干不净吃了没病”的观念。剩饭中的细菌可以在存放过程中大量繁殖，在餐馆吃饭也可能存在原材料污染或餐具消毒不严格的问题。无论在餐馆还是在家，生熟不分都能造成食物污染。而食物污染可导致人体感染多种病原微生物和寄生虫。建议大家：饭菜最好一次吃完，尽量不剩饭菜。如有剩饭菜应冷藏，并于下顿饭时彻底加热后吃掉。尽量少在餐馆吃饭。在家做饭时，务必做到生熟分开。

措施5：实施母乳喂养

最理想的母乳喂养是母亲以纯母乳将婴儿喂养至6个月。研究显示，母乳喂养能减低母亲体内和癌症有关的激素水平，消除乳房内DNA受到损害的细胞，因而有助于预防乳腺癌。此外，多数超重或肥胖儿童成年后仍持续超重或肥胖，可增加其患癌的危险。而母乳喂养的婴儿较少有机会吸收过多的热量和蛋白质，因而能预防婴儿过度增重。

措施6：每天运动半小时

如今缺乏运动的人越来越多。人们以车来代步，看电视和玩电脑已成为主要的休闲活动。其实，一些小的改变，如用步行或骑自行车来代替开车，或乘公交车、不乘电梯、在家拖地板或吸尘等，便能有效增加能量消耗。还可选择自己喜欢的游泳、跳舞、步行等运动方式。如能结伴而行，更容易使运动变成生活习惯。

措施7：平衡心态

人生在世，十之八九不如意。有的人能淡定自若、泰然处之，有的人却斤斤计较、耿耿于怀。其结果是前者较健康长寿，后者易患病折寿。

平衡心态的方法有：①建立自己的社会支持系统（包括亲属、好友和所在单位），以获得充分的安全感。②充分了解自己，并对自己的能力作出恰当的判断。③建立切合实际的生活目标。④与外界环境保持接触，以便适应环境。⑤保持个性的完整与和谐。⑥不断学习，学而不厌。⑦保持良好的人际关系。⑧适度表达并控制情绪。⑨培养适合自己的兴趣爱好。⑩在不违背社会道德规范的前提下，在一定程度上满足个人需要。

措施 8：定期体检

早期发现肿瘤的重要意义在于能有效提高肿瘤的治愈率和生存率。以乳腺癌为例，1 期乳腺癌的 5 年生存率为 88.2%，而 4 期乳腺癌 5 年生存率不到 10%。在农村的肿瘤高发区开展筛查工作，在城市对亚健康人群和高危人群进行主动监测，能使癌症的早诊率明显提高。

需要进行肿瘤筛查的高危人群为：

- 40 岁以上的乙肝或丙肝病毒感染者为肝癌的高危对象。
- 胃息肉症、萎缩性胃炎、经久不愈的胃溃疡患者及胃切除术者为胃癌的高危对象。
- 家族性大肠息肉症、慢性非特异性结肠炎及克隆病患者为大肠癌的高危对象。
- 慢性囊性乳腺病患者及直系亲属有乳腺癌史者为乳腺癌的高危对象。

目前被确认有价值的筛查方法有：用宫颈脱落细胞涂片法筛查子宫颈癌；用体检辅以钼靶 X 线摄影法筛查乳腺癌；用检测甲胎蛋白（AFP）与超声波检查法筛查肝癌；用直肠指检法筛查直肠癌；可用粪便隐血试验法筛查大肠癌，对阳性者可进一步做纤维结肠镜检查；可用粪便隐血试验与纤维胃镜结合的方法筛查胃癌。

十大危险因素

危险因素 1：吸烟

吸烟致癌是因为烟草至少含有 80 种多种致癌物，也是人体的氧化应激源。吸烟能频繁地激发体内的氧化还原反应，增加吸烟者体内生育酚、β 胡萝卜素、玉米黄素等具有抗氧化作用的营养素的消耗而导致相对缺乏，降低细胞的防卫能力。

我国目前有三个世界“第一”，而且据世界银行的预测，中国吸烟的远期危害将会越来越严重：

- 年卷烟生产量第一。我国年卷烟生产量占全球总产量的 1/3。
- 烟民数量第一。在我国至少有 3.5 亿烟民，而且吸烟者的年龄趋于年轻化。
- 肺癌的发病率居首位。我国的肺癌死亡率已从 20 世纪 70 年代的 7.09/10 万，迅速发展为 2000 年的 30/10 万并居众癌之首。

危险因素 2：过量饮酒

有证据表明，酒精会直接破坏细胞中的染色体和基因（DNA），而吸烟加饮酒尤其有害。过量饮酒与患癌风险呈正比关系：假定不饮酒的人患癌风险为1，那么，每日饮50g白酒者的患癌风险为1.2；每日饮白酒50～100g，患癌风险上升为3.0；每日饮白酒超过100g，患癌风险会比不饮酒者高9倍以上。所导致的癌症包括口腔癌、咽喉癌、食管癌、肝癌、乳腺癌和结、直肠癌等。

危险因素3：食品污染

很多生物性食物污染物，如黄曲霉素、镰刀霉素、赫曲霉素、吡咯烷生物碱、欧洲蕨等，都能通过被污染的食物而致癌。多环胺、多环芳烃、亚硝胺类、重金属及常用的杀虫剂（如滴滴涕等）或化肥，也能在食物生产和加工过程中污染食物，均被证明是致癌因素。很多动植物生长刺激剂，包括许多食品添加剂以及可以使水果和蔬菜"楚楚动人"，使家畜、家禽肉质肥大鲜嫩的动植物生长刺激剂，同样有诱发癌症的可能。

危险因素4：不良饮食习惯

统计数据表明，30%的癌症与以下不良饮食习惯有关：

- 在我国贫困地区，人们用盐腌制肉、蛋和蔬菜以备长年食用。多数北方居民习惯在做饭时多放盐。然而，过量的盐容易破坏胃黏膜，因而成为明确的危险因素。
- 常吃不新鲜、反复加工、烤制或烟熏的食品。这类食品营养物质的含量比较少，而苯并芘、亚硝酸盐、霉菌等容易诱发癌症的物质却比其他食物多很多。
- 动物脂肪和蛋白质摄入过多。日本胃癌的发病率目前在全球是最高的，而移民到美国的日本人在改变口重的饮食习惯后，胃癌的发病率明显低于日本本土居民。但由于动物脂肪和蛋白质摄入过多和缺乏运动，其结肠癌的发病率却明显高于本土居民。

危险因素5：感染

- 肝炎病毒感染。乙肝合并肝硬化患者，肝癌比较高发。
- 其他病毒感染。人乳头状瘤病毒感染可诱发宫颈癌，EB病毒感染可诱发鼻咽癌。最近有学者提出幽门螺旋杆菌与胃癌的发生有关，并因此而获得诺贝尔奖提名。

危险因素6：超重与肥胖

国际癌症研究机构（IARC）最近证实，腰围长1寸，患多种癌症的风险可增大8倍。前不久德国研究人员还发现，超重者比体重正常者患肾癌的危险高2.5倍。因为脂肪细胞能够持续释放雌激素，还会刺激身体产生细胞生长因子。而持续释放的雌激素和过多的细胞生长因子都能增加患癌的风险。

危险因素 7：缺乏运动

对 40 岁以上坚持运动和缺乏运动的人（各 450 名）跟踪调查 8 年以后的结果显示，前者比后者的患癌率低 90%，而且前者的病死率也比后者低得多。癌细胞对热的承受力远不如正常细胞，而运动能使肌肉产热，癌细胞就容易被杀伤。运动还能使体内的一些致癌物随着气体的频繁交换而排出体外，并增加吞噬细胞的能力。

危险因素 8：环境污染

大气、河流及居室的污染使人类生存环境日益恶劣。城市的"水泥森林"和数百万辆汽车排放的尾气更加剧了城市污染。据统计，我国同一纬度的城市，如拉萨的肺癌发病率要比空气清洁度较差的武汉、杭州低 70%。

危险因素 9：职业危害

与职业相关的癌症危险质的接触数量和时间，与致癌危险呈正比关系。与职业相关的致癌物包括：联苯胺、石棉、苯、砷、氯乙烯、焦炉逸散物、氯甲醚、铬酸盐等。

危险因素 10：不良情绪

据统计，90% 以上的癌症与不良情绪有关，精神创伤还能加速癌症的复发。不良情绪能影响睡眠质量，抑制人体的免疫系统功能，破坏机体的自我保护机制，所以也被称为促癌剂。

WHO 全球抗癌行动计划

2006 年 WHO 总干事长陈冯富珍博士提出全球抗癌行动计划。该计划旨在通过控烟、改善饮食、增加体育锻炼、减少酒精摄入、消除工作场所致癌因素以及接受乙型肝炎及人类乳头状病毒免疫治疗等措施，预防 40% 的癌症。同时，通过增加投资、拓宽与密切国际合作，坚定民众的抗癌信念，并在 10 年间拯救 700 万癌症病人的生命。为此，国务院最近已批准成立国家癌症中心。

生健康宝宝　从孕前做起

【专家档案】

李　竹　原北京大学生育健康研究所所长

边旭明　北京协和医院妇产科教授

【热点提示】

⌘ 我国是出生缺陷高发国，每年有20万～30万肉眼可见的先天畸形儿出生，加上出生后数月和数年才显现出来的缺陷，出生缺陷儿童总数高达80万～100万，占出生人口总数的4%～6%。

⌘ 我国前5位的出生缺陷为先天性心脏病、神经管畸形（无脑畸形和脊柱裂）、唇腭裂、脑积水和肢体畸形。

⌘ 2011年2月，卫生部颁布了《孕前保健服务工作规范（试行）》。这是我国政府宣布在全国范围内组织开展孕前保健服务的一部新的法规。

⌘ 每年9月12日为“中国预防出生缺陷日”。

孕前保健的必要性及正确方法

出生缺陷是新生儿出生时就显现的身体结构的明显异常，以及出生后数日数月，甚至数年才表现出来的功能障碍或代谢异常。

如果按照我国每年2000万出生人口总数计算，每年有80万～120万新生儿有出生缺陷，占出生人口总数的5%左右。

我国排列前5位的出生缺陷是先天性心脏病、神经管畸形（无脑畸形和脊柱裂）、唇腭裂、脑积水和肢体畸形。在我国每年出生的新生儿中，约有22万先天性心脏病患儿，10万～12万神经管畸形患儿，5万唇腭裂患儿。另一种严重的智力障碍是先天愚型，也叫唐氏综合征，每年约出生3万患儿。

出生缺陷的流行特点

出生缺陷的发生机制迄今尚未完全明确。以神经管畸形为代表的出生缺陷有三大流行特点：①农村多于城市。②北方高于南方。③妇女在冬春季怀孕，比夏秋季怀孕发生神经管畸形的几率大。

这些出生缺陷的流行特点意味着在今后若干年里，我国所面临的出生缺陷居高不下的形势比较严峻。但是，只要落实简单有效的一级预防措施，比如妇女在妊娠前后增补叶酸，就能减少85%的神经管畸形患儿出生。

孕前保健有了新法规

为了预防出生缺陷，提高我国出生人口的素质，卫生部、中国残疾人联合会颁布了《中国提高出生人口素质、减少出生缺陷和残疾行动计划（2002～2010）》，并将每年的9月12日定为"中国预防出生缺陷日"。2011年2月，卫生部又颁布了《孕前保健服务工作规范（试行）》，这是我国政府宣布在全国范围内组织开展孕前保健服务的一部新的法规。

参加孕前保健可防出生缺陷

一个真实的故事：明海是三代单传的独子，妻子小芳怀孕后，公婆足足高兴了10个月。但万万没想到，小芳生下了一个神经管畸形儿。两年后小芳再次怀孕，生下的还是神经管畸形儿。她的婆婆、妈妈四处烧香拜佛，祈求神灵保佑。可是，后来连续生下的第三、第四个孩子都是神经管畸形儿。不仅公婆至死也没见到健康的孙辈，明海还提出离婚。后来，在县妇幼保健院医生的指导下，小芳开始服用小剂量叶酸片，6个月后再次怀孕，终于生了一个健康聪明的女儿。

孕前保健的起始时间

妇女在怀孕前6个月就应开始进行孕前保健。在此期间需要避孕。在孕前6个月，甚至更长一段时间里，育龄夫妇就应该从生活方式、心理调试、膳食营养、停止避孕、环境改善、工种调整、计划免疫、体格锻炼、对原有疾病进行治疗等各方面，为孕育胎儿做好准备。具体预防措施如下：

- 避免近亲结婚和大龄生育（大于35岁）。
- 为了解夫妇双方是否存在不利于胎儿的疾病，夫妇双方最好在怀孕前到医疗机构做一次全面体检。

⌘ 有遗传病家族史及不良孕育史者应进行遗传咨询。

⌘ 注意改善饮食，增强营养，增补叶酸等营养素。

⌘ 必要时，可在怀孕前 3 个月接种乙肝疫苗和风疹疫苗等。

⌘ 养成良好的生活习惯，包括戒烟、戒酒，避免接触有毒有害物，不乱用药，保持精神愉快等。

婚前检查≠孕前保健

2005 年，美国疾病预防控制中心发表了《改善孕前健康和孕前保健的建议》。目前，世界上大多数国家采用了孕前保健服务理念，其目标是为育龄妇女及其家庭提供健康教育和预防保健服务，以减少流产、早产、死产、胎儿发育障碍或迟缓、先天畸形、孕产妇严重妊娠合并症等不良后果的发生。

孕前保健早于婚前检查

从进入青春期（从月经初潮起，至逐渐性发育成熟）到更年期（即停止排卵和绝经），女性大约要经历 30 多年的生育周期。

随着人类生活水平的提高和全球环境变暖等因素的影响，女性月经初潮的年龄在逐渐提前，而绝经的年龄也相应推迟。在这样一个漫长的生育周期当中，只要在发生性行为时未加以保护，都有怀孕的可能。一旦意外怀孕，女性就不得不选择是继续妊娠至分娩还是流产。事实上，目前在多数情况下，女性会选择流产，这就容易对女性健康形成威胁。从这个意义上来说，婚前保健是以准备结婚为起点，而孕前保健的起点更早，并且要持续 30 余年，因此比婚前检查的意义和内容更宽泛和完整。

孕前保健的人群分类

⌘ 基本人群。目前，世界多数国家将孕前保健的人群界定为 15 ~ 45 岁的育龄妇女。

⌘ 相关人群。指育龄妇女的家人、朋友、同学、同事，特别是配偶或性伴侣。因为这部分人会通过各种方式、理念、习俗和行为影响到妇女的妊娠结局。

可见，育龄妇女及相关人群都需要知晓正确的生育知识，并需要进行社会适应和心理调试方面的咨询。

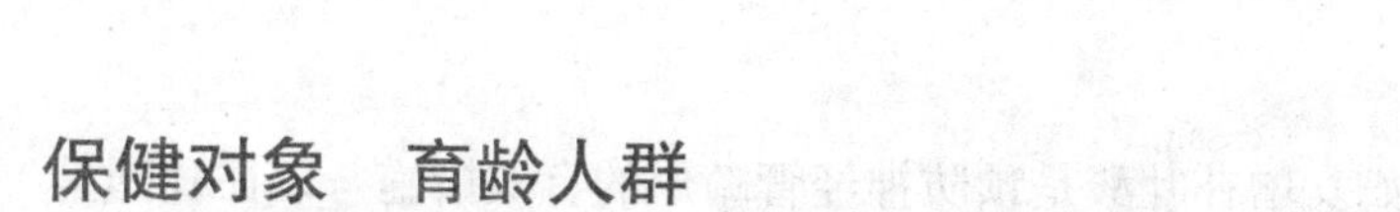

保健对象　育龄人群

让我们先来看看我国育龄人群体检和保健的现状：不少人认为，“强制婚前体检”被取消了，工作忙，也就不再把婚前体检放在心上。不少地区孕前保健基本上没有开展。

随着社会环境的宽松，青年人发生婚前性行为的现象日益普遍。据我国南方几个城市的调查，现在青年人结婚时，有人工流产史的女性已达到 15% ~ 40%。

由于生活压力大，不少人准备到 35 岁以后再结婚生子。一旦大龄女青年意外怀孕，也面临着两难的选择：继续怀孕，由于缺乏身体和心理准备而难以维系；反复流产，又有面临着发生不育不孕的可能。

所以我们认为，以下人员都有必要接受孕前保健服务：

- 15 ~ 45 岁未婚育龄男女。
- 准备结婚、生育的夫妇。
- 有重大疾病史和不良孕产史的夫妇。
- 大龄（特别是超过 35 岁）的育龄青年。
- 在有毒有害作业环境工作的准备生育的夫妇。
- 曾经采取避孕措施又准备生育的夫妇。
- 其他医生认为需要进行孕前保健的夫妇。

保健不保健　就是不一样

国内外经验表明，进行孕前保健具有多种益处：

减少非意愿或非计划怀孕

在低收入和文化水平不高的妇女中，非意愿和非计划妊娠率较高。2002 年，一份系统孕前保健回顾资料表明，这类妇女在接受孕前保健服务之后，意愿妊娠或计划怀孕的比例，比没有得到孕前保健的妇女提高了 64%。

出生缺陷率下降

匈牙利的研究结果表明，接受孕前保健服务的妇女，后代发生重大先天畸形的比例为 20.6‰，而普通育龄妇女的发生率为 35‰。孕前保健还使新生儿的出生体重有所增加。

有利于落实预防措施

以预防神经管畸形为例，妇女增补叶酸是预防神经管畸形的有效措施。以往我国是通过婚前保健进行宣教和发放小剂量叶酸增补剂。但是，我国许多地区由于放松了婚前体检，使许多出生缺陷出现了大幅度上升。在孕前保健服务中，育龄妇女增补叶酸的措施会进一步落实，具体表现为孕前服药率和孕妇全程足量服药率显著提高。

有利于改变不良的生活方式

在美国，“星期天婴儿”，即胎儿酒精中毒综合征的发生率较高，以往没有好的解决办法。美国疾病预防控制中心通过孕前保健途径，使68.5%的嗜酒妇女停止了饮酒，或者在饮酒期间主动采取了有效的避孕措施。另外，患高血压、肥胖和糖尿病的孕妇，也能通过孕前保健指导，进行饮食控制及药物治疗。

促使男性参与孕前保健

我国不育不孕的夫妇约占10%。开展孕前保健服务，能尽早发现不孕、不育等比较隐匿的生育健康问题，促使男性参与孕前保健。

个性化服务得到保证

孕前保健采用的是个性化服务，各级妇幼保健机构设计和安排了一系列“服务套餐”。准备生育的夫妇可以根据自身的需求进行“知情选择”，使保健服务更符合个性化需求。

【你问我答】

问：为什么妇女要从孕前开始增补叶酸？

答：胎儿的神经管在受孕后第28天左右就已形成。如果孕妇体内叶酸缺乏，胎儿发生神经管畸形的危险性就会大大增加。在现实生活中，很多妇女是在不知不觉中怀孕的。等知道自己怀孕了再增补叶酸，已错过了预防神经管畸形的关键时期。更何况我国妇女体内普遍缺乏叶酸，而纠正体内叶酸缺乏的状态是需要一定的时间的。因此，准备怀孕的妇女应从计划怀孕时或怀孕前3个月开始增补叶酸，没有采取永久避孕措施有可能怀孕的妇女、有不良孕产史或神经管畸形高发区的妇女都应该增补叶酸。

问：如何增补叶酸好？

答：应从准备要孩子时开始，每天服用0.4mg的叶酸增补剂，一直服用到妊娠满3个月。在神经管畸形高发区，冬春季怀孕或有不良孕产史的妇女如果打算再次怀孕，应每天增补0.8mg叶酸。有条件的妇女可以增补叶酸至哺乳期。

问：补充叶酸会带来什么害处吗？

答：叶酸是水溶性维生素，除维持体内正常的代谢需要量外，过量的叶酸会随着尿液排出体外，不会在体内蓄积。虽然目前还没有发现因叶酸增补过量而引起不良反应的报告，但我们建议妇女每日服用0.4mg叶酸，最多每日不要超过1mg。如有其他疾病需要治疗，要在医生的指导下服用。

问：孕妇为什么要适当补铁？

答：怀孕期间，孕妇需要的铁量是平时的两倍多。为满足母婴的健康需求，孕妇应多吃富含铁的动物肝脏和血，肉、鱼和禽类，豆类及绿色蔬菜等食物。在怀孕中晚期，孕妇对铁的需要量更大，如果单纯从食物中摄取尚不能满足需要而出现贫血，就要在医生的指导下补充铁剂。

问：怀孕前需要接种疫苗吗？

答：一般来说，妇女在准备怀孕时，最好能接种乙肝疫苗、风疹疫苗和流感疫苗。因为孕妇一旦感染这几种传染病，病毒会传播给胎儿，导致胎儿发生出生缺陷。乙肝疫苗一般应注射3针，第1针注射后应分别在第2和第6个月注射第2针和第3针，在第3针注射后过3个月再怀孕，其免疫率可达95%以上。风疹疫苗的免疫率在98%左右，可以达到终身免疫。风疹疫苗本身会对胎儿产生不良影响，因此，妇女最好在接种风疹疫苗3个月后怀孕。

问：为什么在孕期应尽量减少用药？

答：在受精后1～2周，有些药物对胚囊会产生不良影响，可导致自然流产。在受精后3～8周，胚胎大多数器官进入分化、发育、成形的重要阶段，最容易受药物影响而发生畸形。在停经3个月后，仍有一些结构和器官尚未完全发育，有些药物可能造成神经系统、生殖系统及牙齿畸形。停经3个月后，药物对胎儿的不良影响主要表现为功能异常或出生后生存适应不良。

问：服避孕药应停药多长时间再怀孕？

答：有的避孕药进入人体后，需要6个月的时间才能完全排出体外。因此，准备生育的妇女应停服避孕药6个月以后再怀孕。有些避孕药则排出较快，请咨询医生并计划怀孕时间。

问：生活中还有哪些有毒有害物质会影响胎儿？

答：主要为铅、汞（水银）、苯、砷、甲苯、二硫化碳、氯乙烯、苯乙烯、麻醉性气体和多种农药。含有这些有毒有害物质的用品我们随处可见，如油漆、塑料、橡胶、胶水、涤纶、燃料、皮革、汽车尾气等，孕妇应尽量减少接触。

问：电脑会对胎儿产生辐射吗？

答：阴极射线管显示器周围会存在电磁辐射，但其强度很微弱，远低于国内外卫生标准规定的限值。打开电脑后，孕妇最好避免坐在电脑侧方或后方，注意劳逸结合，同时注意保持正确的姿势。液晶显示器电磁辐射很小，比较安全。但使用电脑1小时左右，要离开活动一下。

问：手机对胎儿有影响吗？

答：手机信号是通过高频电磁波发射出去的，如果所使用手机的微波量超过国家规定标准，就会对人体产生危害。为安全起见，孕妇应尽量少用手机，即便要用，也应使手机远离腹部。

问：家庭装修会危害胎儿吗？

答：装修材料中的游离甲醛，可引起妇女月经紊乱。油漆、涂料和胶粘剂所造成的苯污染，可能会引起胎儿发育畸形和流产。建筑材料中的放射性污染，容易造成女性不孕和胎儿畸形。因此，准备怀孕的女性尽量不要在怀孕前6个月至怀孕后2年内住在新装修的居室中。如果装修，应选择符合国家标准的装修材料和工艺流程。

问：为什么准备怀孕的家庭不能养猫咪？

答：猫的粪尿中可能有弓形虫，当人与猫咪密切接触或处理其粪尿时可能被感染。弓形虫可通过胎盘并造成胎儿感染，发生胎儿流产、畸形、早产及死胎。即使能生下来，婴儿也可能发生先天性盲、脑积水等。所以，在准备怀孕时，最好将猫咪暂时寄养到他处。

如何应对空巢

【专家档案】

何裕民 上海中医药大学教授、博士生导师，中华医学会心身医学会主任委员

【热点提示】

- 空巢家庭日益增多，家庭养老功能相对薄弱，是我国面临的严峻现实。
- 与躯体疾病相比，孤独更令空巢人难以忍受。
- 对付空巢综合征的良方之一是“常回家看看”。

新闻回放与相关数据

2004年3月，被国际医学界誉为“世界断肢再植之父”的中科院陈中伟院士，在上海独居的家中意外坠楼去世。

据调查，我国空巢老人比9年前增加了11%，仅北京中关村地区就有60%的准空巢家庭。

去年我国60岁以上的老年人口达到了1.6714亿（占总人口的12.5%），老龄化率已达到11.6%。

我国养老服务机构只有4万余个，床位只有200多万张，平均每千名老人只有11张床位。

网友微博

淡淡飘过：父亲过世后，母亲一个人住两居室的房子。这几天看母亲郁郁寡欢的样

子，才知道“空巢”对老人的伤害。于是决定跟姐妹们商量轮流回家住来陪妈妈，以减轻她的寂寞和冷清。希望大家都珍爱父母。

爱巧克力：每次回家，心里都会特别沉重。空巢老人们孤独寂寞还是次要，不得不干的体力活更要命。怎么办？他们的儿女不是在外面挣钱，就是把精力放在自己的小家庭或儿女身上了。唉！我想政府应该伸手管管了。

周韬：曾经幸福的独生一代，曾经幸福的三口之家，或因为孩子去外地读书，或工作，或结婚，逐渐使社会上的中年空巢一代诞生了。悲情也。

空巢人的真实写照

出门一把锁，进门一盏灯

单从字义上讲，空巢就是空寂的巢穴。

小鸟长大后，离开温暖的巢穴，远走高飞，去开创自己的新生活，而鸟巢中只剩下两只老鸟。于是就有人借用空巢二字，比喻日常生活中子女长大成人，从父母家庭中相继分离出去后，只剩下老年一代人独自生活的家庭。

就像小鸟长大展翅飞翔、远走高飞一样，巢穴中再也没有嗷嗷待哺的雏婴了——这样的老人身边没有子女陪伴，过着出门一把锁，进门一盏灯的孤寂生活。

每天坐公交车解闷

60 多岁的张大爷，每天都要去坐公共汽车，从始发站坐到最末一站，再坐回来，以此排解寂寞。

70 多岁的史阿姨，每天都要和老伴分头在小区里散步，不到吃饭、睡觉的时间都不想回家。最常做的事就是坐在小公园里，望着满园的景色发呆。

突然消失的老人

60 多岁的王大妈，已经在邻居和家人生活中消失了近两年。后来，因其所住房屋外墙漏水，工人推开半掩的房门后才发现，王大妈早已死在床边。

80 多岁的赵先生，一天从 11 层楼纵身跳下，结束了自己的生命。赵先生也是一位空巢老人，自杀前曾跟邻居说活着没意思。而就在当天，同小区的另一位老人也跳楼身亡，家人为此痛苦不已。

空巢家庭将达到 80% 以上

我国从 20 世纪 70 年代实行计划生育政策后，第一代独生子女如今已步入婚育年龄。而他们的家庭结构呈现出倒金字塔形——4 ∶ 2 ∶ 1，即一对夫妻要抚养一个孩子，照顾四个老人。小两口顾得了这方顾不了那方，养老包袱越背越重，经济压力也越来越大。

据全国老龄委统计，我国空巢家庭近10年来呈上升之势。全国有22.83%的65岁以上老人身居空巢家庭，其中单身老人户占11.46%。空巢家庭的地区差异也比较悬殊，其中山东省最高，占36.05%；其次是浙江、上海、天津、江苏、黑龙江、辽宁、山西、河北；北京最低，占25%。另据调查，天津、杭州、无锡三城市有10.9%的60岁以上老人生活在单身家庭，29.1%的老人生活在夫妇二人家庭。可见，生活在空巢家庭中的老人已占60岁以上老人总数的40%以上。预计到2011年年底，空巢家庭将达到80%以上。

随着社会老龄化程度的加剧，空巢老人越来越多，他们在退休后两三年健康状态迅速恶化的现象被称为“63现象”。另外，目前不仅是老人，很多中年人也因为子女上学、异地就业等提前加入了空巢行列。

上述事例和数据意味着由空巢家庭引发的身心健康问题将日益突出，并逐渐引起全社会对老人，特别是对空巢老人的关注。

学会心理自救

常言说得好：求人不如求自己。与其坐等他人拯救，不如发挥自己的主动性进行心理自救。

方法1：认知疗法

空巢老人要认识到，子女大了，都有属于自己的生活，为儿女而生不仅是一种肤浅的认知，不但孩子不喜欢，父母也会失去尊严。可以说，自强自立这个说法也适用于老人。即使老人在生活上可以自给自足，但如果在情感上完全依附于子女，就可能导致一些不良心理后遗症。

对于一些专业人士或身体还很不错的夫妇而言，完全可以把退休看做是“第二春”的到来。毕竟过去忙于工作和家庭，许多曾经自己想干的事没法干。比如，想看看大好河山，不妨出去走走；想学学书画，不妨自我实现一番；想写写回忆录，可以立即开始构思并动手写起来。

方法2：社会疗法

积极投身到社会中去，关心社会，发挥余热，是很多老人的快乐之本。身体较好的老人如能积极参加社区服务和建设，就能充实内心，克服空虚；有一定专长的老人则可以返聘，参加专业技术工作和充当顾问。如果条件允许，不妨参加义工、社团等集体活动，在帮助他人的过程中对比付出与回报的区别。

方法 3：生活疗法

确立新的生活目标，是老人消除寂寞孤独心理的最佳方式。而广交朋友，则是老年人克服空巢心理的最佳途径。要积极热情、兴致勃勃地参加各种有意义的活动，特别是文化活动，比如练习书法、绘画、听音乐、下棋、养花、钓鱼、旅游、聊天、与小孩相处等。当老人真正做到老有所养、老有所为、老有所学、老有所乐时，就会觉得“巢”空了也好，置身于广阔的天地之间，更能开辟出精彩、快乐的新生活。

“回家看看”有学问

常回家看看——怎么看

找点时间，找点空闲，领着孩子，常回家看看……这首《常回家看看》在年轻人听来，也许还感受不到它的内涵，而老人听了却感到它真是唱出了自己的心声。

作为子女，不但要尽好经济赡养的义务，更要注重精神赡养。特别是身处异地的子女，即使工作再忙，也应常回家看看，这是对处于孤独中的老人最大的安慰。

⌘ 满足老人的心理需求 1：被爱、被关注。虽然空巢老人有的衣食无忧，有的生活贫困，但他们对子女的情感需求却是相同的，他们不能忍受对儿女漫长的思念和自己的孤独。年迈的父母最想看到的不是你寄来的汇款单，而是在长期生活中建立的那份割不断的血脉亲情。拉拉你的手，摸摸你的脸，坐在你身边听你发出的轻轻的鼾声，看你吃他们亲手做的饭，和他们聊天，谈古说今……这才是老人们对子女最大的需求。

其实，子女只要回家看望一下老人，和他们聊聊天，你就会发现父母的需要其实很简单，他们需要被关注。有时心理问题是从躯体上的疾病体现出来的，其真正的潜意识里是希望被爱、被关注。所以，对子女来说，听老人讲述的内容并不重要，重要的是你在听。如果子女学会倾听，至少可解决父母 80% 的心理问题。

⌘ 满足老人的心理需求 2：被需要。作为子女，不能单纯认为去看望父母就应该帮他们做点事、买点保健品或让他们的生活有所改善。物质上的给予并不足以慰藉他们的心灵。老人们最需要的往往不是物质上的东西，而是被需要的感觉。比如，子女可以和老人谈谈自己工作上的问题，虽然他们不一定给出建议，但老人觉得子女还是需要我们的指点的。

居家养老——需要“一碗汤的距离”

我国是个未富先老的国家。老年人的经济保障、医疗保障与发达国家差距很大。把老年人集中起来供养，无论从土地、经济还是人力资源上看都是不现实的。即使是发达国家，也提倡家庭、子女要为老年人提供亲情慰藉。根据我国国情，目前乃至今后相当长的一个时期，都应提倡居家养老为主的养老模式。那么，如何在空巢时代实现以居家养老为主的养老形式呢?

日本学者针对本国空巢家庭的特点，提出“一碗汤的距离”的设想。什么是“一碗汤的距离”？就是父母和孩子两家之间的最佳距离是煲好一碗汤送过去刚好不凉。

“一碗汤的距离”之所以受到推崇，是因为它兼顾了两代人共同的情感需求。有了“一碗汤的距离”，两代人既能拥有自己的独立空间，又能保持相对便捷的密切联系。子女既能与父母不弃不离，又不会因各自饮食、起居习惯的差异而相互影响。对空巢老人来说，“一碗汤的距离”足以给他们带来精神的慰藉，有效地帮助他们度过情感危机。

为此，建议政府大力提倡并出台各种鼓励性政策，帮助子女和父母同住一幢楼或同一个社区，促进“一碗汤的距离”家庭养老模式的实现。

加强社会家政服务体系的构建

在工作压力和社会流动日益增大的今天，子女或亲属很难对老人侍奉不离。他们往往需要通过支付报酬的方式来换取社会服务，以保障老人的基本生活需要。因此，必须加强社会家政服务体系的构建，大力开展青年志愿者活动，协助老年人做家务、采购生活用品；建立老年公寓、养老院、托老所等，接纳生活不能自理的单身空巢老人。还应通过讲座、黑板报、墙报等形式向老年人介绍一些身心保健知识，提高他们的身心健康水平。

空巢危害多来自“空心”

近五成老人有空巢综合征

资料显示，在老年人群中，患有空巢综合征的人高达46.8%。空巢综合征属于适应障碍，是老年人的一种心理危机。主要症状包括：

- 情感危机。很多空巢老人存在空虚、寂寞、情绪低落等严重的情感危机现象。有空巢感的老人大都缺少精神慰藉，心情抑郁，惆怅孤寂。许多空巢老人深居简出，很少与社会交往，最终导致空巢综合征。

⌘ 焦虑症。多表现为烦躁不安、紧张恐惧、似有大祸临头，惶惶不可终日。患者常眉头紧锁，坐立不安，有刻板重复的、无意义的小动作，常伴有心悸、出汗、发抖、口干等植物神经功能紊乱症状或疑病症状。此外，有难以入睡或入睡后多梦、夜惊等。

⌘ 抑郁症。老年抑郁症是老年人群中的常见病。其临床表现主要有抑郁心境、体验不到快乐、不明原因持续感到疲劳、睡眠障碍以及食欲减退等。他们常有自责倾向，认为自己有对不起子女的地方，没有完全尽到做父母的责任。或有责备子女的倾向，觉得子女不孝，只顾自己而让父母独守空巢。

空巢综合征的主要危害

⌘ 生理机能异常。由于老年人的体质正处于衰退期，因此，心理上的适应不良很容易影响到生理机能的正常运行，使内分泌发生紊乱及免疫功能减退，进而引发一系列病症。

⌘ 老年痴呆。这种以情绪低落、焦虑、不安、孤独（还包括思念、自怜等复杂的情感体验）、机能失调、食欲减退、睡眠障碍等为特征的空巢综合征，严重时甚至会转变为老年精神障碍或老年痴呆症。

⌘ 自杀。有调查结果表明，空巢老人的抑郁症患病率明显高于非空巢家庭，而且抑郁症是引起老人自杀最主要的原因。

导致空巢综合征的三大原因

原因 1：对离退休后的生活变化不适应。老年人退出工作岗位后，与社会和同事、朋友的接触日益减少了；生活由以事业为重心转向以家庭为重心，由面向社会转为面向家庭；闲暇时间多了，而社会接触面及人际交往的范围小了；与子女之间生活距离的拉大以及生活方式、价值取向间的差异等，这些均使得老人不知该做些什么、怎么与社会交往，从而产生离退休综合征等不良的情绪反应。

原因 2：对子女的情感依赖性强。当代老年人大多有养儿防老的传统思想，在年轻的时候基本上都是为子女付出了许多精力、金钱，承担了各种困难，甚至事业也受到一定的影响，有些还为第三代做出贡献。在他们年老体弱、不再具备保护子女的能力时，就非常希望得到子女的回报，期望他们常回家看看。有的老人甚至因为想见见子女而产生了躯体疾病。如果子女感到厌烦或嫌其啰嗦，就会使老人产生强烈的心理失落感，出现孤苦伶仃、顾影自怜等消极的情感体验。

原因 3：行为退缩，心境抑郁。现代社会像一个飞速旋转的大转轮，而思维和行动都开始变缓的老年人会表现出许多不适应：接触手机时，发现自己再也没有灵活的指头；使用电脑时，记不住该点击哪个位置，各种网上信息更是让他们眼花缭乱；通过电视、报纸了解社会的变化时，却发现人们的话题总在他们曾经了解的范围以外……心理学把一种状态叫习得无助。所谓习得无助，是指人们在经过多次努力仍不能获得预期结果时的无助状态。这种状态不仅包含着无奈，更是对自己能力的怀疑和失望，会使人产生深深的挫败感。

小贴士　老人的三大需求

- 生存需求，即满足衣食住行、健康、卫生、安全等方面最基本的生存需求。
- 情感需求，即满足在亲情、伦理和情感生活方面的需求。
- 发展需求，即在娱乐、交友、求知等方面充实自我和肯定自我的发展需求。

他山之石

德国：老少互助

德国有一种颇有新意的针对空巢老人的互助模式，即民政部门和大学生服务中心联手搞老少互助。

家住法兰克福的81岁老先生格特诺，独居带花园的别墅。他很寂寞，想找个像他外孙女一样年龄的大学生来家做客。于是，他便委托法兰克福大学学生处张贴了一个广告。随即，教育系学生玛丽搬进了老人的家。

玛丽住在格特诺女儿原来住的房间，家里的电器、家具可以随便使用，而且不用交房租。但玛丽很勤快，不仅把每天做晚餐的活儿包了，对老人也很关心，晚饭后会陪老人看电视、聊天，还经常陪老人散步，帮助打扫花园、外出采购等。

在这种老少互助的模式中，老少各取所需：大学生享受了免费的住宿，“空巢”老人也减少了孤独。

法国：别墅计划

最近，一项名为“别墅家庭”的计划正在法国悄然兴起。缺少温情的老人可以挑选一户人家，让他们搬到自己的家中，组成一个大家庭，重新感受家庭的温暖。

比阿特丽斯·范库珀诺拉和她的家人是三年前搬到目前的住处的。她需要照顾三个生活不能自理的老人，而她一家只需交纳极少的租金。与外面操劳辛苦的工作不同的是，范库珀诺拉的工作非常轻松，她要做的工作就是给这三位年过八旬的老太太营造一个温暖舒适的家庭氛围。因为是一家人，也就没有许多顾忌，他们可以在家中设宴，款待四方亲朋，老人和客人们也相处得很好。

美国：入住公寓

美国老人大多选择在老年公寓度过人生的夕阳岁月。在佛罗里达州，62岁以上的老人可以申请入住老年公寓，那里有专职员工照顾老人的基本生活起居。老人可以根据自己的经济条件，选择入住高档公寓或政府资助的老年公寓。前者收费昂贵，服务设施和质量也相应好些；后者是老年公寓的主流，主要面向中低收入的老人，入住者需符合一定的年收入要求，并将收入的1/3交给公寓，不足的费用由政府支付。

英国：入住城堡村

英国赫特福德郡附近有个城堡村，里面共有150所住宅，商店、酒吧、图书馆、医院等设施应有尽有。与众不同的是，住在这里的村民必须是55岁以上的人。

这种老年村已在英国形成时尚，越来越多的退休者愿意选择到这里定居。后来连一些还在工作的人也喜欢上了这里。从外观看，这个老年村到处宽敞、整洁，看上去像幅风景画。除了工作人员之外，居民的平均年龄在75岁左右。村里听不见婴儿的哭叫声，也看不到青少年打闹，甚至连三四十岁的中年人也不轻易来此打扰。老人们平时种花、打球、聊天，享受着安静的晚年生活。

【你问我答】

问：我父亲退休前是单位的一把手。退休后，他老把自己关在家里看电视、摆弄棋盘。一次，他竟当着全家人说我："连你也不把老子放眼里了？"怎样帮他摆脱郁闷呢？

答：对于很多老人来说，退休都是人生的一个大的转折点。它意味着事业的终结、荣誉和成就感的消失。作为家人，一方面，要多花些时间陪陪他们，尽量不要让他们唱独角戏；另一方面，还应设法鼓励他们培养新的兴趣爱好，让他们没时间自叹自怜。

问：自从年初公公去世后，我婆婆性情大变，动不动就大发脾气。我们想把她接来同住，她却死活不愿意。可她又总是一天几个电话地催我们去看她。如果有事不能去，她又会指责我老公"娶了媳妇忘了娘"。弄得我们不知道怎么办才好。

答：进入老年后，由于逐渐失去了青春、健康、事业甚至是人生伴侣，人对安全感的渴求会日益增强。你公公的去世使你婆婆失去了自己最亲近的人生伴侣，这使她很难适应，从她性情大变、爱发脾气这一表现就可以看出。一方面，她希望维持你公公在世时的生活环境；另一方面，又难以忍受自己单独在家时的孤独。这就非常需要你们多加理解。建议你们尽量多回去看她，如果回不去，也要常打电话安慰她，必要时可寻求专业心理医生的帮助。

问： 听说饲养宠物对空巢老人的身心健康有益，是这样吗？

答： 根据对大连市饲养宠物的157名空巢老人进行的随机抽样研究，研究组与对照组相比，研究组的生理机能、精力、社会功能、情感职能的得分都高于对照组，在健康变化指标上的得分低于对照组。这说明饲养宠物对空巢老人的健康具有正面的影响，能够有效地提高空巢老人的生存质量。当然，有饲养宠物意愿的老人应在饲养宠物的过程中注意宠物和自身的健康与安全，同时注意邻里关系，以免因饲养宠物而惹出不愉快的事来。

问： 目前政府部门有哪些解决空巢家庭的措施？

答： ①在住宅设计上将增加“老少户”的格局，使老人与子女“分而不离”。②逐渐在住宅密集区建立完善的社区服务网络，建立高龄、空巢老人情况信息库和对高龄、空巢老人的探望制度。为生活尚能自理的老人提供上门服务，如打扫卫生、采购物品、家庭就医等。同时根据条件安装应急门铃或应急呼救装置等。③建立生活服务设施齐全、床位费按照不同房型收取的老年公寓，优先接纳生活不能自理的老人。④建立价格合理的老年娱乐活动场所。⑤把下岗和闲散人员组织起来进行培训，根据老年人的心理特点和特殊需求提供服务。

建立托老所，分为日托与全托，并由专人、专车负责接送受托老人往返。老人的健康问题，如体检、就医、急救等，由社区医疗卫生服务站的片儿医分片包干。

学会为自己减压

【专家档案】

杨甫德 北京回龙观医院院长

卞清涛 北京回龙观医院临床一科主任

【热点提示】

⌘ 世界卫生组织对健康的定义为：健康是一种身体上、精神上和社会适应上的完好状态。它包含三个要素：躯体无疾病、无心理疾病、具有社会适应能力。

⌘ 心理健康是指一个人具有良好的心理品质和健全的人格，即心理发展比较完善，人格健全，能适应客观环境。

⌘ 心理健康的人是环境的良好适应者，他们对自身所处的环境有客观的认识和评价，能始终使自己与社会保持良好的接触，生活有理想但不脱离现实，能面对现实调整自己的欲望与需求，使自己的心理行为与社会协调一致。

压力的由来

心理压力是现代社会人们最普遍的心理体验。所谓人生不如意十之八九，谁的人生都不可能总是一帆风顺，坎坷挫折时有发生。

压力存在于社会生活的各个方面。我们将带来压力感受的、具有威胁性或伤害性的事件或环境称为压力源。它可能存在于人本身，也可能存在于环境中。心理学家认为，压力源有以下五种类型：

躯体压力

躯体压力是指通过对人的躯体进行直接刺激而造成身心紧张状态的物理的、化学

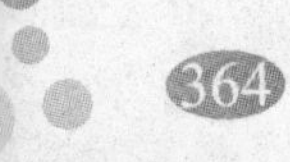

的、生物的刺激物以及各种各样的躯体疾病等。这类刺激是引起躯体性生理压力和产生压力性生理反应的主要原因。

心理压力

⌘ 个人想法。法国作家雨果说："思想可以使天堂变成地狱，也可以使地狱变成天堂。"例如，当你在安静的书房看书时，忽然听到走廊里响起脚步声，如果认为可能是坏人要入室抢劫，就会使你恐惧、惊慌；如果认为可能是亲友登门拜访，就会使人轻松愉快。

⌘ 紧张性信息。一位哲学家说，人类不是被问题本身所困扰，而是被他们对问题的看法所困扰。惯于负向思考的人，头脑中常会出现消极的、否定的想法，其中包含着许多歪曲的见解，从而给自己造成许多无谓的压力。如果过分夸大压力的威胁，就会制造一种自我验证的预言：我应付不了，我会失败。

社会压力

社会压力指造成个人生活方式的变化，并要求人们对其作出调整和适应的情境与事件。

⌘ 个人生活事件。个人生活事件常常会给人们带来压力。

⌘ 社会矛盾。人类社会发展史表明，当国家或地区的人均 GDP 处于 1000 ~ 3000 美元的发展阶段时，人口、资源、环境、效率、公平等社会矛盾最为严重。过重的学习压力、复杂的社会关系、激烈的竞争环境等，都会给人们带来沉重的心理压力。

性别压力

许多中、青年女性在这一人生阶段经历女儿、妻子、母亲等多重角色的相互重叠，加上职业困惑、工作上的倦怠或不安全感等，使这部分女性容易面临更大的精神压力。此外，"社会支持源"通常是减少人们压力感的重要来源，而未婚者缺乏"向配偶倾诉工作、人际上的不满或困惑"这种最常用的减压方法的客观条件，而与长辈间的代沟以及不想让父母担心等想法，又让他们更多地将压力感埋于心底。

环境压力

严重的环境污染、重大自然灾害性事件及车祸等都会给人们带来巨大的精神压力。

压力过大 危害健康

从压力对个体行为的作用来分析，人们承受适度的压力，有助于振奋精神，集中注意力，思维敏捷，促发或增强一些正向的行为反应，如寻求他人支持、学习处理压力的技巧，从而增强工作动力和获得成就感的机会。例如学生考试、运动员参赛，在适度的竞争压力下容易比平时出成绩。

压力还可能使机体免疫力增强。最近，美国科学家在研究中发现，某些类型的压力能提高人体免疫力，增强疾病的抵抗力。低水平的压力可能使人体产生帮助我们应对各种挑战的激素，一些外表看起来不好的事情可能给人带来好处。人类进化的结果是赋予我们通过压力反应来处理所遇到的各种事情。但有时压力也会引起机体免疫功能降低。

世界卫生组织预测，精神、神经疾患在中国疾病总负担中所占的比例，将从20世纪90年代的14.2%上升到2020年的15.5%，将占中国疾病总经济负担的第一位。世界卫生组织的专家断言，到21世纪中叶，没有任何一种灾难能像心理危机那样给人们带来持续而深刻的痛苦。从疾病发展史来看，人类已进入心理疾病的时代。

当人们面临过大压力时，通常会出现以下反应：

生理反应

主要表现在自主神经系统、内分泌系统和免疫系统等方面。压力状态下身体反应分成三个阶段：

第一阶段：警觉反应。由于刺激突然出现而产生情绪紧张和注意力提高，体温与血压下降，肾上腺分泌增加，进入应激状态。

第二阶段：抗拒阶段。如果压力继续存在，身体即进入抗拒阶段，企图对身体上任何受损的部分加以维护复原，因而产生大量调节身体的激素。

第三阶段：衰竭阶段。若压力存在太久，应付压力的精力耗尽，身体各功能会突然缓慢下来，适应能力丧失，常出现疲劳、头痛、胸闷等。临床心理学家发现，溃疡病的主要起因就是心理压力。癌症和心脏病的发作也与心理压力有着密切的关系。可见，心理压力对人的身心健康的影响是广泛的。

心理反应

过度的压力会带来负面反应，出现消极的情绪，如忧虑、焦躁、愤怒、沮丧、自我评价降低、自信心减弱、悲观失望、抑郁等，表现出消极被动。心理学研究还表明，过度的压力会影响智能，使人思维狭窄、注意力分散、记忆力下降。压力越大，认知效能越差。个体在压力状态下的心理反应存在很大的差异，这取决于个体对压力的知觉和解释以及处理压力的能力。

行为反应

直接反应，指直接面对引起紧张的刺激时，为了消除刺激源而作出的反应。例如，

路遇歹徒，或与其搏斗，或逃避。间接反应，指借助某些物质（如饮酒）暂时减轻与压力体验有关的苦恼。

压力过大过久，会引发不良适应的行为反应，如谈话结巴、动作刻板、过度进食、攻击行为和失眠等。

减轻压力　走出误区

误区 1：自伤减压

常见的自伤现象有酗酒、抽烟、服药（甚至吸毒）、暴饮暴食、疯狂购物、伤害自己（如用头撞墙）等。虽然酗酒、抽烟、服用镇静剂能够暂时抑制中枢神经系统功能，缓解紧张状态，但酗酒容易导致酒精中毒，抽烟带来的危害更是无穷，长期服用镇静剂容易形成药物依赖，失去个人尊严或引发其他疾病。

误区 2：伤人减压

如使用家庭暴力，打骂老婆、孩子或向父母发脾气，或是牢骚满腹，与周围的人口角不断，甚至拳脚相向。上述减压方式无异于饮鸩止渴，只会让自己更深地陷于压力的漩涡中。

其实，在现实生活中，成功与失败、幸福与不幸是不可避免的。但是，要相信“各人头上一片天”，处在逆境中，正是培养自己坚强意志的好时机。如能稳定情绪，冷静分析失败的原因，发掘有利因素，就能战胜自我，避免心理疾患，把失败和不幸当作催人奋进的动力，逐渐迈上幸福和成功的阶梯。

怎样有效减压

目标实际

一个人的志向至关重要，否则就像一艘航行的船没有方向。但如果个人理想和现实发生了矛盾，就要主动使理想目标与实际目标和谐一致。

管理时间

压力的产生常常与紧迫感相生相伴。去除紧迫感的一个有效方法是管理时间。其关键是学会在进行时间安排时，把重要的但不紧急的事放到首位去做。

做好今天的事

压力有一个共同的特点，就是突出表现在对明天和将来的担心。因此应付压力，首先要做的事情就是做好眼下的事，而不是去顾虑明天和将来。

提升能力

在对两组跳伞者的压力状况进行调查比较时发现，有过 100 次跳伞经验的人不但恐惧感小，而且会自觉地控制情绪；而无经验的人在整个跳伞过程中恐惧感很强，且越接近起跳越恐惧。同样，一帆风顺的人一旦遇到打击就会惊慌失措；而经历坎坷的人即使遇到同样的打击，也不会引起重大的伤害。可见，提升能力、积累经验能增强人的抗压能力。

寻求帮助

平时要积极改善人际关系，建立支持系统，特别是要加强与上级、下属及同事的沟通。在压力到来时，一定要寻求主管的协助，或主动寻求心理援助，如与亲友倾诉交流或进行心理咨询。

写出烦恼

美国心理协会十分推崇写作减压。这种写作（如写日记）的内容为生理、心理上的一切烦恼。它可以帮助你确定是什么刺激使你产生了压力感，并积极寻找应对压力的方式。心理学家做过测试，一组人专写压力和烦恼，另一组人员只写日常浅显的话题，每 4 天为一个周期。持续 6 个周期后，前一组人员的心态更积极，患病的人较少。

知足常乐

人人都希望过上幸福、快乐的生活，而幸福、快乐只与内心相连，与贫富无关。如果人活在世间，不断与人攀比物质生活等级，恐怕一辈子也过不上安静的日子。“一箪食，一瓢饮，回也不改其乐。”如果能达到这样的境界，人们离内心的宁静也就不远了。

保持乐观

保持乐观的心态，在处理问题时会多出 20% 得到满意结果的几率。因为乐观的态度会平息由压力导致的紊乱情绪，使问题的解决趋于正确。“做不成又如何？”——乐观的人常这样自问，以有效缓解压力。

劳逸结合

留出足够的休息时间阅读、冥想、听音乐、处理家务、进行体力劳动；与他人共享时光，交谈、倾诉；利用假日郊游，呼吸新鲜空气，放松心情；选择适宜的运动进行体能锻炼……交替应用自己所喜爱的方式管理情绪和压力并养成习惯。如果没有足够的休息时间，平时注意利用两三分钟时间放松全身肌肉，让双臂自然垂下，然后停止各种想象，缓慢而有节奏地深呼吸。这种小憩也可以增加人的精力和耐力，帮助你克服由压力引起的疲劳。

捏球解郁

美国有一种“排忧网球”，这种网球便于随身携带。当男性白领感觉压力过大需要宣泄时，可以偷偷地把排忧网球捏一捏。这显然要比掐同事的脖子、在大家目瞪口呆之下歇斯底里地捶桌子好得多。

【你问我答】

问：我在广告公司工作。在市场竞争激烈的今天，按要求完成任务谈何容易。有时无形的压力使我心慌、气短，但检查身体却没发现器质性病变。请问，我该怎么办？

答：您目前处于一种慢性应激引起的焦虑状态，如同车辆超载。您首先要做的就是停止“疲劳驾驶”，审视一下自己的“发动机”，要么设法提高功率；要么放手，把超载的部分转让他人。或者干脆换一辆车。您目前的状况是压力引起的一种生理反应，是躯体对外界慢性不良刺激发出的信号，提醒您已经超负荷了，需要处理工作与健康的关系：要么设法提高应对能力，要么放弃自己不能承受的那一部分，两者能够兼顾最好。

问：我姐姐家里上有老下有小，老公还经常出差。最近她总头痛，睡眠也差，吃饭也不香，有时她说真想睡过去就再别醒了。怎样才能帮助她增强信心呢？

答：人到中年，进退维谷。你姐姐这个年龄段的人压力的确比较大，她需要调动一下家庭内部的资源，比如与爱人沟通，寻求援助，培养孩子的自立能力，适当降低对自己的角色要求，每天给自己留一段完全属于自己的时间。

问：我有个同事本来工作很出色，可从去年妻子病故后，他始终没有从悲痛中缓过来。请问，怎样帮助他从悲痛中走出来？

答：丧偶期间出现抑郁情绪较常见，持续时间的长短因个性不同而有差异。如果条件允许，可以让丧偶者改变原来的生活方式及房间布置，以免睹物思人，强化对亡者的回忆。如果抑郁情绪明显，需要在医生的指导下进行悲伤处理或药物治疗。

问： 我老公最近下岗了，他一天到晚唉声叹气，烦躁不安，还怀疑自己得了心脏病。可是到医院检查后，医生说他心脏正常。请问，我该怎样帮助他？

答： 男人需要崇拜，恰如女人需要疼惜。男人在职场受挫则失去了被崇拜的资本，此时，一个病人的角色可以让他逃离现实的窘境。所以，他希望自己“生病”。此时，您需要给他充分的理解、尊重和积极的期待。等他伤愈后自然会重整旗鼓。

问： 我父亲是一家公司的老总，工作特别忙，经常熬夜和应酬，有时连家都回不了。虽然他不说，但我发现他有时头痛、浑身乏力，还跟妈妈大发脾气。我很担心父亲的身体，请问，有什么方法能让他好过些？

答： 如果工作压力大到影响身体健康和家庭和谐，就需要积极干预了。你父亲如能适度授权，把任务分配给下属，做个“将将”而不是“将兵”的老总，就会轻松许多。也就是说，不做“超人”或“管家”，而是做抓大放小的统帅。

问： 我儿子在一所名牌大学上二年级，最近他们班上一名学习成绩特别好的同学突然自杀了，这件事对儿子的震动很大。问儿子同学自杀的原因，他说可能是不想这样累下去。我该怎样帮助儿子摆脱心理阴影？

答： 从某种意义上说，自杀是一种自私、怯懦的行为。因为自杀者一了百了，却把痛苦留给了亲人。告诉儿子，面对人生的困境，最好的防御就是进攻。积极地进取，勇敢地尝试，才有希望打开局面。

问： 我妈妈是媒体工作者，本来性情开朗、温和，最近开始怀疑我爸有外遇，老是发脾气，还爱哭。有人说我妈是闹更年期，是这样吗？

答： 建议你母亲到医院检查一下，不排除她正处于更年期。这个时期的女性容易出现情绪不稳、敏感多疑，你和你父亲需要给予理解和关心。特别是你父亲，要多和她交流，常相知，不相疑。

问： 我父亲最近被查出患有肺癌，我们该不该告诉他？

答： 向患者传递坏消息需要一些技巧。如果你父亲比较乐观、理性，可以逐渐向他透露诊断结果，以便他积极配合治疗。如果他比较内向、胆小，介绍病情就要委婉、含蓄，对疾病的名称应说得模糊些。

怎样进行体质评价

【专家档案】

周琴璐 中华医学会健康管理学分会常委

【热点提示】

- 体检和体质测评的意义不同。
- 在参加健身活动前，通过体检和体质测评来了解自己健康和体质方面存在的问题，有利于人们根据自己的健康和体质状况选择适宜的锻炼方式。
- 通过进行定期的体质测评，人们可以进一步了解健身效果、体质改善的状况和调整健身方案。

体检后应做体质测评

体检是通过多项人体机能的检查，了解病人的身体结构或功能方面的病理变化，重在发现和诊断疾病，提出防治措施。

体质测试则是通过对身体形态、机能、素质（力量、柔韧性、反应速度、平衡能力等）的测试和问卷调查，了解人的身体形态、机能、素质方面的问题，制订合理的健身计划。

人们在参加健身前，首先应通过体检了解是否有不适合运动的疾病或容易在运动中出现哪些问题，并得到医生的指导。其次，应通过体质测试，结合体检结果，得到体质专家关于如何健身的建议。

由于从事的职业不同，人们在体质方面也会存在着很大的区别。不同职业的人需要通过不同方式的锻炼增强体质。目前有很多企事业单位都在为职工进行定期体检，但很少为职工进行定期的体质测评。如果能够在体检的基础上定期进行体质测试，就能使职工进一步了解其体质状况，有针对性地进行科学健身，以达到长期保持良好的身体和精神状态，提高工作效率的目的。

体质测试怎么做

体质测试的主要指标

身体形态：如身高、体重。

机能：包括肺活量、台阶试验等。

素质：包括握力、坐位体前屈、闭眼单脚站立、选择反应时、纵跳、男性俯卧撑、女性仰卧起坐等。

体态测试

身高。身高是反映人体骨骼生长发育和人体纵向高度的主要形态指标。通过与体重、其他肢体长度及围度、宽度指标的比例关系，可以反映人体匀称度和体型特点。

身高受遗传、年龄、性别、种族、地区、生活水平、体育锻炼、疾病等因素的影响，受遗传因素的影响最大。1 日之内，晨起时身高最高，傍晚最低，可相差 2 厘米左右。这是因为一天的活动和体重压迫，使椎间盘变薄、足弓变浅、脊柱弯曲度增加所致。

体重。体重是反映人体横向生长及围度、宽度、厚度、重量的整体指标。它反映人体骨骼、肌肉、皮下脂肪及内脏器官的发育状况和人体的充实度，可间接地反映人体的营养状况。

体重受年龄、性别、生活水平、体育锻炼、疾病等因素的影响，变动幅度较大。1 日之内，体重在晨起时最轻，午饭后最重，晚上睡前开始下降。

素质测试

测试人群，分为 20 ~ 59 岁和 60 ~ 69 岁两组。

素质通常指人体的基本活动能力，是人体机能在肌肉工作中反映出来的力量、速度、耐久力、灵敏性、柔韧性、协调性和平衡性等能力的统称。以下 7 项指标能分别反映人体的柔韧性、力量素质、平衡性、速度和反应能力：

指标 1：坐位体前屈。此项指标可以反映人体的柔韧性。主要测试静止状态下躯干、腰、髋等关节能够达到的活动幅度，反映这些部位关节、韧带和肌肉的伸展性和柔韧性。柔韧程度不仅影响人体的伸展性和灵活性，还能影响力量、速度和身体的协调能力。

指标2：握力。主要测试前臂及手部肌肉的力量。

指标3：纵跳。40岁以下测试项目。主要通过纵跳高度的测试，反映腿部肌肉的爆发力。

指标4：俯卧撑。男子40岁以下测试项目。主要反映上肢的力量。

指标5：1分钟仰卧起坐。女子40岁以下测试项目。主要反映受试者腰、腹部肌群的力量。

测试方法：全身仰卧于铺放的软垫上，两腿稍分开，仰卧时两肩胛必须触垫。屈膝呈90度左右，两手指分别抱耳。另一同伴压住受试者两侧踝关节处，以固定下肢。受试者起坐时两肘关节触及或超过双膝为完成一次。发出“开始”口令的同时开表计时，记录1分钟内受试者完成的次数。

指标6：闭眼单脚站立。主要用于检查人体的平衡能力，也可以用于评价位置感觉、视觉和本体感觉之间的协调能力。

测试方法：两手任意放置，闭眼，用习惯脚站立，另一腿屈膝，使脚离开地面。记录闭眼单脚站立的时间。

指标7：选择反应时。反映神经肌肉系统的反应和动作的综合能力。需要使用反应时测试仪进行测试。

机能测试

测试人群，可分为20 ~ 59岁和60 ~ 69岁两组。

身体机能测试主要是对心血管和肺脏的功能进行测试和评定，因为心血管和肺脏的功能可以反映出身体发育水平、体质的强弱和体育训练水平。

指标1：台阶试验，为20 ~ 59岁成人组测试项目。这是一种简易的评价人体心血管系统机能的定量负荷实验。通过观察定量负荷运动的时间、运动中心血管的反应及负荷后心率恢复速度的关系（台阶指数），来评定心血管系统的机能水平。

测试方法：上下台阶3分钟后，受试者听到响声后结束运动。然后坐下来，将指脉夹夹在中指前方，测试3分钟脉搏数并进行记录。受试者若坚持不到3分钟，立即按功能键，然后测3次脉搏数并记录。

计算方法：运动时间（秒）×100/[2×(3次测试脉搏数之和)]。

指标2：肺活量测试。肺活量是测试人体呼吸的最大通气能力，它的大小反映了肺的容积和肺的扩张能力，是人体生长发育水平和体质状况的一项常用机能指标。测试肺活量需要特殊的仪器。

问卷调查

通过问卷调查，结合体质测试的结果，分析形成体质状况的因素，为健身指导提供依据。

主要调查的问题和范围为：从事职业、目前工作状况、是否因病住院、哪几种病住院、吸烟情况、每周是否参加 1 次以上有益于健康的运动、不参加体育锻炼的主要原因、经常从事体育锻炼的主要项目和场所、每次锻炼的时间、每周锻炼的次数、锻炼的主要目的。

哪些人适合做测试

3 ~ 6 岁儿童

身体基本健康，发育正常，无明显的先天的遗传性疾病（如先天性心脏病、脑性瘫痪、聋哑、痴呆、精神异常、发言迟缓），有一定的生活自理能力、语言表达能力和接受能力，能从事简单的身体活动和体育运动。

7 ~ 18 岁儿童青少年

可参照中国学生体质健康网 www.csh.edu.cn 刊载的国家教育部学生体质健康标准。

20 ~ 59 岁成年人

能从事各项正常的体育活动，生长发育健全，身体健康无明显生理缺陷者。

凡有下列情况之一者不应参加测试：

- 有心、肺、肾、肝等主要脏器的疾病，如心脏病、高血压病、肝炎、肾炎、肺结核、哮喘、慢性支气管炎、贫血等。
- 身体发育异常，如侏儒症、巨人症等。
- 身体存在残缺或畸形者。
- 急性病患者，或在两周内有发烧、腹泻等疾病而体力尚未恢复者，应推迟测试时间。

60 ~ 69 岁老年人

具有生活自理能力，精神正常，意识清晰，身体健康，无明显的生理缺陷和重大疾病（如严重心脑血管疾病、神经系统疾病、运动器官疾病和明显肢体残疾等），有从事一般体育活动的能力。

凡有下列情况之一者不应参加监测：

⌘ 有心脏病、高血压病、肝炎、肾炎、肺结核、哮喘、慢性支气管炎、贫血等疾病的患者。

⌘ 身体存在残疾或畸形者。

⌘ 急性病患者，或在两周内有发烧、腹泻等疾病而体力尚未恢复者，应推迟测试时间。

⌘ 近半年内肢体或关节有过骨折或脱位，尤其是身体不能承受一定负荷者。

怎样进行体质评价

方法 1：单项评分法

单项评分法采用 5 分制。评价项目为：身高和体重评价；呼吸机能评价；心肺功能适应能力评价；握力评价；男子肌肉耐力评价（俯卧撑）；女子腰腹肌力量评价（仰卧起坐）；下肢爆发力素质评价（纵跳）；身体柔韧性评价（坐位体前屈）；平衡能力的评价（闭眼单脚站立）；反应能力的评价（选择反应时）。

方法 2：综合评级法

根据受试者全部单项指标的总分进行评定，对任意一项指标无分者不进行综合评级。一级为优秀，二级为良好，三级为合格，四级为不合格。

其他测试及评价

⌘ 身体成分测评。肌肉、脂肪、骨骼和水分等身体各组成成分的含量与人的健康状况密切相关。利用人体成分仪能精确测试出人体的脂肪、水分、肌肉等各种身体成分的含量及分布情况，从而判断其是否均衡合理。

⌘ 超声波骨密度测评。骨密度是测定人体骨代谢的重要指标。骨密度测量仪是利用超声原理对人体跟骨的骨密度、骨强度、骨质量和骨弹性进行测量，进而判断人体骨骼的健康状况，以预防和早期发现骨质疏松症。

⌘ 青少年骨龄测试。骨龄是测定青少年骨发育的重要指标。

测体质　纠正不当健身

随着生活水平的提高和全民健身运动的逐步深入，更多的人已经认识到健身的重要性，参加体育锻炼的人也越来越多。但人们参加体育锻炼的目的各有不同，例如减肥、美体、排解心理压力、使病状得到改善等。可见，健身不是一件简单的事情。不当的健身运动非但不会增进健康，反而会引发身体的不适和运动损伤，甚至运动性猝死。

如果说健康状况可以通过体检来了解，那么，体质测试就是人们了解自身体质状况的有效方法。有人形象地称之为科学健身的前奏。它通过科学手段对一些主要的体质指标进行测试，结合问卷调查和分析评价体质状况，为人们进行有针对性的健身活动提供客观依据。

在参加健身活动前，人们可根据自己的健康和体质状况选择适宜的锻炼方式。通过定期的体质测评，人们可以进一步了解健身效果和体质改善的状况，并根据情况调整健身方案，以避免出现身体不适、运动损伤甚至意外，不断增强体质，促进健康。

自我测试与评价

了解肥胖程度

目前常通过体重指数和腰围的体重指数（BMI）的计算来了解。其具体计算方法为：BMI= 个体的体重（kg）÷ 身高（m）的平方。

了解柔韧性

随着年龄的增长，人体肌群和韧带的柔韧性会逐渐下降，腰、腿等部位关节也容易患骨关节病。进行柔韧性的自我测试，可以了解自己髋关节和腰部相关肌群和韧带的灵活性和伸展性。

测量方法：坐在平坦的地方，两腿伸直并拢，勾起脚尖，然后两臂和手伸直，慢慢向前伸，上体同时前屈，尽量去够脚尖。

注意：两腿不能打弯儿，向前伸时不要猛然用力。

如果经测量，您能够到脚尖，说明您腰腿部的柔韧性是比较好的。如果够不到脚尖，说明您应增强柔韧性的训练。

了解平衡能力

进行此项测试的目的在于检查自己的平衡能力，同时能间接反映腿部的力量。

随着年龄的增长，中枢神经系统对机体的平衡调节、协调能力会逐渐降低，维持平衡的时间也会逐渐缩短。保持较好的平衡能力，有利于避免在日常生活和锻炼中发生意外伤害。

测试方法：双手叉腰，闭上双眼，用习惯脚单脚站立（可以先试试用哪条腿站得更稳），另一腿屈膝并且脚离开地面。从脚离开地面时开始计时（以秒为单位），至离地脚落地或站立脚移动时停止计时。

注意：测试时不可睁开双眼。

若测试值达到以下值，说明您的平衡能力是比较好的。

【你问我答】

问：从以往满足于一般体检，到现在倡导的在进行体检后进行体质测评，是否意味着人们需要更新健康理念？

答：是这样的。当今社会，人类已从满足温饱状态的比较低级的生存状态向追求积极、健康、对社会有所贡献的高质量生存状态过渡。因此，人们对健康的理解和评价也应随着社会的进步而发展变化。

问：健康和体质的主要区别是什么？

答：体质与健康的概念不完全相同。健康不仅是指没有疾病和机体器官功能正常，同时具有良好的体质、良好的精神状态与社会适应等。而体质是从体育学的角度，反映人体形态、功能和素质对气候等环境的适应能力。同是健康的人，体质可以千差万别。

与健康有关的体质指标主要包括：心肺血管机能、身体成分和肌肉骨骼系统机能（如肌肉的力量、耐力和柔韧度等）。

良好的心肺血管机能不仅能保证身体长时间进行有效的工作，也能快速消除疲劳，使机能得到有效的恢复。

身体成分是指肌肉、脂肪、骨骼及其他机体组分的相对百分比，其中，体脂是评价身体组分的主要指标。理想的身体状态应有适当的体脂百分比。

肌肉耐力是肌肉重复工作的能力，耐力强的人可以长时间工作而不致过度疲劳。肌肉力量是肌肉抵抗外力或移动重物的能力。一定的力量可以使人胜任体力消耗较大的工作与娱乐活动。柔韧度在很大程度上决定着关节的活动范围。

上述与健康有关的体质因素不仅能从不同角度反映机体的健康状况，更能有效防止由运动不足引起的慢性疾病。

问：去哪里能做体质测试?

答：①各地国民体质监测中心。中心一般承担着各地国民体质监测系统和数据库和向国家国民体质监测中心输送国民体质监测数据的任务。目前，北京市不仅设有国民体质监测中心，同时设有两个市级固定体质检测站和流动体质检测站（为北京市政府在2007年为百姓办的60件实事之一）。②流动体质检测站。由两辆装配有国际、国内先进体质检测设备的检测车构成。一方面，国民体质检测站配合政府的体育主管部门开展公益性服务，同时开展非赢利性有偿测试服务，一般只收取成本费。主要服务项目为国家规定的成年人、老年人体质测试项目，包括身高、体重、肺活量、握力、坐位体前屈、闭眼单脚站立、反应时、台阶试验、纵跳、俯卧撑、仰卧起坐等11项指标。同时，可对人体肌肉和脂肪等成分作较精确的分析和进行骨质疏松症的筛查。

管好情绪　驾驭人生（上）

【专家档案】

郑日昌　北京师范大学心理系主任

【热点提示】

⌘ 温总理说："我们讲和谐，不但要人与人和谐、人与自然和谐，还要人内心和谐。"

⌘ 情绪来自各种内外压力。产生压力的原因为：变化快、竞争烈、选择多和欲望高。

⌘ 管好情绪，既能使人面对困难，争取成功，又能够适应压力，承受失败。

⌘ 人们需要通过自我调整和EAP（员工辅助系统）等方法来科学地管理情绪。

情绪来自压力

人是生活在压力之中的，没有压力，我们甚至无法生存。比如说到了高空，气压太低，人体就要出问题了。再来看看人是怎么出生的？是在子宫给予的高压下，从妈妈肚子里边来到这个世界上的。

压力促进变化，变化也带来了压力。我国面临的一个最大的变化就是由计划经济向市场经济的转变，其中最为明显的特征是引入了竞争机制。职场、商场均如战场。无论是升学、就业、职位、职称，还是婚姻、恋爱，乃至车子、房子，处处都存在竞争。由此而使人们感到——

外部压力

⌘ 工作压力。主要表现在工作方面。无论是科研开发还是生产销售，竞争是普遍存在的。此外，还包括工作任务多、难度大、时间紧、人员少、资金不足、技术落后等。

⌘ 生活压力。既可以是重大生活事件，也可以是日常生活琐事，如经济困难、买不起房、看不起病、上不起学，或是夫妻、婆媳、邻里不和等。

⌘ 周围人的期望值高。一个不争的事实是望子成龙的家长给无数孩子带来了巨大的心理压力。此外，不少中年男性也在亲人的期望下承受着程度不同的心理压力。例如，有个国家干部原本很豁达，可是周围人给他的压力比较大，特别是他的太太当初嫁给他，就是因为他能力很强，刚 30 岁就正处级了，真是年轻有为。但是，令她失望的是，自从结婚之后，这个处长不再晋升。太太就经常唠叨，还骂他是“老陈醋（处）”。儿子学习很差，在班里老是最后几名。他说：“儿子你也得努努力呀。”结果儿子回了一句：“你还说我呢，你进步了吗？老陈醋！”所以，亲人的期望也是很大的压力来源。

内部压力

⌘ 选择压力。现在不少青年人感到很迷茫，显得比较浮躁，因为他选择的机会太多了。有选择就有冲突，有冲突就会有焦虑。

⌘ 三大欲望冲突。首先是“双趋冲突”。就是这个我也想要，那个我也想要，但实际上又是鱼和熊掌不可兼得，因此而焦虑。其次是“双避冲突”。就是我两个都不想要，但是必须得选取一个，怎么办？也有焦虑。再次是“趋避冲突”。就是我又想接近它、得到它，又害怕它。你看这东西很好吃，但是它烫手，怎么办？焦虑由此而生。

情绪影响身心健康

人类能得多少种病？据不完全统计，可能有 70 多万种。随着医学的发展，人们发现，很多病和心理因素，尤其是与情绪有关。

⌘ 生物学因素导致的疾病。现代医学发现，那些我们原来认为纯粹是生物学因素导致的疾病，也受心理因素的影响，也和情绪有关。比如说感冒，学者们做过这样的研究：把感冒病毒提取出来，稀释后给一些自愿者注射。当然，事前要签知情同意书，要选那些身体好、年轻力壮的人，受试者各方面的条件都差不多。最后发现，虽然都注射了感冒病毒，但不是人人都得感冒。什么样的人得？是注射后心态特别不好、后悔了的人。那种大大咧咧、性格开朗的人越想越高兴：这几百美元赚得多容易，不流血不流汗，最多流点鼻涕，我上哪儿赚这么多钱去！吃得香、睡得着，结果不得感冒。这个试验在很多国家（比如美国、英国）做过，都得出了同样的结论。

⌘ 与生物、社会因素有关的疾病。情绪不好，导致内分泌紊乱，抵抗力下降，免疫功能失调，人就会得病。我们的任何一个器官系统都可能因为情绪不良而得病。人类的几大杀手，心血管疾病、癌症、糖尿病都与情绪有关，更不要说自杀了。情绪能直接影响人的心理健康，比如焦虑症、抑郁症、恐惧症等，表现出来的都是情绪问题。

✠ 身心疾病。就是由身体疾病导致了心理困扰。比如查出了癌症，这是躯体疾病，但是患者特别紧张，心理上出了问题。再比如整容，鼻梁一会儿打开，一会儿缝上。有些整容纠纷，其实不是手术失败了，而是受术者的心理没有调整好。国外在整容前后，都要辅以心理疏导和治疗。

情绪影响事业

影响解决问题的能力

在这里介绍一个心理学试验。

在一个大房间，事先请一些大学生作试验者，先签好协议，适当给一些报酬。受试者进去才知道怎么回事，不过被试出来后不许告诉别人。开始一切正常，等试验人员走了，过了一会儿，突然天摇地动、电闪雷鸣，像要地震了一样。受试者一点儿心理准备也没有，赶紧往外跑。这个房间有 4 个门，3 个门锁死了，怎么都打不开，但是有 1 个门没有锁。受试者不知道哪个门能开，于是就推啊，撞啊，拉啊，拧啊，用脚踢啊。一些大学生很长时间跑不出来，不能脱离险境。如果受试者很镇静，很沉着，把这几个门逐一左边拧拧，右边拧拧，推一推，拉一拉，只要拧对了方向，一推门就开了。可是，有些受试者就像没头苍蝇似的乱撞。为什么？要是在正常的情况下，受试者到这房间里试几下就把问题解决了。可是，在强烈的刺激下，高度恐惧这种强烈的情绪会让人失去理智。因为情绪是一种弥漫性反应，让理智（即大脑的综合推理、分析、判断能力）受到很大的抑制。

这个试验证明，过于强烈的情绪，包括过度的兴奋、紧张，会妨碍人解决问题的效率。

影响人际关系

情绪不好（包括性格不良）者的人际关系肯定不太好。你很孤僻，很抑郁，整天愁眉苦脸，经常跟人发火，要不然就不理人，好像别人都欠了你的债，大家都不会很好地跟你沟通，你就会成为孤家寡人。如果你心态平和，很豁达、乐观，经常面带笑容，就会受到大家的欢迎。国外有句俚语：笑能拉近两个人之间的（心理）距离。美国的一位心理学家说：“会不会笑是衡量一个人是否具有良好适应能力的尺度。”

性格影响情绪与健康

从以上事例可以看出，情绪与健康的关系密切，且互为因果。而在情绪管理方面，不同性格的人存在着差异。以下两种性格的人容易在情绪管理和健康方面出现问题。

A 型性格（冠心病性格）

这里讲的“型”和血型没有关系。那种急性子、争强好胜、爱着急上火的人，很容易得冠心病。

A 型性格的人其实有很多优点：一是成就动机很强，不甘落后，有上进心；二是追求完美，对自己要求十分严格；三是时间观念特强，办事绝不拖拉。

但是有一利就有一弊，任何事情都有两面性。有上进心就爱和别人比，就很在意自己的形象，怕别人嫉妒，又容易嫉妒别人；过分追求完美就会牺牲效率，而且老是不满意，就会烦恼；时间观念强，总是往前赶，就容易着急上火，经常起急，就会形成心理负担。

C 型性格（癌症性格）

性格发闷的人，有话不说憋在心里，或者有话不能说，长期压抑情绪。这种性格的人容易得癌症，所以把这种性格叫做癌症性格。

应对压力两策略

策略 1：努力争取成功

我们把这种方法叫做问题应对，或者叫做应对问题。具体说来，就是通过我们的积极努力克服困难，排除障碍。把问题解决了，压力就消除了。

对于个人来说，可以通过加强学习、提高能力、改进工作方法、合理安排时间来达到目的，这就是问题应对。比如，我前面提到的那位“老陈醋”，他踏踏实实、兢兢业业地干工作，到了 50 多岁成了局级干部，他的太太再也不骂他“老陈醋”了，而是每天回到家，茶水都给准备好了。有人跟他开玩笑说，现在你压力没有了，你太太来压力了。因为你升官了，她怕你把她炒了鱿鱼。她应对的办法就是不再唠叨，照顾好全家人的生活，用温馨的家庭留住先生的心。

我的一个学生曾经调查过一般公务人员的压力来源，发现排在第一位的压力不是工作本身，而是角色期望。我们不断完善自己，努力干好工作，取得群众拥护、组织信任，职称职务问题就不难解决了。有道是有志者事竟成嘛。

但是，你不要全相信它。因为成功与否，有时并不完全取决于自己，还有许多超出我们掌控之外的因素在起作用，如天时、地利、机遇等。

策略 2：学会接受失败

就是说面对失败，要调整好自己的心态，管理好自己的情绪。既要不断地应对问题，又要不断地应对情绪。只有把两个应对都搞好，才能做一个心理健康、适应良好的人。

【延伸阅读】

EQ

EQ 即情商，又称情绪性智力。人本主义的说法是通情（empathy）的能力。同情是强者对弱者的怜悯，而通情也叫同感、共情或同理心，就是说设身处地跟你一块儿来感受，不但能理解你，还能快乐你的快乐，悲伤你的悲伤。具有这种能力，有助于建立良好的关系和事业的成功。

幸福指数

决定幸福指数的两个主要因素为：①成就大小。人取得的成功越大，成就越大，就会感到越快乐，越满足，越有幸福感。②欲望的满足。欲望是分母，与幸福成反比。可见，要想获得幸福感，一方面是努力争取成功，另一方面是调整目标和降低期望值。

管好情绪　驾驭人生（下）

【专家档案】

郑日昌　北京师范大学心理系主任

【热点提示】

- 情绪来自各种内外压力。产生压力的原因为：变化快、竞争烈、选择多和欲望高。
- 管好情绪，既能使人面对困难，争取成功，又能够适应压力，承受失败。
- 人们需要通过自我调整和EAP（员工辅助系统）等方法来科学地管理情绪。

宣泄与转移

宣泄与转移是调整和疏通郁积在人们心中的不良情绪，确保人们有一个健康向上的良好心态的有效方法之一。

宣泄

案例1：一名大学四年级的小伙子觉得活得没劲，痛苦至极。我问他，你从小就这样吗？他说当然不是。我又问他，那你刚上大学的时候就这样了吗？他说也不是。他告诉我，在大学二年级的时候，有一次去春游，班上有个女孩儿也去了。她瘦瘦小小的，挺苗条，挺漂亮，能歌善舞，特活泼开朗。这女孩儿一不小心把脚崴了。知道她脚崴了，他就说那我把你背下去。但女孩拒绝了，他当时也没在意。可过了一会儿班上另一个男生来了。那是个帅哥，结果这个白雪公主高高兴兴地让这个白马王子背下去了。遭遇了情感上的挫折。他自己就找原因，自己长得不如人家，人家长得帅，还多才多艺，打球、卡拉 OK，什么都会，自己笨手笨脚，呆头呆脑；人家是大城市来的，出身知识分子家庭，兜里钱还多，经常请女孩儿看电影，出去撮一顿；而自己囊中羞涩。

一年后，他回家参加同学聚会。出乎意料的是，班上原来那些学习差，根本就考不上大学的人，现在都成为小老板或大款了。人家张罗着请客，争着买单。他这穷大学生反倒自惭形秽。想想自己出国外语不行，考研究生可能也考不过人家，留北京还留不下，找工作又有困难，回去还得给原来不放在眼里的人去打工。他越想越觉得活着真没劲。

简单常用的宣泄法为：

⌘ 适时倾诉。有人说，压抑情绪是要得病的。烦了得找人说一说，表达出来就不压抑了。

⌘ 选择倾诉对象。烦了得找人说一说，跟谁说？信得过谁就跟谁说，跟谁说安全就跟谁说，父母亲、兄弟姐妹、好朋友、老领导都可以。只要说了不会带来什么不良后果，听者也不会嘲笑你，还给你安慰，或者他肯听你说就行。

⌘ 学会倾听。倾诉是人们双向交流常用的方式，不仅要有倾诉者，更需要有合适的倾听者。为了让大家都有倾诉的机会，我们要学会做一个好的听者。这方面也是有教训的，见案例 2。

案例 2：有个女研究生甲对我说她非常痛苦和后悔。她有一个舍友乙，性格比较内向，比较孤僻，不怎么和别人交往，只是和她关系还不错。有一天乙问甲，你有空吗？我想跟你聊聊。甲当时正在紧张地备考托福，正在那儿昼夜做题。甲就说，过两天，等我考完再陪你聊。第二天，乙又说，我特别想跟你聊聊。甲还是说没时间。第二天乙自杀了。所以，女研究生甲非常痛苦和后悔。我们身边有的时候会有人发出这样一些信息来，我们一定要给予关注，让他们有倾诉的机会。

⌘ 书写。若一时找不到倾诉对象或羞于启齿，也可以写出来。写信，是对别人倾诉；写日记，是对自己倾诉；写博客，既是对别人倾诉，也是对自己倾诉，都可以表达情绪。

没有倾诉机会时，可以选择以下方式：

⌘ 哭一哭。有人说，流眼泪是女孩子的事情，男子汉大丈夫怎么能哭啊？男儿有泪不轻弹哪！但这是不符合生理和心理卫生的。眼泪不仅能润滑眼球，冲刷灰尘，还能排毒。人有了强烈情绪的时候，体内会分泌肾上腺素等化学物质，把它留在体内是有害的。人的眼泪就能把它排出去。

⌘ 喊一喊。现在年轻人普遍流行的一个词汇是郁闷，憋得难受。而国外有一种喊叫疗法，就是参加一个小分队，到山谷、草原、河边、森林、公园或者是大海边，让你在那儿喊。喊的要领是：胸腔扩展，腹部隆起，口要张大，啊—啊……像练嗓子那样，配上动作。当然要注意不要扰民。

⌘ 骂一骂。但绝对不能当面骂，当面骂人只会加剧冲突，带来不良后果。

⌘ 摔一摔，打一打。比方说拍桌子。夫妻吵架，你摔盘我摔碗，摔了再买。如果想节约，可以摔塑料制品。如果对方爱摔东西，你可以经常送他（或她）些毛绒狗熊和布娃娃，软乎乎的，随便摔。但摔摔打打要分时间、地点、场合，不能扰民。

⌘ 去适宜场所。国外不但有心理诊所，还有聊天公司。企业有情绪发泄室，内有老板塑像，塑料的或橡胶的，打不还手，骂不还口。社区还有运动消气中心、苦恼人热线、孤独者电话、生命线（lifeline）。1960 年美国洛杉矶就建立了自杀预防中心，很快推广到世界各地。

如果没有宣泄的机会，我们还可以采取以下办法——

转移

转移就是让你把注意力指向别处。其方法有：

⌘ 培养业余爱好。看电影、听音乐、看武侠小说、打球、旅游、钓鱼、集邮、练书法、收藏字画、栽花、养鸟，这些业余爱好不但有助于修身养性，还可以帮助人们摆脱烦恼。

⌘ 逛街、做家务或出去玩。女性这些调节方法比男性要好。男性动不动就抽烟、喝酒，既费钱，对身体又没好处。

代偿与升华

代偿

有时候，我们产生不良情绪是因为追求某一个目标而未得到满足。比如，你喜欢某个工作、某个学校、某个专业或者某个人、某种东西，你就想努力得到他（它），但未能实现。这时，我们就要调整好心态。

⌘ 办法之一：转换目标。这个目标达不到就换一个，这个学校考不上，就考另一个；这家公司不录用我，还可以到别处去。你不喜欢我、拒绝我，我可以继续追求。但如果继续被拒绝，也不能没完没了地骚扰人家，正所谓天涯何处无芳草。

有人说只有这个人最可爱，非她莫娶，非他莫嫁。你要不同意，我就跟你没完没了。这说明什么？说明这些人心理很不成熟，还停留在儿童阶段。只有四五岁的孩子才会认为有最好的东西。有的人年纪一大把了还是一根筋，不知道一条路走不通，可以换

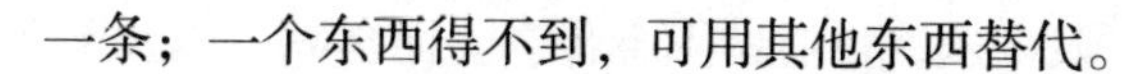

一条；一个东西得不到，可用其他东西替代。

愚公移山，不怕困难，百折不挠，这种咬定青山不放松的执著精神固然可贵，但一定要移山吗？搬家就不行吗？同样是解决交通问题，搬家不是比搬山容易得多吗？

一个目标得不到，可以继续努力，也应适可而止，可以用另一个目标代替它。

⌘ 办法之二：补偿。代偿的另一个含义是补偿，即当人的某方面功能或能力不足时，可以用另一方面的功能或能力来弥补。

我很佩服那些盲人，他们的耳朵锻炼得非常灵敏，一有人走动，他就知道谁来了。那个手杖敲着敲着，就知道前面有障碍物了，那回声他都能感觉到。

美国有个女孩子，相貌平平，身材一般，从小学到大学，大凡登台露脸的事都排不上她。但她并不气馁，也不自卑，而是在学问修养上狠下工夫，读书很多，知识渊博，琴棋书画样样精通，气质高雅。后来她嫁给总统，成了第一夫人。她就是靠气质高雅、道德高尚和学问修养弥补了外在的不足。这也是代偿。

升华

升华在心理学上指的是对情绪能量的和平利用，也是最高水平的宣泄。把情绪这种能量引到一个正确的方向上去，让它具有建设性、创造性，这就叫升华。

我们先举一个负面的例子：俄罗斯大诗人普希金的妻子有了外遇。由于普希金性格刚烈，控制不住情绪，最后和情敌决斗，导致身亡。其实很不值得。

再举一个正面的例子：德国作家歌德年轻时失恋过。当时他很痛苦，曾经想自杀，但又觉得这么死不值得，真的很烦。于是，他写呀，写呀，把这烦恼写得淋漓尽致。没想到歪打正着，他写成了《少年维特之烦恼》，成为世界名著。这就是升华了。

还有一位英国人叫谢灵顿，年轻时不务正业。有一天他心血来潮地向一个清洁工求爱。那清洁工瞪了他一眼，吐了他一口，癞蛤蟆想吃天鹅肉！开始谢灵顿很生气，可是，后来一想，我怎么都混到这份儿上了，我得换一种活法！从此发愤图强，十年苦读，之后成为一个著名的生物化学家。

幽默与放松

幽默

幽默就是调侃、开玩笑或自我解嘲，也是一种心理调节方法。幽默感是性格的一部分，也是一种智力表现。如果大家都能幽默一点，社会就会更和谐，无谓的矛盾冲突就会减少。

幽默和滑稽不是一回事。滑稽是当时逗人一乐，过后留不下什么。而幽默是越琢磨越可乐，越有味道。国外有人认为幽默是一种精神消毒剂。一个得体的幽默，常常可以化干戈为玉帛，使剑拔弩张的局面顷刻化解，窘迫尴尬的被动局面得以缓解。

事例：一辆公交车突然急刹车，一位先生没站稳，撞到一位摩登女郎身上了。这位小姐很高傲，她看此人其貌不扬，服饰平平，便没放在眼里，不仅用力推了他一下，还脱口骂了一句："瞧你那德性！"但这位先生既没生气，也没发火，只对这位小姐笑笑说："小姐，您说错了，不是德性，是惯性。"结果把周围的人都逗乐了。这时候谁被动呢？是这位小姐，大家对她投以鄙夷的目光——怎么那么没教养，人家又不是有意的，干吗骂人呢？而对这位先生投以敬佩的目光——多有学问和教养！

放松

方法 1：深呼吸。深呼吸也叫自律法，或叫腹式呼吸。具体方法是：让气吸进来使腹部膨胀，然后再慢慢吐长气，这叫深呼吸。人紧张时会心慌气短，此时做几个深呼吸就能使紧张立刻缓解。因为人紧张时是交感神经兴奋，引起肾上腺素分泌，使心跳加快，呼吸急促；而深呼吸时是副交感神经兴奋，刚好与它相反，这样就能消除心慌气短的症状。

方法 2：放松肌肉。放松肌肉也叫渐进式放松。所谓渐进式，就是一部分一部分地放松肌肉。比如从手开始，先握拳，握紧再握紧，紧得不能再紧了，然后伸开手掌，放松再放松，此时你能明显地体会到紧张与放松的不同，连续做几遍，然后再屈臂，绷紧再绷紧，坚持再坚持，紧得不能再紧了，再放松一放松。还可以用力闭眼，让眼睛周围肌肉紧张，紧完了，再放松一放松。然后用力吸鼻子，咬牙，脖子用力，双肩往前、往后用力，胸部绷紧，腹部绷紧，背部、腰部绷紧，提肛夹臀，大腿、小腿到脚趾，这样一部分一部分地绷紧、放松。全身肌肉放松了，内脏也会跟着放松，连大脑都会入静。

方法 3：想象。想象就是通过心里图像（大脑里浮现出高兴的事情）来调节心情。比方回忆自己小时候考过第一，比赛获奖，拿到大学录取通知书，或是拿到了任命书，或者第一次约会……再陶醉一回。这时候你就非常放松了。但不能老想这个，不努力做事是绝对不行的。

理智与认知

理智

前面讲了 12 种方法，这些方法治标不治本。以下是更为重要的治本的方法。

一思：发怒是不是占住了理。有理的时候，发一发火至少还可以让人理解。但是一个有教养的人是可以不发火的。真正有理的人任凭对方在那儿喊、骂，等对方喊累了、骂完了，再告诉对方错在哪儿了，一二三几条一摆，对方就瘪了。

二思：发怒的后果。退一步海阔天空，与人方便，与己方便，彼此谦让，最后大家都会成功。

三思：有无比较安全可靠的替代发怒的解决办法。比如惹不起躲得起，我离开这个地方；我看见你就来气，我不看你不行吗？

不同的思维方式会导致不同的判断和结果，理智可以帮助我们更好地控制情绪。

要记住：

我们无法改变天气，但可以改变心情；

我们无法改变容貌，但可以改变表情；

我们无法改变别人，但可以改变自己。

认知

认知是通过认知重建，改变人的认识结构来调整情绪。

古希腊的时候有一位哲学家说过一句名言："不是事情本身使你不快乐，而是你对这事情的看法使你不快乐。"2000多年前就有如此深刻的认识。国外学者艾利斯用ABC模型来概括这种理论和方法：

A是英文activating的首字母，指的是诱发性事件。

C是英文consequence的简称，是事件的后果。

B是believe，指人对A的看法和解释。

A不能够直接导致C，导致C的是B。当认识出了毛病时，B就会导致C。这就是ABC模型。

为什么有人总那么豁达乐观？因为他碰到事情往好的方面想，他就能想得开。而有的人总往坏的方面想，老想对自己不利的地方，于是他总是烦。这就是乐观者和抑郁者的区别。

艾利斯的认知疗法虽然很有道理，但也有局限性。判断一个想法合理不合理，是有文化差异的。比方东方人很爱面子，西方人不大讲；中国人强调忠孝，外国人不大重视。

我们咨询时使用的理情疗法，是在ABC模型后加上一个D。D是dispute，是摒弃、辩论、批判、排除、质疑的意思。用提出问题的方式，把不合理的变成合理的，把缺乏理性的变成有理性的，就能取得一个好的效果E，即effect。这A—B—C—D—E就是一个完整的通过认知重建取得心理平衡的模型。

可见，烦恼有时不过是庸人自扰而已。如果有人不怀好意，成心捣乱，那么，既然知道其目的是让你难受，希望你垮下去，那你为什么要让他正中下怀呢？我就不痛苦！就不垮！我就是要高高兴兴地活着，该干什么干什么。

脱敏与满灌

脱敏

有的时候，心情不好是因为对某些事物敏感。这种敏感就会导致我们情绪上出现问题。

常用的方法为系统脱敏，即循序渐进、由弱到强，逐步地接触你所敏感的那个事物，以减轻对它的敏感性。

要点 1：将刺激由弱到强排列，梯度既不要太大，也不要太小。

要点 2：与放松练习结合使用。

满灌

这是一个外来词，也有人把它称为洪水法或冲击法。满灌是指越怕什么就越去接触什么，一次就把最严重的那个刺激摆在你面前。这就好比蹦极跳，给你拴好安全带，突然把你推下去。连续推，连续跳，跳来跳去没事儿了。这时你站在窗台上还会紧张吗？当然不会。但在实际中，满灌法必须由专业人员在进行心理治疗的时候使用。

希望与助人

希望

法国作家莫泊桑有句名言：“人是活在希望之中的。”因此，希望是后现代积极心理学研究的重要内容，西方对此研究得越来越多。

我们也要把希望这种美好的情愫作为一种调节情绪的方法运用到生活当中。比如说你是贫困生，你现在读大学，经济上非常困难。没有关系，咬咬牙坚持下去。要相信人的弹性和潜力是很大的。我们开展希望教育，就是让大家向前看。社会在不断进步，今后会越来越好，困难都是暂时的，曙光就在前头！

助人

常言说：“赠人玫瑰，手有余香。”做点好事，给别人帮助，也是一种自我调节。

实例：一天，寺庙来了一个心神不宁，看起来很绝望的小伙子。住持问他怎么了，小伙子说失恋了，烧完香就去自杀。在交谈中，老和尚得知他是个油漆工，就说我们这个庙已破旧不堪，早就想粉刷一下，可我们出家人笨手笨脚干不了，今天是佛祖显灵，派你来帮我们，反正你也不想活了，在临死之前再做点儿好事，积点儿德，帮我刷刷油漆吧！小伙子粉刷的时候，老和尚不停地在一旁夸他手艺好，小伙子越干越有劲儿。刷完，老和尚千恩万谢，同小伙子边吃边聊，最后小伙子打消了自杀的念头。原来，他在助人的过程中重新找回了自己生命的价值和意义。

暗示

暗示就是下意识地受到自己或别人言语、行为的影响。受自己影响叫自我暗示，受别人影响叫他人暗示。这种暗示可以是正面的、积极的，也可以是负面的、消极的。

心理学有一个著名的法则——预言的自我实现（或自我实现的寓言、皮哥马利翁效应、罗森塔尔效应）。

多年前，美国心理学家罗森塔尔给一班新来的学生做了智力测验，然后将两张名单交给任课老师，说一张名单上列的是智商高的学生，另一张名单上列的是智商低的学生。此后，老师对两张名单上的学生态度不同，从而影响了学生对自己的看法和相互的看法。一段时间后，一张名单上的学生成绩好，另一张名单上的学生成绩差。但实际上，两张名单上的学生是随机分配的，平均智商相同。

无论是自己对自己，还是领导对下级，家长对孩子，老师对学生，都要多说积极的话，少说泄气的话。这样就能够给自己、给下级、给孩子一种积极的心理暗示，就能使大家保持积极的心态。

【你问我答】

问：我是个学生，经常用“比上不足，比下有余”来安慰自己，觉得对调整心态挺管用的。可父母骂我不求上进，说我没出息。我该怎么办？

答：我也觉得“比上不足，比下有余”这句话挺好，并不时用来自我解嘲。有的学生比我先晋升教授当博导，有的学生收入比我高，我心里就有点儿不舒服。可再一想，青出于蓝胜于蓝，长江后浪推前浪，学生超过老师是很正常的。弟子不必不如师，师不必贤于弟子。如果学生都超不过你，说明你不是个好老师，早该下课了！与学生比不过没关系，可以比比小时候的伙伴和以前的同学，自己该知足了。这样一想就坦然多了。

往上比是问题应对，要看到自己的不足，不断积极进取。往下比是情绪应对，以保持良好的情绪。但一个人不能老是往下比，那就不用努力，无须进步了。

一个人只有不断往上比，不断解决问题，同时又随时往下比，随时调整情绪，学会这两种比较和应对法，才是一个心理健康、适应良好的人。

问：我们从小受的教育是有志者事竟成，对目标的追求要执著。您却让我们放弃和代偿，那不是见异思迁吗？另外，要努力到什么程度才放弃呢？

答：问得好！真理都是相对的，都以时间、地点、条件为转移。自然科学如此，社会科学更是如此。有志者事竟成值得提倡，但它仅仅是在鼓励人立大志、不怕困难这一点上是对的。如果你死抱着不放，一条道走到黑，那就有可能一败涂地。至于努力到何时该放弃，没有固定的答案，需要因人、因事、因情况而定。有的人考研可能考几年，有的人可能考一两次就放弃了，这里没有对错。面对两难问题的决策能力仅靠言传和书本是教不会的，必须靠个人在实践中感悟才能掌握。

问：您在讲辩证法时，我怎么感觉到了一点儿阿Q的味道，难道精神胜利法也值得推崇吗？

答：问题很尖锐啊！我岂止是有点阿Q的味道，有时简直就是第二个阿Q。有一次，我对一个在我面前摆谱显阔的小老板说，你一年赚几十万算什么，我的一个学生在外企工作，年薪40万美元，我的学生比你阔多了！阿Q比不过人家就搬出自己的祖宗，可惜我的祖宗也不阔，就只好拿学生来自我安慰。我这不是一个活脱脱的现代阿Q吗？

其实，人有时候来点阿Q的精神胜利法也不错。在充满竞争和压力的世界上，如果没有一点儿阿Q精神将无法生存。毛主席对帝国主义都能一分为二，我们对阿Q当然也应一分为二。如果你时时、处处、事事阿Q，老是小子打老子，我祖宗比你阔多了，那你叫不求上进，叫没出息！但偶尔来一下，作为缓解情绪的权宜之计，也不失为一种调节方法。

后 记

金秋，我们迎来了收获的季节，也迎来了《健康报》80周年华诞。作为一个连接专家与大众的桥梁，《健康报》的医学科普版块一向注重科学、实用、贴近大众。现在，我们把科普精华版的《健康开讲》部分集结成书，奉献给大家。希望这本书能成为您的健康助手，在闲暇之时，困惑之时，需要之时拿出来翻一翻，相信她能让您学到很多养生保健的知识，也能为您答疑解惑。

感谢所有为《健康开讲》撰文和指导的专家，感谢健康报社王玲玲、张丽虹、张蕊、吴刚、刘洋、朱永基为编辑本书所付出的辛劳，感谢广东省中医院和中国中医药出版社对本书出版的大力支持。

《健康开讲》编委会

2011年9月